中国医学影像
人工智能发展报告

Progress Report on China Artificial Intelligence in Medical Imaging

2020

刘士远 / 主编

科学出版社
北京

内 容 简 介

本报告聚焦2020年中国医学影像人工智能发展,结合"政产学研用"人员需求,从政策法规、数据、算法、研发、应用、产业化、教育、临床验证、产品质量评价、标准化、技术审评、体系核查、伦理与安全等方面展开介绍,既有对现阶段发展的全面分析和梳理,也有对问题的剖析和未来的展望,内容丰富、资料翔实。

本报告由国内医学影像人工智能和相关政策监管领域的专家编写,内容兼具科学性和权威性,适合医学影像人工智能上下游相关人士或其他对人工智能感兴趣的读者阅读。

图书在版编目(CIP)数据

中国医学影像人工智能发展报告 . 2020 / 刘士远主编 . —北京:科学出版社,2020.12

ISBN 978-7-03-067261-2

Ⅰ . ①中… Ⅱ . ①刘… Ⅲ . ①人工智能 – 应用 – 影像诊断 – 研究报告 – 中国 –2020 Ⅳ . ① R445-39

中国版本图书馆 CIP 数据核字(2020)第 251638 号

责任编辑:马晓伟 / 责任校对:张小霞
责任印制:肖 兴 / 封面设计:黄华斌

科 学 出 版 社 出版

北京东黄城根北街16号
邮政编码:100717
http://www.sciencep.com

北京画中画印刷有限公司 印刷
科学出版社发行 各地新华书店经销

*

2020年12月第 一 版 开本:A4(890×1240)
2021年3月第二次印刷 印张:10
字数:270 000
定价:128.00元
(如有印装质量问题,我社负责调换)

刘　凯　海军军医大学长征医院

刘鸣谦　卫宁健康科技集团股份有限公司

刘晓鸣　吉林大学

汤天宇　东南大学

李　程　中国科学院深圳先进技术研究院

李　聪　中国科学院大学

李　震　华中科技大学同济医学院附属
同济医院

李　澍　中国食品药品检定研究院医疗
器械检定所

李　巍　同济大学附属上海市肺科医院

李佳戈　中国食品药品检定研究院医疗
器械检定所

李雪妍　吉林大学电子科学与工程学院

杨　琪　吉林大学第一医院

杨媛媛　北京推想科技有限公司

肖韬辉　中国科学院深圳先进技术研究院

吴晓芬　同济大学附属同济医院

何　川　上海杏脉信息科技有限公司

何　刊　吉林大学第一医院

何秉義　中国科学院大学

余　明　中国人民解放军军事科学院卫
勤保障技术研究所

邹　娟　中国科学院深圳先进技术研究院

张　冰　南京大学医学院附属鼓楼医院

张　庆　国家药品监督管理局医疗器械
技术审评中心

张　超　中国食品药品检定研究院医疗
器械检定所

张道强　南京航空航天大学

陈　磊　上海联影智能医疗科技有限公司

岳　新　北京赛迈特锐医疗科技有限公司

周佳莹　东南大学

郑冶枫　腾讯公司

孟令威　中国科学院大学

孟祥峰　中国食品药品检定研究院医疗
器械检定所

赵　洵　中国科学院大学

郝　烨　中国食品药品检定研究院医疗
器械检定所

侯　阳　中国医科大学附属盛京医院

夏　晨　北京推想科技有限公司

高　跃　清华大学

郭春杰　吉林大学第一医院

黄　珊　东南大学

章庆和　浙江求是数理医学研究院

韩　冬　东软医疗系统股份有限公司

韩　琥　中国科学院计算技术研究所

曾献军　南昌大学第一附属医院

廖伟华　中南大学湘雅医院

颜子夜　浙江求是数理医学研究院

操润楠　中国科学院大学

薛　忠　上海联影智能医疗科技有限公司

致　谢

参与编写的中国医学影像人工智能产学研用创新联盟部分企业（排名不分先后）

通用电气医疗系统贸易发展（上海）有限公司

西门子医疗系统有限公司

飞利浦（中国）投资有限公司

上海联影智能医疗科技有限公司

佳能医疗系统（中国）有限公司

东软医疗系统股份有限公司

北京推想科技有限公司

数坤（北京）网络科技有限公司

北京安德医智科技有限公司

深圳科亚医疗科技有限公司

杭州深睿博联科技有限公司

慧影医疗科技（北京）有限公司

杭州依图医疗技术有限公司

上海杏脉信息科技有限公司

北京医准智能科技有限公司

苏州体素信息科技有限公司

成都金盘电子科大多媒体技术有限公司

北京青燕祥云科技有限公司

北京天明创新数据科技有限公司

深圳视见医疗科技有限公司

杭州健培科技有限公司

深思考人工智能机器人科技（北京）有限公司

浙江德尚韵兴医疗科技有限公司

近年来，随着人工智能（AI）在医学影像辅助诊断领域研发的不断深入，越来越多的医学影像 AI 产品逐渐成熟并陆续进入临床验证阶段，有的 AI 产品已获批上市，在临床中发挥了重要的辅助诊断作用。按照临床功能进行分类，目前国内外已上市的医学影像 AI 产品主要包括以下几类：①利用 AI 技术辅助临床决策（如检测病灶位置、判断病灶的良恶性）的计算机软件；②利用 AI 技术进行成像质量改善、成像速度提升和图像重建等前处理的计算机软件；③利用 AI 技术优化临床流程的计算机软件；④利用 AI 技术进行图像分割和测量分析等后处理的计算机软件等。

医学影像 AI 发展机遇和挑战并存。在经过第一个五年的快速发展之后，医学影像 AI 正逐步进入良性发展轨道。目前，投资领域对医学影像 AI 企业较为青睐，各个公司的产品种类也在逐渐丰富和泛化，医院和医生大都对 AI 持积极拥抱的态度，甚至对肺结节、冠脉 CT 血管成像（CTA）等相关 AI 产品产生工作依赖，部分省市已经出台了医学影像 AI 产品的收费项目和标准。与此同时，医学影像 AI 也面临着一些挑战：①产品方面，需要算法和技术的突破，需要更丰富的 AI 产品品种和功能；②监管方面，需要更明晰的分类分级、临床验证和评价规范；③准入方面，需要明确 AI 的临床使用形态，建立临床质控和评价的体系；④商业方面，需要完整的 AI 商业形态和定价系统；⑤安全方面，需要明确数据所有权和使用权，进一步健全数据安全性和规范化使用法律法规，建立健全 AI 产品使用的伦理规范，医疗主体要明确 AI 的使用目的、路径和规范。

2019 年 7 月，国家药品监督管理局医疗器械技术审评中心（简称"国家药监局器审中心"）发布了《深度学习辅助决策医疗器械软件审评要点》，这是我国 AI 类产品的纲领性文件。该审评要点基于软件、网络安全、移动与云计算、临床评价等审评指导原则，根据深度学习技术特点，结合医疗器械软件的预期用途、使用场景和核心功能，重点关注其数据质量控制、算法泛化能力和临床使用风险。AI 医疗器械的监管需要兼顾部分与整体、共性与个性、近期与远期的关系。该审评要点采用基于风险的全生命周期管理方法考虑医疗器械软件的技术审评要求，包括需求分析、数据收集、算法设计、验证与确认、软件更新等内容，涵盖算法性能评估、临床评价、网络与数据安全等要求。此外，该审评要点还明确了深度学习非辅助决策软件、传统 AI 软件的要求，以及第三方测评数据库、数据安全等方面。由于 AI 涉及医疗各个环节，针对不同环节和使用目的，产品特点各不相同，监管也有差异，因此面临的困难和挑战较大。

我们很欣喜地看到，医学影像界专家正积极投身到医学影像 AI 产品研发、试验、应用和评价的各个环节，这对明确行业发展方向，促进上下游合作，推动技术进步和产品落地，很有益处。为了梳理医学影像 AI 上下游的发展现状、技术瓶颈和面临的挑战，中华医学会放射学分会候任主任委员刘士远教授组织上下游专家撰写了《中国医学影像人工智能发展报告（2020）》。该报告涵盖了"政产学研用"等各个环节的内容，既有对以往发展内容的总结，又有对未来的展望；既肯定了发展的优势和成绩，又提出了影响发展的瓶颈和挑战。参与该报告撰写的专家包括人工智能算法科学家、人工智能公司工作人员、医学专家，以及政府主要监管部门的工作人员，使报告具备了很好的科学性、权威性及前沿性。

　　该报告聚焦中国医学影像 AI 发展现状，内容丰富全面，资料翔实可靠，是一部高质量的 AI 领域蓝皮书。相信该报告定能帮助行业上下游全面了解我国医学影像 AI 发展的现状和趋势，找到加速发展的关键点和驱动力，为助力健康中国、实现智能医疗做出积极的贡献。

徐景和

2020 年 11 月

2015 ～ 2020 年，是医学影像人工智能（AI）快速发展壮大的五年。2016 年影像 AI 产品从糖尿病视网膜（简称"糖网"）眼底病变和肺结节开始，疾病种类和检测范围逐渐扩大，目前涉及神经、心胸、腹部、骨骼软组织和盆腔等几乎所有部位和器官。2020 年上半年已经有 3 家企业获得了三类医疗器械注册证（简称"三类证"），包括安德医智的脑肿瘤磁共振成像（MRI）、深圳科亚的冠脉血流储备分数（FFR）和 Airdoc 的糖网眼底 AI 产品；推想科技获得了美国食品药品管理局（FDA）的注册证，有一些企业获得了欧盟的 CE 认证，多数公司产品已有二类注册证。随着国家卫生健康委员会（简称"卫健委"）对智能化医疗机构、智能化医院认证的开展，相信未来智慧医院、智慧科室的概念会深入人心，而且会真正实现智慧医院的全流程改造。

目前医学影像 AI 产品种类越来越丰富，逐渐贴近医生想要的临床场景和工作习惯，医生和患者也越来越以积极的态度接受和使用 AI。纵观整个资本圈或者 AI 圈，医学影像 AI 产品仍是关注热点。同时，各个公司正在商业环节积极探寻落地方式，部分地方政府也进行了有效的落地探索。现阶段，诊断性产品是医学影像 AI 模型的主流，例如针对肺结节和冠脉疾病等的一些可以真正解决临床问题的 AI 产品，已经在一线常规工作中广泛使用。以肺结节为例，2017 年上海长征医院放射科医生使用肺结节 AI 模型的月点击率约 50%，2018 年为 60% ～ 70%。疫情期间虽处于停滞状态，但在 2020 年 3 月恢复工作后，其点击率快速回升到 80% 以上。由此可见，好产品一定会得到临床的正向反馈。诊断性模型目前在 AI 产品的研发热度上居首位，包括影像诊断、病理诊断等；其次是临床决策，数据管理、挖掘及手术方案的制定。未来 5 ～ 10 年，临床治疗决策、方案制定可能会跃居首位，紧跟其后的是诊断、疾病预防、康复护理及大健康等产业。

医学影像 AI 正呈现良好的发展趋势。第一，向产品多样化发展。从产品分类上看，目前 57 家初创企业中，从事影像诊断的占 77%，搭建云平台的只有 7%，其他如病理诊断、放疗、手术辅助等占 5%，这些大部分都集中在影像诊断大分类上，总体而言太为拥挤。从病种来看，主要集中在肺部、眼部、心血管、脑部疾病等，在病种上泛化不够。因此，从产品的分类到病种都需要进一步向多样化发展，扩大覆盖面。第二，加深产品功能垂直深度。以肺结节为例，理想模型不仅要能检出病灶，还要能实现图像的分割、量化、定性、随访等信息，最后出具结构化报告。在整个影像工作流程呈现全链条、全栈式的深度解决方案。从冠脉的解决方案看，产品不仅具备图像处理功能，还包含疾病诊断和结构化报告，但只有结构化报告符合质控要求，才能真正解决临床工作中的影像痛点。第三，单部位向多部位发展或者单病种向多病种、多任务模型发展。临床影像检查是基于部位申请和实施的，一个部位包括多个器官，一个器官包括多种疾病。倘若影像 AI 临床上只能检测出单一器官的某一种疾病是远远不够的。例如肺部不仅有肺结节，还有间质性增生、肺炎等各种病变，肺的 AI 模型就需要能检出肺部的各种病变。病人去做胸部 CT，不可能只针对肺组织，心血管系统、纵隔、胸壁、横膈等解剖部位的疾病也都要能够检出，这样才能满足临床的需求。基于部位的多病种、多任务模型是未来临床场景的发展方向。第四，"软硬一体化"是未来的发展趋势。AI 作为深度学习的模型，对于普通消费者来说不易感知，需要借助载体看到产品的形态。AI 算法与硬件融合，可以提升智能密度，降低 50%～80% 建设投入；而软件功能的有效释放则需要硬件、硬件系统架构支撑及人机交互界面，从而使 AI 产品能够最有效地满足患者的治疗需求和医生的诊断需求。第五，基于互联网，实现优质医疗资源下沉。互联网医疗辅以 AI 产品，能够通过互联网落地到基层，以此提升基层的诊断水平，实现大医院优质医疗资源的下沉和分级诊疗。如果 AI 做到图像质控、报告质控、诊断质控，便可以推进国家医疗服务质量的同质化建设。医生也可以突破时间和空间限制，最大程度地发挥作用，保证其工作的质量、效率和安全性。第六，打造诊疗闭环。医疗不是单纯的诊断，从诊前、导诊、问诊、诊断、检查、治疗的完整过程，整个闭环都需要 AI 的参与。合理设计 AI 产品的全流程覆盖也是未来发展的一大需求和挑战。第七，整体或者平台化解决方案。目前硬件设备厂商和信息化厂商都在致力于打造智能化医院或科室的平台，以整合 AI 产品为入口。希望 AI 产品能够覆盖整个平台，包括流程优化、图像重建、诊断分类、疗效评价等，也希望通过智能化平台整合 AI 使用界面，解决目前入口多且使用不便的问题。由于医院和科室层面使用的 AI 产品来源复杂，各个产品都有相对独立的界面，互相切换过程繁琐，不符合临床使用习惯和流程。因此，无论硬件、软件，在同一平台的一站式使用都可以大大提升工作效率。第八，AI 信息与结构化报告的整合。关于结构化报告，把 AI 的信息整合到结构化报告中，满足临床治疗信息、治疗方案的需求，是未来 AI 公司的工作方向，也是实现商业落地的形式之一。倘若能够通过结构化报告将医生的诊断价值和 AI 的产品价值进行一体化整合，形成创新的精准医疗服务项目，未来将会得到医生和患者的青睐。

尽管医学影像 AI 的发展整体上是健康的，但依然存在许多挑战和瓶颈问题：①技术方面，需要算法、算力和系统架构的真正革新与突破，使目前 AI 模型的效果得到本质的提升。②产品方面，需要更丰富的 AI 品种和功能的突破，需要基于检查部位的多任务模型，需要基于临床工作流的全流程方案和真正解决影像科医生痛点的产品出现。③商业方面，虽然已经有三类注册证陆续发放，但需要完整的 AI 产品形态，各方接受的商业形式和定价系统，以及明晰付费主题。④安全方面，需要明确数据所有权和使用权，进一步健全数据安全性和规范化使用法律法规，建立健全 AI 产品使用的伦理规范，需要医疗主体明确 AI 的使用目的、路径和规范。⑤监管方面，由于整个医疗流程中都有 AI 的介入，而不同环节的产品风险度不同，监管层级也应该有差别，需要更明晰的 AI 产品分类、分级，并配以不同级别的监管措施；另外，目前针对 AI 产品的临床试验多数是各个公司自己设计进行的，由于认识、设计和技术水平的差异，方案异质性很大，结果可信度差距也很大，因此需要建立用于 AI 产品的临床验证和评价规范，帮助相关企业尽快完成好产品的验证，使更多的符合临床场景的产品获批三类注册证，造福患者。⑥临床准入方面，需要明确 AI 的临床使用形态，明确其安全性和可靠性，并建立临床质控和评价体系。

为了梳理医学影像 AI 上下游的发展现状、技术瓶颈和面临的挑战，明确行业发展方向，促进上下游合作，推动技术进步，中国医学影像人工智能产学研用创新联盟组织上下游专家撰写此发展报告，共 12 章，内容包括：医学影像 AI 发展概论、基本概念和专业术语、研究现状（数据、算法和热点）、医学影像 AI 产品的质量评价和标准化、医学影像 AI 产品的临床验证、医学影像 AI 产品的技术审评与体系核查、医学影像 AI 临床应用和产业化现状、医学影像 AI 教育、医学影像 AI 伦理和安全等，除了 2018 年《中国医学影像 AI 白皮书》的内容以外，此次增加了政策监管、质量控制、伦理和安全、继续教育、专业术语及临床验证等新的内容。参与此报告撰写的包括人工智能算法科学家、人工智能公司、医学专家，以及政府主要监管部门的领导，使本报告具有一定的客观性、科学性、权威性、前沿性、全面性和代表性。

放眼未来，我们相信在今后相当长的一段时间内，医学影像行业会因为 AI 技术的不断成熟而发生了惊人的改变。这些改变会发生在医学影像的各个工作环节（检查、疾病诊断、质量控制、科研、教学等），每个环节都会有 AI 技术的渗透和深耕。实际上，目前已知的很多场景中，AI 配合专家的工作效能已经超越没有 AI 辅助的专家水平。未来在临床工作中，将会出现 AI 技术使用的常态化、标准化、基础建设化。AI 技术定会在医学影像业产生深远影响。

我们欣慰地发现，经过近 5 年的消化沉淀，人们从最开始对 AI 技术的焦虑、恐惧，初期的盲目乐观和过高期待，发展为现在的冷静理智和客观评价，大部分上下游制造和使用 AI 者都能积极拥抱这一新技术，同时也在科学务实地研发 AI 产品。目前的 AI 产品，既有针对肺结节、眼底糖网的产品，也有针对冠脉、骨折、脑肿瘤的产品；既有病灶检出模型，也有疾病定性和鉴别诊断模型；既有单一任务模型，也有多任务模型；既有单一环节任务模型，也有全栈式解决方案；既有单纯软件，也有软硬件组合的新形态；既有单机版的应用，也有融入工作流甚至基于云平台互联网的使用模式。医学影像 AI 正以越来越丰富的形式，越来越强大的功能，越来越人性化的赋能形态改变着我们的工作和生活。AI 研究、开发、评价及使用等的从业者，身处前所未有的机遇中，我希望本报告能起到抛砖引玉的作用，有更多的人员一起参与到医学影像 AI 的变革浪潮中，共同促进发展、融合创新，创造更高效、高质的未来影像工作模式。

2020 年 8 月

目　录

第一章

概 论

第一节 医学影像人工智能发展的机遇

自 1895 年伦琴发现 X 线并拍摄人类历史上第一张 X 线片以来，医学影像学飞速发展，取得了巨大的成就。从早期的单一 X 线摄影到现代的计算机断层扫描（CT）、超声（US）、核素成像和磁共振成像（MRI）等丰富的成像手段，从早期的二维黑白图像到现代的容积成像、三维四维彩色重组，从早期的结构成像到融入形态、功能、代谢、分子的现代成像，从单纯依靠医生的主观判断到现在人工智能越来越多地赋能医生，融入日常工作流，可以说，影像检查在现代临床疾病诊疗中已不可或缺，对治疗前的诊断、治疗中的疗效评估和治疗后的预后预测非常重要。

医学影像快速发展的同时，仍然面临以下三方面挑战：①临床影像诊断目前主要依靠医生的主观经验，通常根据病灶大小、形态、数目、位置和密度（或信号）等形态学信息做出判断，难以准确量化，不能满足当前精准医疗背景下疾病诊疗评估的需求。②医学影像设备飞速发展，图像空间分辨率、时间分辨率大幅提升。单个患者的扫描或重建即可产生大量薄层、高分辨率的医学图像，给医生阅片带来巨大压力。③我国医疗机构的影像设备装机数量逐年攀升，而影像科医生的数量增加有限，导致医生工作严重超负荷。因此，亟需发展新的技术和方法，解决现代影像医学发展面临的挑战性问题。

近年来，人工智能（Artificial Intelligence，AI）的发展，为医学影像在疾病精准诊疗中的应用带来新的机遇。美国是世界上第一个将人工智能发展上升到战略层面的国家，人工智能的战略规划被视为美国新的"阿波罗登月计划"，美国希望能够在人工智能领域拥有其在互联网时代一样的霸主地位。英国发布机器人技术及自动化系统《2020 年国家发展战略》（RAS 2020 National Strategy）以加速人工智能技术的应用；日本政府在 2015 年编制了《日本机器人战略：愿景、战略、行动计划》，以促进人工智能机器人发展。

我国自 2015 年开始，连续高密度、高强度地发布了一系列相关鼓励政策，做出了关键性的战略布局。2015 年，国务院在《中国制造 2025》中将智能制造列为主攻方向，这是人工智能迎来爆发式发展的标志。同年，《全国医疗卫生服务体系规划纲要（2015—2020 年）》的公布也将"互联网＋"正式纳入医疗卫生新蓝图，这是国家对医疗人工智能布局的开篇。随后，有关医疗人工智能的政策不断推出。2016 年《"十三五"国家科技创新规划》提出"重点发展大数据驱动的类人智能技术方法"；同年《"健康中国 2030"规划纲要》对智慧医疗等关键技术突破提出要求。2017 年《新一代人工智能发展规划》提出"三步走"的战略目标，宣布举全国之力在 2030 年抢占人工智能全球制高点，规划中明确提出实现智能医疗的宏伟目标，号召推广应用人工智能治疗新模式、新手段，建立快速精准的智能医疗体系，基于人工智能实现智能影像识别、病理识别等。随后《促进新一代人工智能产业发展三年行动计划（2018—2020 年）》发布，计划从各个方面详细规划了人工智能在未来三年的重点发展方向与目标。科技部在 2019 年 8 月发布了《国家新一代人工智能创新发展试验区建设工作指引》，指出要充分发挥地方在试验区建设中的主体作用，从人工智能技术应用示范、政策试验、社会实验及基础设施建设 4 个方面推动人工智能发展创新，3 年内形成一批人工智能与经济社会发展深度融合的典型模式，积累一批可复制、可推广的经验做法，打造一批具有重大引领带动作用的人工智能创新高地。2020 年 3 月 4 日，中央明确指示要加快 5G 网络、数据中心等新型基础设施建设进度。新基建是构筑我国科技创新高地的重要基础，尤其是 5G、数据中心等的高质量部署，将开启人工智能发展新空间，注入增长新动能，加固、升级人工智能长期发展创新的数字底座，为我国人工智能发展按下"加速键"，也带来新的机遇。

（刘　凯　刘士远）

第二节　医学影像人工智能发展的历程

随着精准医疗和医疗大数据时代的到来，医疗资源不足且分布不均衡的问题越发凸显，医学影像学是医疗痛点的突出体现。面对临床及患者需求的增加，影像科医生严重不足，传统的工作方式不适应新的形势，导致影像服务供需矛盾加剧。如果人工智能能被成功应用于疾病检测、病灶定量、良恶性鉴别及疗效评价等环节，其将成为影像科医生的得力助手，医生就有更多的时间和患者沟通、交流，从而提升医生和患者满意度。

2016 年，医学影像人工智能成为北美放射学会（Radiological Society of North America，RSNA）关注的焦点。2017 年，RSNA 大会主题为"探索、发明和转化（Explore，Invent，Transform）"，主流观点认为 AI 是一个重要的创新、赋能和提效的工具，开展了 9 个 AI 主题讲座，共 49 家公司参展，发表相关论文 104 篇。2018 年，RSNA 大会主题为"明天的放射学（Tomorrow's Radiology）"，主流观点认为 AI 可以提高影像科医生的工作效率，使其有更多时间可用于病人的人文关怀，大家要拥抱 AI。开展了 12 个 AI 主题讲座，共 105 家公司参展，发表论文 211 篇。到 2019 年，RSNA 专门为 AI 领域设置了一个展馆，主题为"共见无限可能（See Possibilities Together）"，收录的 AI 相关论文达 519 篇，主题讲座扩展到 23 个，参展公司达 166 家，其中包括通用（GE）、西门子、飞利浦、富士、联影和东软等医疗设备厂商。AI 已经从医学影像辅助诊断扩展到整个行业的方方面面，未来将在影像科发挥巨大价值，这一点已成为业内共识。

近五年，医学影像 AI 领域论文发表量逐年增加，现已共发表近 6000 篇，我国以近 20% 的占比仅次于美国（35%），位居世界第二，但我国在高质量文章方面与国际还有差距。神经、胸部、腹部等影像科亚专业及核医学在这一领域备受关注，发文量最多。2018 年 2 月，*Cell* 发表题为 *Identifying Medical Diagnoses and Treatable Diseases by Image-Based Deep Learning* 的论文，该文是我国研究团队首次在顶级生物医学期刊上发表的有关医学 AI 的研究成果，也是世界范围内首次使用如此庞大的标注好的高质量数据进行迁移学习，并取得高度精确的诊断结果。另外，中华放射学学术大会（CCR）在 2015 年至 2019 年间，收录相关论文 1289 篇，2018 年和 2019 年两年中，相关论文呈爆发式增长，学者们关注的重点集中在胸部、神经及乳腺领域。

目前，我国有 100 多家医疗 AI 公司，其中约有一半从事医学影像 AI 产品开发。各医院部署的绝大多数 AI 系统，是与医学影像相关的。运用 AI 技术对影像数据进行深度学习和决策判断，已经成为智能医疗的核心。国内很多大学附属医院的放射学专家与科研院所及 AI 科研人员展开了深度合作，研发的部分技术处于世界先进水平。

2018 年 3 月，中国食品药品检定研究院（简称"中检院"）启动肺结节影像标准检测数据库建设，目的是评估进行肺结节检测、分类、分割和大小测量的 AI 产品。中检院和中华医学会放射学分会（CSR，简称"中放"）心胸学组联合研究了肺结节的标注规则、标注流程、质量控制等，发布了《胸部 CT 肺结节数据标注与质量控制专家共识（2018）》，旨在统一对 AI 专用医学影像数据标注规则与方法的理解，鼓励全社会有序开发医学数据资源，促进医疗 AI 产业全链条协调发展。

为促进我国医学影像 AI 相关产业技术的创新和发展，中国医学影像 AI 产学研用创新联盟（CAIERA，简称"联盟"）于 2018 年 4 月在上海成立。第一批加盟的有 62 家三甲医院、22 所科研机构及 45 家 AI 创业公司，代表了国内医学影像 AI 领域权威的声音。联盟是我国医学影像 AI 领域最有影响力的跨学科创新型组织，其成立为我国医学影像 AI 产学研用链条的有机结合奠定了良好基础。同年 12 月，联盟主办了首届中国医学影像 AI 大会，政产学研资医等领域国内外众多领袖级专家、学者及 AI 相关行业代表出席大会，推动了医学影像 AI 行业的融合与发展。针对医学影像 AI 发展的一些核心问题，由联盟牵头，汇集国内三甲医院的影像专家、科研机构专家和领先的 AI 医疗公司编撰了首部《中国医学影像 AI 白皮书》，并于 2019 年 3 月在北京正式发布。白皮书从 AI 在医疗领域的应用、医学影像 AI 算法的最新进展、医学影像 AI 的需求调研、临床应用现状与展望、政策、挑战与建议等方面进行了深度研究。2018 年 10 月，CSR 联合 CAIERA 开展了医学影像 AI 产业现状和发展需求的调研，这是我国首次围绕医学影像 AI 的大规模公益性调研，调研对象包括我国 2135 家医院的 5142 名影像科医生（一级医院占 59%，二级医院占 38%，其他占 3%）、120 家科研院所从事医学影像相关研究的科研工作者和 50 家企业的相关从业人员。调研以公众平台普查、定向问卷调查和重点访谈相结合的方式，多维度、全方位展开，以客观了解目前我国医学影像 AI 产业现状和需求，从而为医学影像 AI 相关从业人员提供科学指导。2019 年 1 月，CSR 大数据与人工智能工作委员会组织了"中华医学会放射学分会医学影像大数据与人工智能工作委员会研讨会"，会议内容涵盖医学影像 AI 的共识及白皮书、信息化建设、数据标准化采集和标注以及诊断治疗随访 4 个主题。

2020 年，我国人工智能医疗器械产品审批迎来了重大突破，目前已有 4 个与影像相关的产品获批。1 月，科亚医疗的"冠脉血流储备分数计算软件"产品取得了第一张国家药品监督管理局（NMPA）人工智能三类医疗器械注册证，该产品适用于冠状动脉 CT 血管影像，功能包括图像基本操作、基于深度学习技术的血管分割与重建、血管中心线提取、基于深度学习技术的血流储备分数计算。6 月，安德医智旗下 BioMind "天医智"的"颅内肿瘤磁共振影像辅助诊断软件"成为首个 NMPA 批准的医学影像人工智能辅助诊断软件，该软件运用深度学习算法，能够实现颅内肿瘤（如脑膜瘤、听神经瘤、髓母细胞瘤、胶质瘤等）的人工智能精确诊断，并自动生成一份结构化报告，内容包括肿瘤位置、体积等精准信息，可帮助医生快速诊断，并提高影像科医生对脑肿瘤的诊断能力。8 月 10 日，Airdoc 等的"糖尿病视网膜病变眼底图像辅助诊断软件"正式获批 NMPA 三类注册证。

2020 年 9 月，第二届中国医学影像人工智能大会在上海召开，会议全面梳理了我国近两年的医学影像 AI 研发、应用等上下游现状和挑战，启动了国家卫生健康委员会（简称"卫健委"）放射影像数据库建设项目，发布了本报告。

经过人工智能和影像医学领域几年间的磨合和碰撞，医学影像人工智能领域的研究逐步进入了"理性"和"务实"的状态。人工智能在医学领域的突破很可能率先发生在影像界，未来将与放射科医生的诊疗流程实现无缝融合，重塑医学影像服务的模式。影像医学作为医疗领域中新技术发展和应用最前沿的学科，将在第四次工业革命中迎来精彩的发展变迁。

（李雪妍 张惠芽）

第三节 医学影像人工智能的基本要素

人工智能在经历多次低谷和高潮后取得了长足的发展，尤其是在教育、金融、无人驾驶和医疗等领域取得了突破性的进展。人工智能的发展，离不开五大基本要素：数据、算法、算力、场景、人才，五者紧密相连，共同推进行业变革。

一、数　据

人工智能技术的发展与充足、可获取的、高质量的标准化数据相辅相成。一方面，不断迭代更新的人工智能技术能有效提升数据收集、管理、挖掘和信息利用的水平；另一方面，数据为人工智能技术开展的核心，海量高质量的数据有助于推动人工智能技术的不断发展与应用。现阶段，以深度学习为代表的人工智能算法在网络设计、模型训练、参数优化等方面，均以海量优质数据为驱动。据 Google 研究证实[1]，在深度模型中，网络性能随训练数据量的增加而线性上升。在国内，NMPA 医疗器械技术审评中心在《深度学习辅助决策医疗器械软件审评要点》中，明确了从数据采集、质控、脱敏、预处理、标注到数据集构建等各方面的指标。

数据库建设是医学影像发展的关键，由于伦理、安全、图像采集、质控、脱敏、标注、建库等各个环节都具有较高的专业门槛，因此大规模、标准化、高标注、多样化的优质数据库需要国家、行业协会和社会力量共同努力方能建成。国外有些标准数据库，如癌症成像档案（TCIA）、乳腺摄影数字化数据库（DDSM）、阿尔茨海默病神经成像倡议（ADNI）等，促进了人工智能的发展。我国卫健委和 NMPA 也非常重视数据库的建设，NMPA 中检院依托行业协会示范性地建设了眼底图像标准数据库和肺结节标准测试集，虽然数据库总量不大，但在建库原则、路径和方法上做了很好的示范。卫健委能力建设和继续教育中心委托超声协会和浙江数理协会正在建设超声标准数据库，与中华医学会放射学分会合作拟建设系列医学影像高标注标准数据库，其他社会机构和医院也都有一些很好的建库尝试和项目。相信不久的将来，我国也会有高质量数据库陆续诞生。

综上所述，通过合理的数据共享机制，建立标准化、规范化的大样本数据库，为人工智能提供高质量的训练数据，必将推动人工智能在医学影像领域的发展与应用。

二、算　法

算法是人工智能的核心，算法的创新是人工智能进步的源泉。深度学习和加速计算的出现，使已有的算法得到迅速发展和优化。人工智能算法大致可以分为两类：①基于传统统计学的机器学习算法，如监督学习中的线性/非线性回归、决策树、支持向量机等，以及无监督学习中的 K-means 算法、层次聚类算法等；②神经网络算法，同传统机器学习算法一样，也可以分为监督学习和无监督学习，如梯度下降算法、卷积神经网络算法、自编码网络等。人工智能算法众多，实际应用中应根据数据大小、算法精度、计算成本综合考虑选取。尽管我国近年来在人工智能领域取得了长足的进步，但在重大基础理论和原创核心算法上，与美国差距较大，这也是我国人工智能发展的痛点，只有在基础算法创新、重大基础理论上取得重大突破，才能实现弯道超车。

三、算　力

人工智能在近几年取得的巨大进步与计算机计算能力、通信能力的大幅提升密不可分。人工智能实质上是基于统计的科学，其准确率除了依赖大样本数据之外，大规模、复杂的神经网络模型亦是成功的关键，模型的复杂度直接导致人工智能对算力的要求不断提升，对硬件的运算速率及功耗提出了新的挑战。我们认为，人工智能的发展对算力的需求可分为三个阶段：服务器阶段、云计算阶段、量子计算阶段。

（一）服务器阶段

服务器阶段主要以单机或小型服务器为主，将数据、算法等部署在本地服务器，服务器的性能直接决定了算力大小。目前，除了通用的中央处理器（CPU）外，图形处理器（GPU）、嵌入式神经网络处理器（NPU）、张量处理单元（TPU）、现场可编程门阵列（FPGA）等硬件加速芯片处理器也应用在不同的深度学习场景中。其主要特点如表 1-1 所示：

表 1-1 计算芯片比较

类型	算力	功耗	定制化程度	可获取程度	成本
CPU	低	一般	通用型	易	高
GPU	中	高	通用型	易	高
NPU	高	低	定制化	一般	中
TPU	高	低	定制化	难	中
FPGA	高	低	半定制化	易	中

CPU 作为最通用的计算芯片，因其架构、计算单元等限制，主要用于辅助其他处理器完成不同计算任务，并不适合复杂的神经网络训练；GPU 较 CPU 有更多的计算单元，适合深度学习中后台服务器执行大数据、复杂网络模型训练、卷积运算等，是目前深度学习的主流；NPU、TPU、FPGA 高度定制化的芯片在计算性能、功耗等方面有较大的优势，能更好地加速复杂网络的计算，但其中的 FPGA 硬件编程相比其他门槛要高。

从目前的发展来看，基于服务器模式的算力几乎达到瓶颈，无法满足更复杂的人工智能算法对算力的需求，并且这种硬件模式可扩展性差，后期维护成本高，搭建相应的软件环境十分繁琐。

（二）云计算阶段

在服务器模式无法满足算力需求的情况下，逐步过渡到云计算模式，人工智能的应用场景、算力提升得到极大扩展。云计算主要是将人工智能应用或服务部署在云端，云平台提供更加优质、廉价的服务，开发者可以按照实际需求来购买计算能力，随时满足现阶段的应用需求；付费模式的算力相对弹性，根据实际使用状况逐次结算费用，减轻资金压力。目前提供云计算的厂商较多，如亚马逊云服务（AWS）、阿里云、百度云等，计算资源的选择也变得多样化，开发者可根据实际情况进行选取。

（三）量子计算阶段

量子计算目前还处于发展萌芽期，量子机器学习没有完备的理论体系，现有的研究均处于探索试验阶段。现有研究成果显示，非通用型量子计算机已经实现了 1000 位量子比特，在特定算法上，计算效率比经典计算机快 1 亿倍。我们乐观地认为，随着量子计算技术的突破和量子机器学习理论的不断完善，量子计算机的计算能力有望满足人工智能对速度的要求，将极大地促进人工智能的发展。

四、场　景

在充足的算力支撑下，优秀算法经大规模数据验证之后，应用场景是理论到实践转化的关键。人工智能技术在医学影像中的应用，主要可分为图像分割、配准、特征提取、任务分类、疾病检出等，应用到的场景有影像质量控制、图像分割与合成、鉴别诊断与预后等。

（一）影像质量控制

高质量的影像是提供临床诊断、治疗规划的主要参考。一方面，图像采集过程中，易受剂量、电流扰动、运动呼吸等影响，使图像质量降低，进而影响诊断；另一方面，由于质控人员对标准的理解差异较大，导致质控标准不统一，影响了图像质量的可靠性。而人工智能技术的广泛应用，为图像质量控制提供了新思路，如 Wu 等 [2] 提出了一种用于动态 CT 灌注成像去噪的自监督深度学习方法，与传统的降噪方法相比，能有效提高图像质量，改善空间分辨率；Liu 等 [3] 开发的深度学习优化算法对低剂量冠状动脉 CT 血管造影图像进行评估与重建，有效提升了图像迭代重建速度并提高了图像质量，无论是在质量评估、图像降噪还是伪影校正方面，人工智能均显示出巨大潜能 [4-6]。

（二）医学图像分割

器官、病灶的分割是临床诊断、监测的基础，人工分割的准确率受主观因素、临床经验影响，且费时费力。随着深度卷积神经网络在计算机视觉任务中取得的巨大成功，研究者不断尝试以自动或半自动的方式对病灶进行分割。Zhang 等 [7] 提出了一种跨膜态深度特征学习框架，通过融合来自不同模态数据的特征，有效改善脑肿瘤分割性能；Lin 等 [8] 利用 U-Net 网络在宫颈癌磁共振图像中，对肿瘤进行全自动定位与分割，并与手动分割进行对比，表明深度学习分割准确率足以媲美手动方式。精准的病灶分割是临床研究的基础，人工智能应用于医学影像分割，将极大减轻医生繁重的体力和脑力劳动，使其可以将更多的精力专注于诊断。

（三）病灶检出和定性、疗效评估及预后预测

病灶的检出及良恶性鉴别诊断意义重大，也是人工智能在医学影像诊断中的主要应用场景。例如，在 CT 扫描肺结节的检出与定性诊断方面，现在主要依靠影像科医生阅片实现，既费时费力又易漏诊或误诊，而人工智能依靠强大的自主学习能力，能在极短的时间内完成诊断，极大提高了医生的工作效率。疗效评估是指导治疗方案制订、提高患者生存质量的重要手段。相比传统评估方法，人工智能通过挖掘肉眼无法观察、数学公式无法描述的影像信息，可以在治疗前判断患者能否从治疗方案中受益，这有助于实施精准、个性化诊疗 [9, 10]。现阶段，预后预测仍是疾病治疗、个性化护理计划中临床意义重大的聚焦点，以往仅依据有限的临床信息来进行预后预测，存在准确率较低、易造成偏倚等问题，而人工智能技术整合了二维平面信息、三维空间位置信息，并结合临床指标，可以对疾病实施精准预后预测 [11, 12]。总之，目前影像诊断仍主要依靠影像科医生人工读片，诊断的准确率高度依赖于影像科医生的专业知识及临床经验。与医生基于影像纹理、病灶形状、强化程度等特征进行疾病诊断相比，人工智能可挖掘影像的深层特征，在诊断准确率上可媲美专业的影像科医生，且诊断效率更高 [13-14]。

五、人　才

　　人工智能作为新一轮科技革命和产业变革的重要驱动力，人才是其重要的中坚力量，我国如要在人工智能领域始终保持竞争优势，需要不断培养、积累人才红利。人工智能的发展，归根到底是人才的竞争。但是，由于国内人工智能产业布局起步晚、基础核心算法缺乏，目前我国人工智能产业面临人才供给不足的窘境。高校可作为人工智能人才培养和技术产出的核心载体，目前国内设置人工智能相关学科的高校正逐渐增加。为了弥补不足和实现《国务院关于印发新一代人工智能发展规划的通知》中的目标，目前一大批高校开始开设人工智能专业，专注人才培养的同时，校企合作实践可加快实现人工智能产学研一体化，促进人工智能产业人才供给与产业发展需求相匹配。

（刘再毅　刘士远）

参考文献

[1] Sun C，Shrivastava A，Singh S，et al. Revisiting unreasonable effectiveness of data in deep learning era. 2017 IEEE International Conference on Computer Vision（ICCV），2017：843-852.

[2] Wu D，Ren H，Li Q. Self-supervised dynamic CT perfusion image denoising with deep neural networks. IEEE Transactions on Radiation and Plasma Medical Sciences，2020：1.

[3] Liu P，Wang M，Wang Y，et al. Impact of deep learning-based optimization algorithm on image quality of low-dose coronary CT angiography with noise reduction：A prospective study. Academic Radiology，2020，27（9）：1241-1248.

[4] Kyathanahally SP，Döring A，Kreis R. Deep learning approaches for detection and removal of ghosting artifacts in MR spectroscopy. Magnetic Resonance in Medicine，2018，80（3）：851-863.

[5] Allman D，Reiter A，Bell MAL. Photoacoustic source detection and reflection artifact removal enabled by deep learning. IEEE Transactions on Medical Imaging，2018，37（6）：1464-1477.

[6] Von Berg J，Krönke S，Gooßen A，et al. Robust chest X-ray quality assessment using convolutional neural networks and atlas regularization. Medical Imaging 2020：Image Processing，2020：113131L.

[7] Zhang D，Huang G，Zhang Q，et al. Cross-modality deep feature learning for brain tumor segmentation. Pattern Recognition，2020：107562.

[8] Lin YC，Lin CH，Lu HY，et al. Deep learning for fully automated tumor segmentation and extraction of magnetic resonance radiomics features in cervical cancer. European Radiology，2020，30（3）：1297-1305.

[9] Zheng X，Yao Z，Huang Y，et al. Deep learning radiomics can predict axillary lymph node status in early-stage breast cancer. Nature Communications，2020，11（1）：1236.

[10] Zhou LQ，Wu XL，Huang SY，et al. Lymph node metastasis prediction from primary breast cancer US images using deep learning. Radiology，2019，294（1）：19-28.

[11] Jiang Y，Jin C，Yu H，et al. Development and validation of a deep learning CT signature to predict survival and chemotherapy benefit in gastric cancer：A multicenter，retrospective study. Ann Surg，2020.

[12] Hu L，Bell D，Antani S，et al. An observational study of deep learning and automated evaluation of cervical images for cancer screening. Journal of the National Cancer Institute，2019，111（9）：923-932.

[13] Priego-Torres BM，Sanchez-Morillo D，Fernandez-Granero M A，et al. Automatic segmentation of whole-slide H&E stained breast histopathology images using a deep convolutional neural network architecture. Expert Systems With Applications，2020，151：113387.

[14] Khan S，Islam N，Jan Z，et al. A novel deep learning based framework for the detection and classification of breast cancer using transfer learning. Pattern Recognition Letters，2019，125：1-6.

第二章

人工智能基本概念和专业术语

第一节　人工智能术语规范化的重要性和意义

　　人工智能术语的规范化对于人工智能领域知识的开拓、新理论的建立及科技成果的推广等均具有重要意义，其重要性和意义具体体现在以下几个方面：

　　第一，人工智能术语的专业性。人工智能术语具有鲜明的专业特色，它是同行之间的共同语言，与日常生活或其他专业领域所表述的含义要区分开。如人工智能领域的"监督学习"有其特定的含义，它与日常生活中人们所说的"监督学习"是不完全一样的，相对应的还有"无监督学习""半监督学习""自监督学习"等表述。同时，人工智能领域因其算法特性还产生了很多新词汇，对这些词汇的含义进行规范化，形成完善的人工智能领域知识系统，对于本领域的发展至关重要。

　　第二，人工智能术语的准确性。每个术语在人工智能领域都有明确的概念、特定的内涵，术语的规范化不仅可使同一术语在应用中保持语义的一致性，同时也能很好地区分相似概念的不同之处。从业人员在运用人工智能术语时需精心辨别词义，区别相似概念在用法上的细微区别，避免造成认知上的误解和使用上的混乱。如人工智能领域评价指标中，Dice 系数和 Jaccard 系数都是表示模型产生的目标窗口与参考标准窗口之间的相似度，公式的分子都包含目标窗口与参考标准窗口的交集，取值范围都在 0 和 1 之间，但其具体的公式表达有细微区别。

　　第三，人工智能术语的通用性。人工智能术语的规范化有助于科技成果的推广。有研究表明[1]，在术语定义抽取系统中，将公众知晓度与使用度相对较高的术语作为查询项时，系统返回的文本数量较大，文本信息与术语定义相似度高，抽取准确率高。反之，使用查询项权威度、知晓度、流通度与使用频率均较低时，搜索引擎返回的文本数量极其有限，且抽取准确率远远降低。因此，术语的规范化和流通度对于本学科内和各学科之间的沟通交流及发展有重要作用。

（邹　娟　王珊珊）

第二节　人工智能的层级

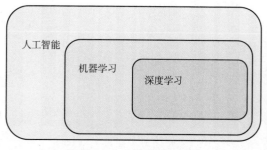

图 2-1　人工智能层级结构

　　"人工智能"这个词最早出现于 1955 年[2]，它是计算机科学的一个分支，致力于开发计算机算法，以使机器能够胜任一些通常需要人类智能才能完成的复杂工作[3]，例如推理和学习。人工智能是一个广泛的术语，它包括多种领域和技术。人工智能层级结构如图 2-1 所示。

　　机器学习是人工智能研究的一部分，它致力于研究如何通过计算的手段，利用经验来改善系统自身的性能。在计算机系统中，"经验"通常以"数据"形式存在。机器学习所研究的主要内容，是在计算机上从数据产生"模型"的算法，在面对新情况时，模型能提供相应的判断[4]。

随着越来越多数据的出现，机器学习算法不断发展。机器学习被越来越多地运用于影像学中。机器学习是在训练阶段计算函数的参数，通过函数由输入预测输出，在测试阶段用与训练阶段不一样的数据对算法进行评估，即评估算法的泛化能力。泛化能力决定了算法能否对新数据提供准确的预测[5]。

深度学习是机器学习领域的研究方向之一，是学习样本数据的内在规律和表示层次的方法，其最终目标是使机器能够像人一样具有分析学习能力。深度学习的概念源于人工神经网络的研究，含多个隐藏层的多层感知器就是一种深度学习结构。其中"深度"指的是网络的多层组织，中间层称为隐藏层。深度学习网络依赖于多个处理层来学习多个抽象层的数据表示，算法的不同层被用来检测分层结构中从简单（如线、边、纹理、强度）到复杂的特征（如形状、病变、或整个器官）[3]。

（邹　娟　李　程）

第三节　医学影像人工智能常用专业术语

影像科医生采用专业词汇描述医学影像检查、诊断结果，在与其他医生及患者交流的过程中，也需要采用专业词汇。同样，人工智能从业人员也采用专业技术词汇描述算法流程。因此，影像科医生和人工智能从业人员都需要熟悉医学影像人工智能领域的基本概念和术语。表 2-1 列举了医学影像人工智能领域部分术语的定义，更多术语及其定义可参阅附录。随着行业的发展与标准规范的建立，这些术语及定义还将继续完善。

表 2-1　医学影像人工智能领域部分常用术语（按中文术语拼音首字母排序）

中文术语	英文术语	定义
半监督学习	semi-supervised learning	一种学习策略，它是一种自行利用少量的具有标记信息的样本和大量没有标记的样本进行学习的框架
计算机辅助医学分诊系统	computer-aided triage system	自动分析医学数据、给出初始解释和鉴别分类、辅助医务人员确定患者优先级和（或）就诊科室的计算系统
计算机辅助医学识别系统	computer-aided detection system	具备模式识别、数据分析能力，通过识别、标记、强调或其他方式直接提醒医务人员注意医学影像或医疗器械数据的可能异常情况的计算系统
计算机辅助医学诊断系统	computer-aided diagnosis system	通过人的症状或迹象判断疾病或生理状态，辅助医务人员进行决策的计算系统
监督学习	supervised learning	一种学习策略，根据输入数据和相应的标签训练模型。监督机器学习类似于学生通过学习一系列问题和相应答案学习一门课程。在掌握了问题和答案之间的映射之后，学生就可以对同一主题的新问题提供答案
临床决策支持系统	clinical decision support system	根据临床知识、两名及以上的患者数据产生辅助决策建议，由医务人员使用的计算机应用系统
人工智能医疗器械	artificial intelligence medical device	采用人工智能技术实现预期用途的医疗器械。此处应明确为基于深度学习技术的医疗器械
弱监督学习	weakly supervised learning	一种学习策略，通过使用有噪声的、有限的、不精确的外部信息源进行机器学习。该方法减少了对标注数据质量和数量的要求
无监督学习	unsupervised learning	一种学习策略，它在于观察分析不同的实体，确定某些子集能分组到一定的类别里。无监督学习不需要通过来自外部知识源的反馈，对获得的结果进行任何正确性测试

续表

中文术语	英文术语	定义
医学图像分割	medical image segmentation	一种医学图像处理方法，根据临床治疗或研究需求把医学图像分成若干个特定的、具有独特性质的区域，并提取出图像中包括器官、病灶等感兴趣目标的技术和过程
医学图像分类	medical image classification	一种医学图像处理方法，根据医学图像信息中所反映的不同特征，对不同类别的医学图像进行分类
医学图像模态转换	medical imaging modality transformation	一种医学图像处理方法，从一种影像模态转换到另一种影像模态
医学图像目标检测	medical object detection	一种医学图像处理方法，从医学图像中找出包括病灶、器官、组织等在内的感兴趣的目标，并确定其位置和类别
医学图像配准	medical image registration	一种医学图像处理方法，将不同时间、空间、模态采集的医学图像通过算法映射到另一个坐标系的过程
医学图像去噪	medical image denoising	一种医学图像处理方法，从医学图像中减少噪声的过程
医学图像重建	medical image reconstruction	一种医学图像处理方法，原始扫描数据经计算机采用特定的算法处理，得到能用于诊断的图像
自监督学习	self-supervised learning	一种学习策略，通过基于数据本身设计和建立的各种标记信息来对数据本身的特征、特性进行训练学习，进而把学习到的数据特征网络作为主干网络迁移到对目标任务的学习中

（邹　娟　王珊珊　肖韬辉）

第四节　现状与展望

随着人工智能在医疗领域应用的快速推广，医学影像人工智能技术因其广阔的落地场景而备受企业和研究人员青睐。医学影像人工智能是一门跨学科技术，需要医生与人工智能领域从业者合作，才能真正实现人工智能"看病"，因此医学影像人工智能术语成为跨学科沟通的重要桥梁。

目前，国内外人工智能通用术语和医学影像通用术语各有一定的积累，现有标准、术语库和专业书籍已有所体现，如《GB/T 5271.34-2006 信息技术词汇第 34 部分：人工智能神经网络》[6]、《GB/T 5271.31-2006 信息技术词汇第 31 部分：人工智能机器学习》[7]、加拿大政府术语数据库、术语在线、《医学影像技术学术语详解》等。医学影像人工智能的专用术语还在不断完善，法国放射学会白皮书[5]、加拿大放射学人工智能白皮书[3]、欧洲放射学会白皮书[8]和医学影像人工智能相关书籍[9]对医学影像人工智能术语做了一些罗列，而美国正在尝试建立肺部领域人工智能医学影像共同术语。国内目前还没有形成统一、完整的医学影像人工智能术语体系。

在人工智能医疗器械产品术语方面，国内医疗器械行业标准《人工智能医疗器械质量要求和评价 第 1 部分：术语》正在征求意见。这是我国人工智能医疗器械标准化工作的里程碑，可为我国人工智能医疗器械的质量评价提供统一的术语和定义，对产品进行安全有效评价的相关方法和指标进行规范，为质量评价工作提供依据。

此外，现有国内外术语数据库中医学影像人工智能强相关术语仍不完整，术语体系的不完整导致术语在运用方面存在以下两个问题：

1. 人工智能从业者与医生沟通成本高

目前，人工智能从业者与医生在术语的理解上有一定的差异，通常人工智能从业者偏向于使用人工智能方面的术语，医生偏向于使用医学影像方面的术语，两者的交集只是较小一部分，且这些术语都相对简单、容易理解，但表达能力有限。一些更加专业化的术语需要双方更具体和更深入的介绍与理解，导致沟通成本较高。因此，构建权威、全覆盖的医学影像人工智能术语文本将极大提高人工智能从业者与医生的沟通效率和理解程度。

2. 现有量化指标不能完全真实反映临床实践中医生的真实感受

目前的量化指标不能完全真实反映临床实践中医生的关注指标，如医生更关注阳性样本中的假阴性病灶，更关注阴性样本中的假阳性病例，即临床中的误诊和漏诊情况。人工智能模型优化的过程，是同时减少误诊和漏诊两类情况的过程。而人工智能模型的灵敏度和特异度、精确率和召回率等存在此消彼长的关系，通常需要同时报告多个指标来比较模型的好坏。因此，在现有医学影像人工智能领域术语的基础上，构建更加贴近临床需求的量化指标，才能够真实地评估人工智能在临床环境中的作用。

考虑到医学影像人工智能术语的规范化和系统化，我们需要从人工智能、医学影像、医学影像人工智能三个方面构建完备统一的术语体系，在影像、诊断、网络、数据、评价、安全等细分领域对术语表达进行全面规范，促进医学影像人工智能技术领域从国家政策到产品落地中各个环节专业化标准的构建。

（邹　娟　王珊珊）

附录　医学影像人工智能术语

（按拼音首字母排序）

A

安全性（security）：对数据进行保护，以防止其受到意外的或蓄意的存取、使用、修改、毁坏或泄密。安全性也涉及对患者隐私、元数据、通信及计算机安装的物理保护。

B

白盒（white box）：一个系统或部件，它的实现内容是已知的。

白盒测试（white box testing）：侧重于系统或部件内部机制的测试。类型包括分支测试、路径测试、语句测试。

半监督学习（semi-supervised learning）：一种学习策略，它是一种自行利用少量的具有标记信息的样本和大量没有标记的样本进行学习的框架。

标签（label）：也称为标注。如在医学影像分割中，即为分割标注。

C

参考标准（reference standard）：诊断和治疗过程建立的基准数值，用于评价算法。

参数（parameter）：在学习阶段算法计算的变量。

测试集（testing set）：用于验证算法性能的数据集。

测试阶段（test phase）：评估模型普遍适用性的阶段，使用与学习阶段所用数据不同的数据（尽管通常来自相同的数据集）。

超参数（hyperparameter）：算法中变量在学习前定义。

超级人工智能（artificial superintelligence）：是更进一步设想了计算机认知能力优于人类认知能力的世界。

D

单层网络（single-layered network）：仅有源结点及一个输出层，而没有隐层的分层网络。

递归神经网络（recurrent neural network）：一种能基于对序列信息的理解而计算输出的神经网络。网络能记住以前的状态，并将以前的状态作为输入反馈回去。

电子病历（electronic medical record）：电子医疗记录，或电子健康记录，是以数字格式系统化地收集病人和人群电子存储的健康信息。这些记录可以在不同的医疗保健设置之间共享。通过网络连接、企业范围的信息系统或其他信息网络交换共享记录。

对抗测试（adversarial test）：使用对抗性样本开展的测试。

对抗性样本（adversarial sample）：基于原始数据生成的、在数据特性或参数方面添加扰动的新样本。

多层网络（multilayered network）：至少有两层的分层网络。

多判读者多病例研究（multi-reader multi-case study）：通过判读人员和病例的某种交叉组合方式开展的判读者性能研究，可评估人工智能医疗器械的性能。

Dice 系数（Dice coefficient）：模型产生的目标窗口与参考标准窗口的交集的两倍除以两者之和。

F

反向传播网络（back-propagation network）：一种多层网络，它使用反向传播，以便学习期间的连接权调整。

反向传播（back propagation）：在多层网络中，从输出层朝向网络的输入逐层进行连接权调整的传播。

泛化能力（generalizability）：算法有效分析广泛样本的能力。

泛人工智能（artificial general intelligence）：与弱人工智能相对，也被称为超级智能，即人类水平的机器智能，代表机器能够像人类一样以智能的方式成功完成任何任务的能力。

分割标注（data segmentation annotation）：对医学影像数据进行分割分析，建立参考标准的过程。

分类标注（data classification annotation）：对医学影像数据进行分类分析，建立参考标准的过程。

分类模型（classification model）：一种可用于机器学习的数学模型，在离散情况下区分两种或多种类别。

封闭测试集（sequestered testing set）：在第三方实验室的监督下收集和认证，需经过授权访问的隔离数据集。

复现性（repeatness）：算法在不同条件下对同一样本分析结果的一致性。

F1 度量（F1-measure）：召回率与精确度的调和平均数。

G

感受野（receptive field）：在卷积神经网络中，感受野是卷积神经网络每一层输出的特征图上的像素点在输入图片上映射的区域大小。

个人健康数据（personal health data）：可用于个人身体状况监测、疾病预防和健康趋势分析的数据。如生物数据（基因等）、生理数据（血压、脉搏）、环境数据（空气）、心理状态数据、社交数据及就诊数据。

过拟合（overfitting）：指过于紧密或精确地匹配特定数据集，以致于无法良好地拟合其他数据或预测未来观察结果的现象。

H

黑盒（black box）：一个系统或部件，它的输入、输出和通用功能是已知的，但它的内容或实现是未知的或无关的。

黑盒测试（black-box testing）：忽略系统或部件的内部机制，只集中于响应所选择的输入和执行条件产生的输出的一种测试。

患者决策辅助系统（patient decision assistant system）：向患者提供辅助决策建议、由非医务人员使用的知识管理系统，结果仅供参考。

患者数据（patient data）：由医疗器械获取的包含患者疾病信息的数据。

J

机器学习（machine learning）：是计算机科学的一个领域，它建立计算模型，有能力从数据中"学习"，然后提供预测。

机器学习模型（machine learning model）：基于输入数据生成推理或预测的计算结构。

激活函数（activation function）：基于人工神经元输入值和当前连接权来计算人工神经元输出值的函数。

集成学习（ensemble learning）：集成学习通过构建多个个体学习器，然后再用某种策略将它们结合起来，产生一个有较好效果的强学习器来完成任务。

计算机辅助（computer-aided）：使用计算机完成部分工作的技术或过程。

计算机辅助医学分诊系统（computer-aided triage system）：自动分析医学数据、给出初始解释和鉴别分类、辅助医务人员确定患者优先级和（或）就诊科室的计算系统。

计算机辅助医学识别系统（computer-aided detection system）：具备模式识别、数据分析能力，通过识别、标记、强调或其他方式直接提醒医务人员注意医学影像或医疗器械数据的可能异常情况的计算系统。

计算机辅助医学诊断系统（computer-aided diagnosis system）：通过人的症状或迹象判断疾病或生理状态、辅助医务人员进行决策的计算系统。

计算机视觉（computer vision）：功能单元获取、处理和解释可视数据的能力。

假阳性（false positive）：被算法判为阳性样本的阴性样本。

假阴性（false negative）：被算法判为阴性样本的阳性样本。

监督学习（supervised learning）：一种学习策略，根据输入数据和相应的标签训练模型。监督机器学习类似于学生通过学习一系列问题和相应答案学习一门课程。在掌握了问题和答案之间的映射之后，学生就可以对同一主题的新问题提供答案。

交并比（intersection over union）：模型产生的目标窗口与参考标准窗口交叠的程度。

金标准（gold standard）：临床诊断和治疗可依据的最佳测试结果。

精确度（precision）：真阳性样本占被算法判为阳性样本的全体样本的比例。

精确度 - 召回率曲线（precision-recall curve）：由算法在一组阈值设定下对于给定的测试集得出的一组召回率为纵轴、精确度为横轴构造的曲线。

聚类（clustering）：一种统计分析方法，将集合中类似的物理或抽象对象组成多个类。在机器学习领域可用于对缺少先验知识的样本进行无监督式学习。

卷积神经网络（convolutional neural network）：一类包含卷积计算且具有深度结构的前馈神经网络，由一个或多个卷积层组成，对数据中的局部特征进行卷积操作。

决策树（decision tree）：一种统计分类模型，通过一系列决策函数形成多层分类器，实现将某个样本判别为一个类别的过程。

Jaccard 系数（Jaccard coefficient）：模型产生的目标窗口与参考标准窗口的交集除以两者的并集。

K

可达性（accessibility）：组成数据集的各部分便于选择使用或维护的程度。

可用性（availability）：数据集在投入使用时可操作或可访问的程度。

Kappa 系数（Kappa coefficient）：用于一致性检验的指标。

L

离群值（outlier）：在一份数据中，与其他观察值具有明显不同特征的那些观察值。

连贯性（consistency）：算法在相同条件下对同一样本分析结果的一致性。

联邦学习（federated machine learning）：一种多方协同建立模型的机器学习框架，各个数据源方进行数据预处理，共同建立其学习模型，并将输出结果反馈给用户。

临床决策支持系统（clinical decision support system）：根据临床知识、两名及以上的患者数据产生辅助决策建议，由医务人员使用的计算机应用系统。

灵敏度（sensitivity）：真阳性样本占全部阳性样本的比例。

鲁棒性（robustness）：算法对特性或参数扰动的不敏感性。

M

模式识别（pattern recognition）：通过功能单元对某一对象物理或抽象的模式以及结构和配置的辨别。

模型（model）：模型是指已计算的函数（包含每个参数的权重）。应区别于算法。

P

判读者性能测试（reader performance testing）：通过比对判读者在独立工作和结合模型工作两种状态下判读数据的结果，评估人工智能医疗器械的性能。

批（量）训练（batch training）：一种训练，仅在一个（训）期之后，才对连接权进行调整。

批归一化（batch normalization）：一种数据被设置为均值为 0 的数据预处理步骤，通常将标准差设置为 1。

平均精确度（average precision）：精确度-召回率曲线下的积分面积。

平均精确度均值（mean average precision）：在多目标检测问题上，算法对于各类目标的平均精确度的平均值。

Q

迁移学习（transfer learning）：一种机器学习方法，可将源任务域学习得到的知识/模型迁移到目标任务域，通常知识的迁移通过预训练模型来实现。

前馈神经网络（feedforward neural network）：是一种节点间的连接不形成循环的人工神经网络。前馈神经网络有输入层、隐藏层和输出层，信息总是从输入层向输出层方向传播，没有反向传播。

前向传播（forward propagation）：在多层网络中，从输入层朝向网络的输出逐层进行连接权调整的传播。

欠拟合（underfitting）：当统计模型不能充分捕捉数据的底层结构时，会出现拟合不足。

权重（weights）：神经网络中节点之间的连接强度（系数）。

全卷积网络（fully convolutional network）：第一个用于语义分割的卷积神经网络。它是端到端、像素到像素的训练，输入可以是任意大小。通过密集前馈计算和反向传播，在整幅图像上同时进行学习和推理。

全连接网络（fully connected network）：一种非分层网络，其中每个人工神经元都连接到全部其他人工神经元上，或为分层网络，其中在层中的每个人工神经元连接到相邻前向层中全部神经元上。

缺失值（missing value）：粗糙数据中由于缺少信息而造成的数据的聚类、分组、删失或截断。

R

人工神经网络（artificial neural network）：机器学习中的一种计算模型，是一种受哺乳动物大脑生物结构和功能启发的模型。模型包括多个人工神经元，通过构建彼此之间的联系来传递信息，能从给定数据中逐步"学习"任务。

人工智能（artificial intelligence）：表现出与人类智能（如推理和学习）相关的各种功能的功能单元的能力。

人工智能系统公平性（AI system fairness）：人工智能系统做出不涉及喜好和偏袒决策的性质。

人工智能系统可解释性（AI system explainability）：人工智能系统对影响决策的重要因素均能以人能理解的方式表达的性质。

人工智能系统可追溯性（AI system traceability）：对于人工智能系统，在整个生存周期，利益相关方应确保对需要考虑的重要事项均存档在案，帮助全面了解本系统的产出如何导出。重要事项包括：数据来源，数据源确认，所实现的过程与决策等。

人工智能系统透明性（AI system transparency）：人工智能系统开放、综合、可访问及信息表示可清晰理解的性质。

人工智能医疗器械（artificial intelligence medical device）：采用人工智能技术实现预期用途的医疗器械。此处应明确为基于深度学习技术的医疗器械。

软件可靠性（software reliability）：在规定的条件下和规定的时间内，软件执行所要求功能的能力。

软件质量（software quality）：软件产品中能满足规定需求的性质和特性的总体。

软件质量保证（software quality assurance）：为使某项目或产品符合已建立的技术需求，能提供足够的置信度，而必须采取的有计划和有系统的全部活动的模式。

弱监督学习（weakly supervised learning）：一种学习策略，通过使用有噪声、有限和不精确的外部信息源进行机器学习。该方法减少了对标注数据质量和数量的要求。

弱人工智能（artificial narrow intelligence）：代表了目前大多数人工智能系统，通常专注于某一特定任务。与强人工智能的定义相反，后者的目标是提供一个具有意识或解决任何问题的能力的系统。

S

深度神经网络（deep neural network）：多层神经网络结构，通常有5～100层。只有几层的网络称为浅网络。

深度学习（deep learning）：机器学习的一个子领域，其动机在于建立、模拟人脑进行分析学习的神经网络，它通过模仿人脑的机制来解释数据，例如图像、声音和文本。

生成式对抗网络（generative adversarial network）：一种深度学习模型，由生成模型和判别模型的互相博弈、学习产生好的输出。

输出层（output layer）：把信号送给外部系统的人工神经元层。

输入层（input layer）：一种从外部源接收信号的人工神经元层。

数据标注（data annotation）：对数据进行分析，建立参考标准的过程。

数据改进（data refinement）：用于将抽象数据模型转化为可实现的数据结构（如数组）。

数据集（data set）：具有一定主题，可以标识并可被计算机化处理的数据集合。

数据集成（data integration）：对不同资源中的数据进行组合，并以统一的视图提供给用户的过程。

数据集偏倚（dataset bias）：数据集在统计意义上偏离预期用途的程度。

数据集质量（dataset quality）：在指定条件下使用时，数据集的特性满足明确的和隐含的要求的程度。

数据清洗（data cleaning）：发现和纠正病人数据中可识别错误的过程，包括数据格式、数据质量、重复数据等。

数据生存周期（data life cycle）：数据获取、存储、整合、分析、应用、呈现、归档和销毁等各种生存形态演变的过程。

数据特征层次（data characteristic hierarchy）：从不同粗细粒度表征数据特征的数据层次结构。

数据提取（data extraction）：从数据资源中检索数据，以进行下一步数据处理或数据存储的行为或过程。

数据脱敏（data masking）：对敏感信息通过脱敏规则进行数据的变形，实现敏感隐私数据的可靠保护。

数据质量（data quality）：在指定条件下使用时，数据特性满足明确的和隐含的要求的程度。

数据质量特性（data quality characteristic）：对数据质量有影响的数据质量属性的类别。

数据治理（data governance）：数据资源及其应用过程中相关管控活动、绩效和风险管理的集合。

T

特征（features）：被观测现象的一种独特的可测量的属性或特性。

特异性（specificity）：真阴性样本占全体阴性样本的比例。

梯度下降（gradient descent）：一种寻找最小值（如误差）的快速优化方法，在局部位置计算梯度，每次在向下的方向向下走一步，重复这个步骤能够最快、最有效地下降到最小值。

推理（inference）：从已知前提导出结论的方法。在人工智能领域，前提是事实或规则。

W

完整性（integrity）：保护数据准确性和完备性的性质。

无监督学习（unsupervised learning）：一种学习策略，它在于观察、分析不同的实体，确定某些子集能分组到一定的类别里。无监督学习不需要通过来自外部知识源的反馈，对获得的结果进行。

误差反向传播（error backpropagation）：在训练过程中，通过最小化输出误差来调整神经网络中的权值。

X

响应时间（response time）：在给定的测试环境下，对给定的数据样本进行运算并获得结果所需的平均时间。

性能（performance）：系统或部件在给定的约束条件下实现制定功能的程度。

性能测试（performance testing）：评价系统或部件与规定的性能需求的依从性的测试行为。

性能评价（performance evaluation）：为确定运行目标达到了何种有效程度而对系统或系统部件的技术评价。

学习阶段（learning phase）：根据专用数据计算模型参数的阶段。

学习率（learning rate）：一种形容训练模型的梯度下降程度的标量。在每次迭代中，梯度下降算法是将学习率乘以梯度，得到的乘积称为梯度步长。学习率是一个重要的超参数。

训练（training）：基于机器学习算法，利用训练数据，建立或改进机器学习模型参数的过程。

训练集（training set）：用于模型训练的数据集。

Y

验证集（validation set）：用于算法调优的数据集。

阳性样本（positive sample）：临床诊断或治疗的目标样本。

阳性预测值（positive prediction value）：真阳性样本占全体被判为阳性样本的样本比例。

一致性（consistency）：数据集的各部分之间一致、标准化、无矛盾的程度。

医学人工智能系统生命周期模型（AI system lifecycle model）：医学人工智能系统从起始到退役的整个演进过程的框架。包括起始，设计与开发，验证与确认，部署，运维与监控，再评价直至退役。

医学人工智能边缘云服务（AI edge cloud service）：通过云计算已定义的接口，部署在人工智能边缘计算设施上的、满足医学行业独特需求的一种或多种人工智能能力。

医学人工智能算法服务（AI algorithm service）：满足医学诉求的人工智能算法在推理部署后的运行态。算法服务接受用户的应用请求，对输入数据进行处理，并返回处理结果。

医学人工智能云服务（AI cloud service）：通过云计算已定义的接口提供的、满足医学行业独特需求的一种或多种人工智能能力。

医学图像成像加速（medical imaging acceleration）：一种医学图像成像技术，通过超分辨率重建、低剂量重建等加速算法提高各种医学成像设备的成像速度。

医学图像处理（medical image processing）：一种对医学图像进行图像处理的方法，包括图像重建、图像增强、图像识别、图像分割、图像配准、图像可视化等。

医学图像分割（medical image segmentation）：一种医学图像处理方法，根据临床治疗或研究需求把医学图像分成若干个特定的、具有独特性质的区域，并提取出图像中包括器官、病灶等感兴趣目标的技术和过程。

医学图像分类（medical image classification）：一种医学图像处理方法，根据医学图像信息中所反映的不同特征，对不同类别的医学图像进行分类。

医学图像模态转换（medical imaging modality transformation）：一种医学图像处理方法，从一种影像模态转换到另一种影像模态。

医学图像目标检测（medical object detection）：一种医学图像处理方法，从医学图像中找出包括病灶、器官、组织等感兴趣目标，并确定其位置和类别。

医学图像配准（medical image registration）：一种医学图像处理方法，将不同时间、空间、模态采集的医学图像通过算法映射到另一个坐标系的过程。

医学图像去噪（medical image denoising）：一种医学图像处理方法，从医学图像中减少噪声的过程。

医学图像预处理（medical image preprocessing）：医学图像质量的好坏直接影响算法的设计和效果的精度，在图像分析之前需进行预处理。图像预处理主要是消除图像中无关的信息，恢复有用的真实信息，增强有关信息的可检测性。

医学图像重建（medical image reconstruction）：一种医学图像处理方法，原始扫描数据经计算机采用特定的算法处理，得到能用于诊断的图像。

阴性样本（negative sample）：除阳性样本以外的样本。

阴性预测值（negative prediction value）：真阴性样本占全体被判为阴性样本的样本比例。

隐层（hidden layer）：不直接和外部系统通信的人工神经元层。

元学习（meta learning）：让机器学会如何学习。

Z

召回率（recall）：真阳性样本占全体阳性样本的比例。

真值（ground truth）：可用金标准验证的参考标准。

真阳性（true positive）：被算法判为阳性样本的阳性样本。

真阴性（true negative）：被算法判为阴性样本的阴性样本。

支持向量机（support vector machine）：一种用于数据分类和回归分析的监督机器学习模型，可对特征空间中不同类别的点之间的间隙宽度进行优化。

智能医学设备（intelligent device）：基于人工智能技术，能够自动运行或者半自动（交互式）运行的医学设备。

智能硬件（smart device）：能够自主运行和交互式运行、通常能够与其他设备互联互通的电子产品。

主动学习（active learning）：通过查询算法挑选最有用的数据样本，进行人工标注，然后用于学习的模型学习策略。

专家系统（expert system）：一种基于知识的系统，根据由人类专家经验开发出的知识库进行推理，来解决某一特定领域或应用范围中的问题。

准确率（accuracy）：对于给定的测试数据集，分类器正确分类的样本数与总样本数之比。

自监督学习（self-supervised learning）：一种学习策略，通过基于数据本身设计和建立的各种标记信息来对数据本身的特征、特性进行训练学习，进而将学习到的数据特征网络作为主干网络迁移到对目标任务的训练学习中。

自由受试者响应曲线（free receiving operating characteristics curve）：由算法在一组阈值设定下对于给定的测试集得出的召回率为纵轴，单个病例平均假阳性样本数量为横轴构造的曲线。

参 考 文 献

[1] 张榕. 从术语知识发现视角看术语科学定名的重要性. 中国科技术语，2015，17（3）：14-17.

[2] McCarthy J，Minsky ML，Rochester N，et al. A proposal for the dartmouth summer research project on artificial intelligence. AI Magazine，2006，27：12.

[3] Tang A，Tam R，Cadrin-Chênevert A，et al. Canadian Association of Radiologists white paper on artificial intelligence in radiology. Canadian Association of Radiologists Journal，2018，69（2）：120-135.

[4] 周志华. 机器学习. 北京：清华大学出版社，2016.

[5] SFR-IA Group，CERF，French Radiology Community. Artificial intelligence and medical imaging 2018：French Radiology Community white paper. Diagnostic and Interventional Imaging，2018，99（11）：727-742.

[6] 中华人民共和国国家质量监督检验检疫总局 中国国家标准化管理委员会. GB/T 5271.34-2006，信息技术词汇 第34部分：人工智能神经网络. 2006.

[7] 中华人民共和国国家质量监督检验检疫总局 中国国家标准化管理委员会. GB/T 5271.31-2006，信息技术词汇 第31部分：人工智能机器学习. 2006.

[8] European Society of Radiology. The new EU General Data Protection Regulation：What the radiologist should know. Insights Into Imaging，2017，8（3）：295-299.

[9] Ranschaert，Erik R，Sergey Morozov，et al. Artificial Intelligence in Medical Imaging：Opportunities，Applications and Risks. Switzerland：Springer，2019.

第三章

医学影像人工智能研究现状：算法

第一节 影像组学的研究进展

一、影像组学算法

（一）传统影像组学算法

医学影像作为一种无创的诊断方法，已被广泛应用于各类疾病辅助诊断中。目前影像诊断通常由影像科医生凭借主观经验，根据病灶的大小、形态、位置、密度等定性征象给出，但是这些定性征象数量有限，难以完整反映患者疾病的影像特征。同时，影像中仍有许多揭示疾病特征的有效信息没有得到利用。随着人工智能的发展以及医学影像数据的增加，医学影像分析相关研究数量呈现增长趋势。

影像组学（Radiomics）技术是一种新的医学影像分析方法，最早由 Lambin 等于 2012 年提出，旨在从影像中提取大量的特征进行分析。Kumar 等对这一概念进行了扩充，定义为高通量地从CT、正电子发射体层摄影（PET）和 MRI 中提取并分析大量定量的医学影像特征。2014 年 Aerts 等通过研究肺癌和头颈癌患者的 CT 影像，发现大量的影像组学特征在肿瘤的预后预测方面表现良好，其中一些有意义的影像组学特征以前未被认识，这为以低成本改善癌症治疗的决策支持提供了新的机会，并引起了学术界的广泛关注。影像组学技术的不断发展，为医学影像辅助诊疗和疾病风险预测、预后评估带来了新的机遇，通过从不同模态的医学影像定量地提取具有代表性的影像特征，将医学影像转化为可挖掘的数字信息，利用算法进行分析处理，并将其与临床特征进行对比、分析、建模，从而实现病变诊断和预后预测等。

传统影像组学研究的一般流程如图 3-1 所示：使用人工勾画或计算机分割算法对影像中的病灶进行分割；再通过特定的算法定量提取影像组学特征；借助机器学习或统计学方法对提取的影像组学特征进行特征筛选；然后用最终选择出的特征构建影像组学模型。同时，还可以对影像组学特征和临床分析结果进行比较和相关性分析。将具有显著差异的临床变量与影像组学特征融合，建立融合模型。最后使用统一的评价体系验证模型的性能，确定该模型的临床应用价值[1]，从而达到更好地利用医学影像辅助临床医生进行疾病诊断和预后预测的目的。

（二）基于深度学习的影像组学算法

深度学习是近年来机器学习领域蓬勃发展的一个方向，可以从数据中自动学习深度特征，广泛应用于各个领域。基于深度学习的影像组学算法通常使用不同的深度学习模型，如深度卷积神经网络或自编码器，从医学图像中提取深度特征，提取出的特征可以与传统影像学特征等其他特征结合，输入到深度网络的其他部分或者传统分类器进行分析和决策。与基于定义特征的传统影像组学算法

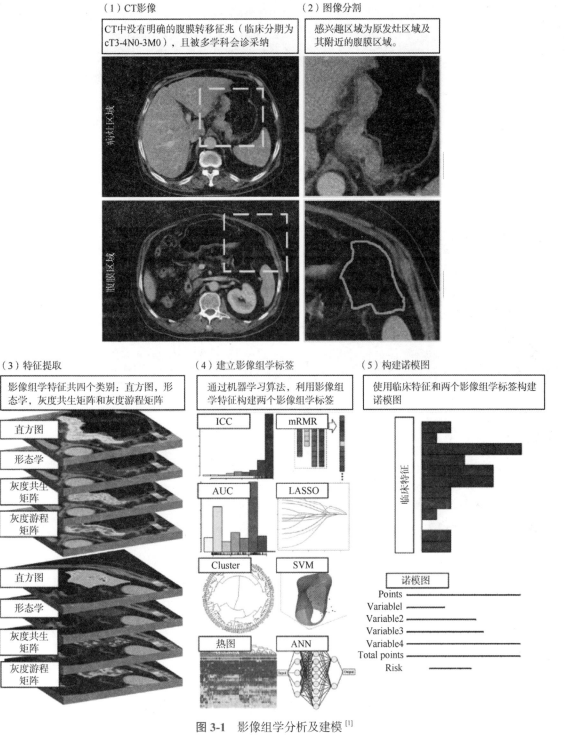

图 3-1　影像组学分析及建模 [1]

ICC，组内相关系数检验；Cluster，聚类；mRMR，最大相关最小冗余；AUC，曲线下面积；LASSO，最小绝对收缩与选择；
SVM，支持向量机；ANN，人工神经网络

相比，基于深度学习的影像组学算法的一大优势是不依赖于先验知识，可以完全自动地从图像中学习特征。此外，基于深度学习的影像组学算法可以合并感兴趣区域（ROI）分割和特征提取步骤，显著降低人工成本 [2]。

Dong 等提出了预测局部进展期胃癌淋巴结转移的深度学习影像组学方法 [3]，图 3-2 是建立深度学习影像诺模图的流程。首先通过肿瘤 ROI 分割，然后使用在 ImageNet 上预训练的深度卷积神经网络从 CT 图像中提取深度学习影像组学特征，同时与传统的影像组学特征相结合，最后通过特征选择，构建基于深度学习特征和影像组学特征的诺模图。实验结果显示，基于深度学习构建的影像

诺模图是局部进展期胃癌淋巴结转移的有效预测指标，能为患者治疗提供术前基本信息。Kumar 等提出了基于深度学习的肺癌检测影像组学新方法[4]，该方法使用一个三层的卷积神经网络从肺结节中提取出深度学习特征，在 LIDC-IDRI 数据集上的实验结果显示，基于卷积神经网络的影像组学方法也可以捕获特异性的肿瘤特征，且该方法的诊断性能优于基于预定义特征的传统影像组学方法。Chang 等将深度学习算法应用在术前 MRI 图像[5]，基于图像信息直接预测神经胶质瘤 *IDH* 突变状态，使用残差神经网络从术前 MRI 图像中提取深度特征，将网络输出与年龄信息结合，构建 Logistic 回归模型，在测试组上获得了 AUC 等于 0.95 的表现。通过基于深度学习的影像组学方法预测 *IDH* 变异，避免了组织活检对患者的伤害，实现了无创生物学诊断，能够指导患者疾病早期的治疗决策，且相比之前的方法在性能上具有更好的表现。

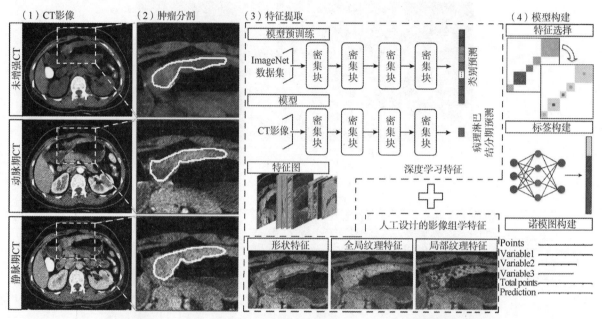

图 3-2　针对局部进展期胃癌患者分期的深度学习影像诺模图构建流程[3]

　　相比传统影像组学方法，基于深度学习的影像组学算法可以克服特征工程方法的一些限制，是一种低成本、高效和高鲁棒性的方法。但当前的深度学习算法还有很多局限，例如，深度学习模型的学习过程是全自动的，研究人员和医生无法理解模型的学习过程和学习出的特征含义，因此深度学习模型的可解释性不佳；同时，医学影像的数据标注和收集较为困难，医学影像数据集通常规模较小，而深度学习模型通常需要大规模的数据集来训练。

二、影像组学在疾病诊疗中的应用

（一）肿瘤筛查

　　在肿瘤学研究中，如何提高患者早期肿瘤筛查结果的准确性是一个巨大的难题。一项有关美国肺癌筛查试验（National Lung Cancer Screening Trial，NLST）的研究指出，虽然医生能够使用低剂量 CT 来提高患者的存活率，但是由于医生对影像结果的判断阈值过于激进，使得大量假阳性患者接受了过度治疗[6]，许多研究表明使用计算机辅助诊断系统结合 CT 数据可以提高检测和诊断的整体性能。例如，一项基于影像组学技术的研究使用 NLST 影像数据，能够较好地预测结节是否会在 1 年或 2 年后发生癌变，准确率分别高达 80% 和 79%[7]。另一项使用 LIDC-IDRI 数据库的 CT 影像数据的研究发现，利用影像组学和深度学习技术，研究人员开发出的卷积神经网络模型能够将判断恶性肺结节的准确率、灵敏度及特异度均提升至75%以上[4]。这些模型结果能够提高现有临床筛查方法的效能，帮助医生更准确地判断患者的疾病情况。

（二）肿瘤鉴别和辅助诊断

准确判断患者的肿瘤类型及个体化的诊断在指导临床治疗中也同样重要。虽然已有一些影像系统能够提供某些少量参数，有助于鉴别诊断，但是由于标准不统一及参数的多样性，目前还无法广泛使用这些定量参数。而影像组学能够根据数据表征算法自动提取大量图像特征，使用这些特征构建的模型在肿瘤鉴别和辅助诊断中有较好的预测效果。例如，一项有关浸润性肺腺癌鉴别的研究从CT影像中提取出的355个三维影像组学特征中筛选出2个特征构建影像组学标签[8]，这个标签值对侵袭性肺腺癌和非侵袭性病变有很好的鉴别能力，并且在训练集、内部验证及两个外部验证集中都能够达到80%以上的准确率。一项有关前列腺癌的研究表明[9]，从MRI影像中提取出的40个一阶统计特征所构建的影像组学模型能够准确区分前列腺癌区域和正常过渡区（AUC=0.955），并且效果显著优于已有的PI-RADS系统，将影像组学模型和PI-RADS系统融合后，还能显著提高前列腺癌区域和正常外周区的区分能力（AUC=0.983）。这些研究的结果表明，影像组学有潜力提升传统肿瘤鉴别及辅助诊断方法，实现个体化的精确诊断。

（三）肿瘤分期

癌症患者的治疗策略制订往往受肿瘤分期的影响，准确的肿瘤分期能够帮助医生针对不同患者制订不同的治疗方案，发展个体化精准诊疗，在转移前尽早根除肿瘤。Dong等通过评估微血管状态进行前哨淋巴结转移状态检测[10]，该研究首先提取出了MRI影像中的10 966个影像组学特征，再使用多种特征筛选方法筛选出其中25个特征，建立了多个影像组学模型，并且使用了模型融合手段提高模型效能，其中T_2-FS和DWI的联合模型能够准确地、非侵入性地判断前哨淋巴结转移，AUC达到0.805，灵敏度、特异度也能够达到0.700和0.747。Wei等研究发现[11]，使用PET/CT影像数据，能够准确判断宫颈癌国际妇产科联盟（FIGO）分期（AUC > 0.850），构建的影像组学模型效果与许多传统判断方法相比都更具有竞争性。这些结果表明，基于影像组学特征的模型可以对患者的肿瘤进展进行分期，减少了现有临床侵入性检测带来的潜在危害，并可提高判断的准确率。

（四）指导治疗

胃癌是全世界常见的恶性癌种之一，在我国尤为常见，其发病率和死亡率都位居前列。在胃癌患者中，大约一半以上的患者死于腹膜转移。因此，对胃癌患者进行早期的腹膜转移预测有很大的临床价值。Dong等开展了多中心研究[1]，研究者们先建立个性化预测模型，然后通过临床评估方法（决策曲线）对患者进行建模分析。研究数据表明，基于影像组学诺模图做出的治疗决策，患者的获益是最大的。预测模型可有效帮助患者降低被过度治疗的风险，提高医生决策的可靠性。

鼻咽癌是我国特色性癌种，南部地区高发。由于鼻咽癌患者就诊时大多数为晚期，需要采取化疗的方式来改善预后。然而，接受诱导化疗的患者后期会有毒副反应，且患者对治疗的敏感性表现出较大差异。针对目前存在的挑战性问题，Dong等以MR为研究对象[12]，通过寻找一种有效的非侵入式标志物来进行治疗疗效相关性分析。该研究为诱导治疗方式提供了可行性引导，对于标志物值较高的患者，建议采取诱导化疗方式改善预后；对于标志物值较低的患者，建议只接受同期放化疗来改善病情。

乙型肝炎仍为我国乃至世界感染率较高的疾病。在乙型肝炎中，肝纤维化是一种常见的进行性病症，而对肝纤维化患者的分期进行准确评估可以有效改善患者的预后。基于以上挑战性问题，Wang 等开展了一项基于弹性超声影像组学的肝纤维化分期的多中心和前瞻性研究[13]，通过构建基于深度学习的影像组学模型（Deep Learning Radiomics of Elastography，DLRE）对诊断肝纤维化的分期进行预测。研究结果表明，DLRE 模型的诊断效能优于临床常用的方法，同时也证明了影像组学模型对肝纤维化分期预测的可靠性。总之，该研究通过实验展示了超声影像组学在肝纤维化分期预测上的应用效果，说明 DLRE 模型在临床上具有很好的应用前景。

（五）预后分析

随着图像分析技术的发展，通过建立预后模型进行预后分析，可为个性化治疗方法提供参考。目前较受关注的热点就是生存期预测。对于预后分析，主要依据美国癌症联合委员会不断更新的临床肿瘤分期指南，即 TNM 分期系统[14]。TNM 分期系统主要由美国癌症联合委员会（American Joint Committee on Cancer，AJCC）和国际抗癌联盟（Union for International Cancer Control，UICC）制定[15]，该指南已经成为临床医生和医学科学工作者对患者进行改善预后治疗的主要参考标准。美国癌症联合委员会指出，为了改善个性化治疗方案，应该采用机器学习方法建立模型来辅助决策。Li 等收集 181 例患者信息[16]，然后对患者的 CT 影像进行精准分割，并进行特征提取，最后通过建立风险比例预测模型来建立影像标签，有效实现了患者预后差异的分组。为了有效提高预后分析的智能性和方便性，Zhang 等通过深度学习方法，建立了基于分割图像的端到端的预测模型，实现了患者生存风险的预测[17]。

（六）疾病进展

目前，准确的术前早期疾病进展评估可有效改善患者预后，在临床应用中具有重要意义。基于此，很多研究聚焦在基于影像组学方法的疾病复发和进展预测分析。Zhang 等为了验证影像组学方法是否可以对胃癌患者进行早期复发的术前预测，收集了 669 例患者的资料进行建模分析[18]。结果证实，基于影像组学方法的模型可以有效对晚期患者进行复发预测，模型预测结果和临床危险因素相融合，可以提高预测准确率。在将来，该工具可能被开发成为指导个性化治疗的潜在工具。

随着影像分析技术的不断发展，越来越多的研究尝试采用基于机器学习的模型来辅助常见疾病的治疗，其中影像组学方法最为突出。上述研究均表明，影像组学方法可通过定量分析发掘有用信息，从而实现对疾病诊断、预后、复发和转移的分析，体现出临床价值，有望成为一种辅助治疗决策的新型工具。

（赵　洵　操润楠）

第二节　深度学习技术的研究进展

一、深度学习算法

2012 年，AlexNet 在 ImageNet 图像分类竞赛中取得显著成绩，随后深度学习被广泛应用于诸多领域[19]，尤其是图像处理领域。深度学习在图像分割、目标检测、图像分类、图像生成等众多应用场景中取得了很好的效果，较传统的机器学习算法表现出明显的优势。由于深度学习端到端的设计特性和计算框架的出现，其实现难度更小，在开发结构化和应用转化方面也变得更为容易，使得更多的研发者转向深度学习算法的研发。在图像分析方面，卷积神经网络（Convolutional Neural Network，CNN）是最常用的深度学习算法，同时也产生了各种改进结构。最初的 CNN 如 LeNet、AlexNet 均采用经典的卷积、池化堆叠的网络结构。随着研究的不断进步，CNN 在网络拓扑结构和运算单元上均有了新的变化，且呈现出多模型、多模块结合的趋势。

（一）图像分割

随着成像技术的发展，不论在自然图像还是医学影像中，图像分析都越来越普及且发挥着重要作用。例如，自然图像中的语义分割、医学影像中的病灶分割，从图像中自动分割出感兴趣的目标可极大地减少人工劳动，并提供客观统一的分割结果。最早，基于深度学习的图像分割算法将图像分割问题转化为对图像中每一个像素点的分类问题，通过对图像中的每一个像素点选取一个邻域块进行分类来决定每一个像素点是否属于感兴趣的目标。2015 年，全卷积神经网络（Fully Convolutional Neural Network，FCN）的出现极大地提升了图像分割算法的效率[20]。FCN 通过编码器对输入图像进行卷积和池化，以实现特征提取和降维，对特征图进行上采样和反卷积，最终得到分割结果。在全卷积网络的架构下，得益于新的连接结构和运算层的提出，很多新兴的分割网络表现出了更好的性能。例如，DeepLab 系列的分割算法通过加入空洞卷积层扩大了卷积运算的感受野[21]；基于特征金字塔网络（Feature Pyramid Network，FPN）的结构则更好地考虑了对不同尺寸物体的分割[22]。

（二）目标检测

自然图像和医学影像分析都需要从图像中自动找出感兴趣区域的位置，即目标检测问题。最初，研究者提出了 R-CNN 算法，通过 CNN 对图像进行特征提取，然后构建分类器以滑动窗口的形式对图像中的区域进行分类，以实现目标检测。Fast-RCNN 算法对 R-CNN 算法进行了改进，可直接对图像中的候选区域进行分类和检测框的精确回归，实现了端到端的目标检测，速度也得到了提升。由于检测目标的形状、大小差异可能较大，Faster-RCNN、Mask-RCNN 等算法采用 Anchor 机制对每一个像素点产生不同尺寸的候选框，进一步提升了对大小差异较大的目标的检测精度。Faster-RCNN 系列算法为两阶段目标检测算法，先产生候选区域，再对候选区域进行分类和检测框回归，这种方式精度较高，但运行速度较慢[23]。因此，SSD、YOLO 等单阶段的目标检测算法应运而生[24, 25]。后来，RetinaNet 等网络使用特征金字塔和新的损失函数 Focal Loss，使不同尺寸和类别不均衡的目标检测精度进一步得到了提升[26]。

（三）图像分类

最初的 CNN 使用卷积和池化堆叠的方式进行图像分类。VGG 的出现表明更小的卷积核和更深的网络对图像分类任务效果更好；Inception 网络则表明通过对不同大小卷积核进行组合可以达到较好的效果。深层网络在训练时容易出现梯度消失的问题，导致浅层的卷积层难以训练，Residual Net 通过残差学习的方式使梯度可以沿着跳层的连接更快地到达输入端，使深层网络得到更好的训练。与 Residual Net 类似，DenseNet 也设计了更多的跳跨层连接，将每一个卷积层都与其前面的卷积层相连，通过密集的跨层连接的方式优化梯度的流动。近年来，引入了注意力机制，在图像分类、分割和目标检测等多个领域都取得了较好的效果。注意力机制通过自适应学习权重的方式对数据或者特征图中不同空间位置进行加权，达到聚焦于某些空间位置的效果。例如，SENet 对特征图的不同通道进行动态加权[27]。

二、深度学习在医学影像中的应用进展

（一）器官或病灶分割

在医学影像分析任务中，通常需要从 CT、MR 等影像中将病灶区域分割出来，再对病灶的大小、形状等形态学和纹理特征进行分析。由于医学影像的数据量比自然图像小很多，直接使用自然图像中的深度学习算法进行医学图像分析很可能导致模型过拟合。在很多医学影像分析任务中，无标签数据相对较容易获取，因此针对医学影像数据的特点，通过弱监督 / 半监督学习方式，充分利用无标签数据的信息，可提升病灶分割模型的泛化性能。

在基于 MR 影像的心脏图像分割问题中，为了充分利用无标签的影像信息，Bai 等利用自监督学习的方式在少量有标签数据集中对模型进行训练[28]，然后利用训练好的模型对无标签数据进行判别，对于预测置信度很高的无标签样本，将预测的标签赋予该样本，从而产生新的有标签样本，并将其加入训练集进一步训练模型，并重复该过程多次，以逐渐纳入更多的无标签数据进行训练。

在多模态的医学影像数据分割中，可能只有一些模态的影像有标注，而另一些模态的影像无标注，如何利用相似的有标签数据集进行辅助训练也是医学影像分割任务中较受关注的研究方向。在多模态的心脏结构分割任务中，Chen 等利用循环生成对抗网络（Cycle-GAN），根据有标注模态的分割结果生成无标注模态的分割结果[29]，并通过多个损失函数约束的方式，实现了跨模态（CT-MR）的病灶分割。针对内镜图像的病灶分割问题，Dong 等则对不同疾病的内镜图像之间可迁移的特征进行了学习[30]，筛选出在不同疾病的内镜图像中可以进行迁移的特征，并结合注意力机制，实现了在无标签数据集上的病灶分割。

（二）辅助诊断

最近的医学影像分析研究中，很多研究倾向于研发临床可用的深度学习辅助诊断系统，以加速深度学习在临床的实际应用。由 Google 发起的皮肤癌诊断系统，借助 GoogleNet 进行迁移学习，使用约 12 万张皮肤癌的影像图进行模型训练和验证，诊断精度达到专家水平[31]；针对糖尿病视网膜病变的诊断，Gulshan 等在超过 12 万张糖尿病视网膜病变患者的眼底图像上建立了深度学习模型[32]，该模型的诊断精度超过专家水平，为糖尿病视网膜病变的自动化诊断提供了可能；针对视网膜光学相干断层扫描（OCT）图像筛查致盲性视网膜疾病的任务中，研究者通过迁移学习的方式实现了全自动的筛查，准确率可达 95% 以上[33]；在超声影像分析方面，Li 等利用 1.7 万余名患者的甲状腺超声影像训练深度学习模型[34]，分析结果发现该模型识别甲状腺癌的灵敏度和特异度可以媲美 6 位经验丰富的影像专家，该系统有望减少甲状腺癌诊断过程中不必要的穿刺活检。

（三）预后分析

在治疗前对患者的预后进行分析可辅助治疗方案的选择，对于精准医疗非常重要。目前，通过影像手段进行肿瘤的疗效评估和预后预测，往往需要医生根据其主观的临床经验、病理切片及血检等详细的检测结果进行预判。既往的影像评估方法受医生主观影响大，预测结果无法量化且准确率低，而深度学习算法可提取到人眼所不能感知的量化特征，可在术前一定程度地反映病变组织的病理学信息，从而与预后进行关联，其对于实现个体化精准医疗具有重要的研究价值。例如，针对卵巢癌的术后复发预测，Wang 等通过自编码器的方式利用无标签的影像数据训练卷积自编码器[35]，使模型学习到可以重构图像的无监督特征，然后将训练好的编码器取出作为特征提取器，并对有标签数据进行特征提取，然后再构建经典的机器学习模型进行卵巢癌的复发预测。Peng 等利用深度学习网络提取了鼻咽癌 PET/CT 影像特征[36]，并构建预后分析模型，实现了对晚期鼻咽癌诱导化疗疗效的预测。该模型可将患者划分为高风险组和低风险组，高风险组患者可从诱导化疗中受益，而低风险组患者则获益较少。此外，深度学习模型的预后预测性能比目前使用的 TNM 分期和基于 EB 病毒 DNA 的生物标志物更好。在病理影像分析方面，Saillard 等针对肝细胞癌（HCC）的预后预测问题[37]，构建了全自动的深度学习分析系统。该方法首先结合注意力机制在全病理切片图像中找出有癌细胞的重要区域，然后将这些区域切割为小的图像块，进行预后分析建模，最终实现了对肝细胞癌总生存期的预测，并且深度学习模型比常用的临床模型效果更好。

（王　硕　朱永北）

第三节　人工智能在多模态影像 / 多组学大数据中的应用进展

一、人工智能在多模态影像数据中的应用进展

不同模态的医学影像由于成像和重建原理不同，着重显示不同的组织和器官。X 线、超声、CT、MRI、PET/CT 等多模态影像在临床诊疗中发挥着重要作用。多模态影像的互补信息不仅能使影像专家更加可靠地得出诊断结论，而且往往能够提升人工智能检测、诊断系统的性能。Zhang 等[38]提取并结合 MRI 和 CT 影像的组学特征，对 94 例直肠癌患者的淋巴血管侵犯情况进行了预测，该研究同样包含了肿瘤分割、特征提取、特征筛选和模型建立 4 个步骤（图 3-3）。模型展现出了优异的效果，在训练集上 AUC 达到 0.884，在测试集上 AUC 达到 0.876，证明了多模态（MRI/CT）影像组学模型巨大的术前预测、改善治疗决策的潜力。Nioche 等[39]开发了可以提取多模态（CT/MRI/PET）影像组学特征的工具，该工具证明利用多模态信息，可以有效加速肿瘤异质性表征的计算与分析，为社区提供了关于多模态影像分析的可靠方法学指导。Lucia 等[40]入组了 102 例局部晚期宫颈癌患者的 PET/CT 和 MRI 影像，并提取多模态影像组学特征，对患者的放化疗疗效进行预测。

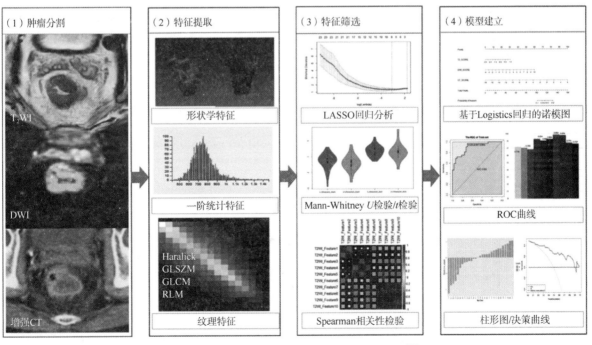

图 3-3　预测直肠癌脉管侵犯的影像组学方法[38]

结果显示，融合了弥散加权成像（DWI）-MRI 和 PET 的多模态影像组学特征是疗效的独立预测因子，准确率达到 94%，远远优于临床模型。众多成功的研究案例提示我们不可忽视对多模态信息的提取和利用。未来，如何更好地利用多模态影像信息，并恰当地处理模态缺失问题，是一个亟待研究探索的方向。

二、人工智能在多组学数据中的应用进展

基因组学、转录组学、表观基因组学及其组合的发展，使得不同的生物信息层能够被整合以预测肿瘤表型。因此，多组学（Multi-Omics）数据集成是精准医疗时代医学各领域（尤其是肿瘤学领域）的重大挑战之一。在临床研究中，影像组学不断发展，正成为一种有意义的工具，并被视为"多组学信息"的补充。在这种情况下，非侵入性成像技术对疾病诊断、治疗决策选择等的影响越来越大，其与下一代测序（NGS）工具的发展并行，通过将成像特征（影像学特征）组合到多组学生物学框架中，必将提供用于疾病表型研究的强大融合方法[41]。

Han 等[42] 收集了胶质母细胞瘤（GBM）患者的脑 MRI，并结合来自癌症基因组图谱（TCGA）的甲基化数据，通过双向卷积递归神经网络结构（CRNN）（图 3-4）预测这些患者 O^6- 甲基鸟嘌呤甲基转移酶（MGMT）调节区的甲基化状态[43]。该研究在验证集和测试集上的准确率分别为 67% 和 62%，表明 MRI 特征可以为现有的 GBM 分层和预后标志物提供补充。Zhu 等[43] 在 TCGA 的多组学分子数据和来自癌症影像档案库（TCIA）的 MRI 数据的基础上，开展了浸润性乳腺癌的综合影像基因组学研究。结果表明，肿瘤的 MRI 定量表型（例如，肿瘤大小、形状、边缘和血流动力学）与它们相应的分子谱（DNA 突变、miRNA 表达、蛋白质表达、途径基因表达和拷贝数变异）相关。另外，发现各种遗传途径的转录活性与肿瘤大小、模糊的肿瘤边缘和不规则的肿瘤形状呈正相关；miRNA 的表达与肿瘤的大小和增强结构有关，而与其他类型的放射学表型无关。

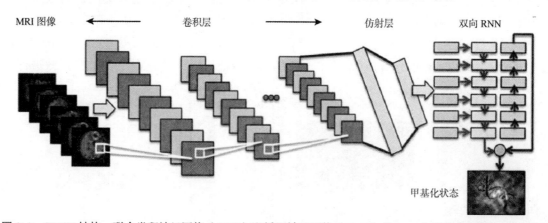

图 3-4 CRNN 结构：联合卷积神经网络（CNN）和循环神经网络（RNN）从 MRI 扫描图像预测甲基化状态

（孟令威 巩立鑫）

第四节 现状与展望

一、深度学习计算框架

人工智能在医学中的应用离不开深度学习框架。目前，人工智能领域主流的深度学习计算框架

包括 TensorFlow（https：//tensorflow.google.cn/），PyTorch（https：//pytorch.org/），Caffe（http：//caffe.berkeleyvision.org/），Kreas（https：//keras.io/），Theano（https：//github.com/Theano/Theano）等。以下针对两种最常用的计算框架进行简单介绍。

TensorFlow 由 Google 公司开发与维护，是当今十分流行的深度学习框架，可以基于 Python（https：//www.python.org/），C++（https：//isocpp.org/），JAVA（https：//www.java.com/），Go（https：//golang.org/），甚至是 JavaScript（https：//www.javascript.com/），Julia（https：//docs.julialang.org/），C#（https：//docs.microsoft.com/zh-cn/dotnet/csharp/）等语言进行开发。同时 TensorFlow 构建了活跃的社区，完善的文档体系，大大降低了学习成本。相比于 Pytorch、Caffe 等框架，TensorFlow 的计算速度快，部署方便。但是，通过其构建一个深度学习框架需要复杂的代码，多次构建静态图。PyTorch 是基于 Torch 库的 Python 实现的深度学习库，它由 Facebook 公司创建，目前被广泛应用于学术界和工业界。其优势主要体现在两个方面：一是 PyTorch 库足够简单，与 NumPy、SciPy 等可以无缝连接，而且基于 Tensor 的图形处理器（GPU）加速效果明显；二是训练网络迭代的核心——梯度的计算，基于 Pytorch，我们可以动态地设计网络。而 Pytorch 的劣势在于模型部署难度大。总之，每一种框架都各有特色，在基于计算框架的稳定性及通用性的同时，可针对用户的自身基础和喜好，结合计算平台的计算能力及框架优势，选择最适合的一种计算框架，参与到医学人工智能研究中。

二、深度学习模型

基于计算框架，我们可以实现不同的深度学习模型，从而解决医学任务。医学影像分析任务主要有：病灶分割、图像配准、病灶检测和辅助诊断，以及影像组学生物标志物提取等。针对不同的医学任务，研究人员提出了相应的深度学习模型，并且取得了较好的效果。目前，应用于医学任务的模型的灵感相当一部分来源于自然图像领域中的 State-of-the-Art 模型，例如 ResNet[44]、DenseNet[45]、GoogleNet[46]、Yolov3[47]、FastRCNN[48] 等经典模型，这些模型可在自然图像中获得超越人类能力的效果，同时在医学任务上也展示出强大的学习能力；也有一部分针对医学图像本身特点设计的深度学习模型，其中的代表是 Unet[49] 和 Vnet[50] 等分割模型。Unet 是针对生物医学影像的特点设计的语义分割模型，相比于其他分割模型，可达到更高的效果。总体来说，医学影像深度学习模型仍多借鉴于计算机视觉经典模型，包括 CNN、RNN、FCN 和局限型波尔茨曼机（RBM）等几大类；当然也有一些新的探索使深度学习模型的泛化能力更强，这部分内容将在第五章涉及。

三、医学人工智能平台

当前，国内外医学人工智能平台如雨后春笋般蓬勃发展，并渐渐落实到临床应用中。表 3-1 中为部分当下常见的开源医学影像人工智能平台。例如，英伟达（NVIDIA）公司和伦敦国王学院牵头组建了一个用于医疗成像领域的跨学术、企业和临床研究人员的 AI 实战社区，同时构建了一个基于 PyTorch 深度学习开源框架的 Medical Open Network of AI（MONAI）开源平台。平台的设计与现有工作兼容，易与第三方组件相互集成，并且为医疗研究人员提供了易于用户理解的错误提示和易于编程的 API 接口，提升了 AI 开发的体验。此外，中国科学院自动化研究所研发了医学影像算法平台 MITK 和三维医学影像数据处理平台 3DMed，用于实现医学影像的重建、分割、配准和可视化。目前已有来自全球 70 多个地区 1000 多个科研机构的用户单位下载使用了该软件平台，累计下载量达到 3 万余人次。本书第十章对此也有介绍。

表 3-1　常见开源医学影像人工智能平台

开源平台	链接
Medical Open Network of AI（MONAI）	https：//monai.io/
MITK/3DMed	http：//www.3dmed.net/download.htm
NiftyNet	https：//niftynet.io/
mHealhDroid	https：//github.com/mHealthTechnologies
……	……

四、医学影像人工智能应用现状分析

目前，人工智能在医学图像中的应用存在以下局限性：①相较于自然图像，医学图像缺少大型公开的数据集，因而也缺少有效预训练模型参数，直接借用自然图像数据集上的预训练参数往往不是最优选择。希望有能力的研究机构牵头组建规范化的医学图像公开数据集。②医学图像与自然图像相比内容更加单一，常以三维形式存在，因而生搬硬套自然图像领域的模型不是最优解，希望研究人员可以根据医学图像本身的特点开发更具针对性的模型。

（何秉羲　李　聪）

参 考 文 献

[1] Dong D，Tang L，Li ZY，et al. Development and validation of an individualized nomogram to identify occult peritoneal metastasis in patients with advanced gastric cancer. Annals of Oncology，2019，30（3）：431-438..

[2] Afshar P，Mohammadi A，Plataniotis KN，et al. From handcrafted to deep-learning-based cancer radiomics：Challenges and opportunities. IEEE Signal Processing Magazine，2019，36（9）：132-160.

[3] Dong D，Fang MJ，Tang L，et al. Deep learning radiomic nomogram can predict the number of lymph node metastasis in locally advanced gastric cancer：An international multicenter study. Annals of Oncology，2020，31（7）：912-20.

[4] Kumar D，Chung AG，Shaifee MJ，et al. Discovery Radiomics for Pathologically-Proven Computed Tomography Lung Cancer Prediction//International Conference Image Analysis and Recognition. SwitzerLand：Springer，2017：54-62.

[5] Chang K，Bai HX，Zhou H，et al. Residual convolutional neural network for the determination of IDH status in low-and high-grade gliomas from MR imaging. Clinical Cancer Research，2018，24（5）：1073-1081.

[6] National Lung Screening Trial Research Team. Reduced lung-cancer mortality with low-dose computed tomographic screening. N Engl J Med，2011，365（5）：395-409.

[7] Hawkins S，Wang H，Liu Y，et al. Predicting malignant nodules from screening CT scans. Journal of Thoracic Oncology，2016，11（12）：2120-2128.

[8] Fan L，Fang MJ，Li ZB，et al. Radiomics signature：A biomarker for the preoperative discrimination of lung invasive adenocarcinoma manifesting as a ground-glass nodule. European Radiology，2019，29（2）：889-897.

[9] Wang J，Wu CJ，Bao ML，et al. Machine learning-based analysis of MR radiomics can help to improve the diagnostic performance of PI-RADS v2 in clinically relevant prostate cancer. European Radiology，2017，27（10）：4082-4090.

[10] Dong Y，Feng Q，Yang W，et al. Preoperative prediction of sentinel lymph node metastasis in breast cancer based on radiomics of T_2-weighted fat-suppression and diffusion-weighted MRI. European Radiology，2018，28（2）：582-591.

[11] Wei Mu，Zhe Chen，Ying Liang，et al. Staging of cervical carcinoma based on Tumor heterogeneity characterized by texture features on ^{18}F-FDG PET Images. Physics in Medicine & Biology，2015，60（13）：5123-5139.

[12] Dong D，Zhang F，Zhong LZ，et al. Development and validation of a novel MR imaging predictor of response to induction chemotherapy in locoregionally advanced nasopharyngeal cancer：A randomized controlled trial substudy（NCT01245959）. BMC Medicine，2019，17（1）：190.

[13] Wang K，Lu X，Zhou H，et al. Deep learning radiomics of shear wave elastography significantly improved diagnostic performance for assessing liver fibrosis in chronic hepatitis B：A prospective multicentre study. Gut，2018，68（4）：gutjnl-2018-316204.

[14] Amin MB，Greene FL，Edge SB，et al. The Eighth Edition AJCC Cancer Staging Manual：Continuing to build a bridge from a population-based to a more "personalized" approach to cancer staging. CA：A Cancer Journal for Clinicians，2017，67（2）：93-99.

[15] Kattan MW，Hess KR，Amin MB，et al. American Joint Committee on Cancer acceptance criteria for inclusion of risk models for individual-

ized prognosis in the practice of precision medicine. CA：A Cancer Journal for Clinicians，2016，66（5）：370-374.

[16] Li W，Zhang L，Tian C，et al. Prognostic value of computed tomography radiomics features in patients with gastric cancer following curative resection. European Radiology，2019，29（6）：3079-3089.

[17] Zhang L，Dong D，Zhang W，et al. A deep learning risk prediction model for overall survival in patients with gastric cancer：A multicenter study. Radiotherapy and Oncology，2020，150（0167-8140）：73-80.

[18] Zhang W，Fang M，Dong D，et al. Development and validation of a CT-based radiomic nomogram for preoperative prediction of early recurrence in advanced gastric cancer. Radiotherapy and Oncology，2020，145：13-20.

[19] Krizhevsky A，Sutskever I，Hinton GE. Imagenet classification with deep convolutional neural networks//Advances in neural information processing systems. Boston：Massachusetts Institute of Technology Press，2012：1097-1105.

[20] Long J，Shelhamer E，Darrell T. Fully convolutional networks for semantic segmentation//Proceedings of the IEEE Conference on Computer Vision and Pattern Recognition，2015：3431-3440.

[21] Chen LC，Papandreou G，Kokkinos I，et al. Deeplab：Semantic image segmentation with deep convolutional nets，atrous convolution，and fully connected crfs. IEEE Transactions on Pattern Analysis and Machine Intelligence，2017，40（4）：834-848.

[22] Lin TY，Dollár P，Girshick R，et al. Feature pyramid networks for object detection//Proceedings of the IEEE Conference on Computer Vision and Pattern Recognition，2017：2117-2125.

[23] Ren S，He K，Girshick R，et al. Faster R-CNN：Towards real-time object detection with region proposal networks. Advances in Neural Information Processing Systems，2015：91-99.

[24] Liu W，Anguelov D，Erhan D，et al. SSD：Single shot multibox detector//European Conference on Computer Vision. Switzerland：Springer，Cham，2016：21-37.

[25] Redmon J，Divvala S，Girshick R，et al. You only look once：Unified，real-time object detection//Proceedings of the IEEE Conference on Computer Vision and Pattern Recognition，2016：779-788.

[26] Lin TY，Goyal P，Girshick R，et al. Focal loss for dense object detection//Proceedings of the IEEE International Conference on Computer Vision，2017：2980-2988.

[27] Hu J，Shen L，Sun G. Squeeze-and-excitation networks//Proceedings of the IEEE Conference on Computer Vision and Pattern Recognition，2018：7132-7141.

[28] Bai W，Oktay O，Sinclair M，et al. Semi-supervised learning for network-based cardiac MR image segmentation//International Conference on Medical Image Computing and Computer-Assisted Intervention. Switzerland：Springer，Cham，2017：253-260.

[29] Chen C，Dou Q，Chen H，et al. Unsupervised bidirectional cross-modality adaptation via deeply synergistic image and feature alignment for medical image segmentation. IEEE Transactions on Medical Imaging，2020.

[30] Dong J，Cong Y，Sun G，et al. What can be transferred：Unsupervised domain adaptation for endoscopic lesions segmentation. Proceedings of the IEEE/CVF Conference on Computer Vision and Pattern Recognition，2020：4023-4032.

[31] Esteva A，Kuprel B，Novoa RA，et al. Dermatologist-level classification of skin cancer with deep neural networks. Nature，2017，542（7639）：115-118.

[32] Gulshan V，Peng L，Coram M，et al. Development and validation of a deep learning algorithm for detection of diabetic retinopathy in retinal fundus photographs. Jama，2016，316（22）：2402-2410.

[33] Kermany DS，Goldbaum M，Cai W，et al. Identifying medical diagnoses and treatable diseases by image-based deep learning. Cell，2018，172（5）：1122-1131. e9.

[34] Li X，Zhang S，Zhang Q，et al. Diagnosis of thyroid cancer using deep convolutional neural network models applied to sonographic images：A retrospective，multicohort，diagnostic study. The Lancet Oncology，2019，20（2）：193-201.

[35] Wang S，Liu Z，Rong Y，et al. Deep learning provides a new computed tomography-based prognostic biomarker for recurrence prediction in high-grade serous ovarian cancer. Radiotherapy and Oncology，2019，132：171-177.

[36] Peng H，Dong D，Fang MJ，et al. Prognostic value of deep learning PET/CT-based radiomics：potential role for future individual induction chemotherapy in advanced nasopharyngeal carcinoma. Clinical Cancer Research，2019，25（14）：4271-4279.

[37] Saillard C，Schmauch B，Laifa O，et al. Predicting survival after hepatocellular carcinoma resection using deep-learning on histological slides. Hepatology，2020.

[38] Zhang Y，He K，Guo Y，et al. A novel multimodal radiomics model for preoperative prediction of lymphovascular invasion in rectal cancer. Frontiers in Oncology，2020，10：457.

[39] Christophe Nioche，Fanny Orlhac，Sarah Boughdad，et al. LIFEx：A freeware for radiomic feature calculation in multimodality imaging to accelerate advances in the characterization of tumor heterogeneity. Cancer Research，2018，78（16）：4786-4789.

[40] Froncois，Lucia，Dimitrisvisvikis，Marie-Charlotte Desseroit，et al. Prediction of outcome using pretreatment ^{18}F-FDG PET/CT and MRI radiomics in locally advanced cervical cancer treated with chemoradiotherapy. European Journal of Nuclear Medicine and Molecular Imaging，2018，45（5）：768-786.

[41] Zanfardino M，Franzese M，Pane K，et al. Bringing radiomics into a multi-omics framework for a comprehensive genotype–phenotype characterization of oncological diseases. J Transl Med，2019，17：337.

[42] Han L，Kamdar MR. MRI to MGMT：Predicting methylation status in glioblastoma patients using convolutional recurrent neural networks. Pacific Symposium on Biocomputing. Pacific Symposium on Biocomputing，2018，23：331-342.

[43] Zhu Y，Li H，Guo W，et al. Deciphering genomic underpinnings of quantitative MRI-based radiomic phenotypes of invasive breast carcinoma. Sci Rep，2015，5：17787.

[44] He K，Zhang X，Ren S，et al. Deep residual learning for image recognition//Proceedings of the IEEE Conference on Computer Vision and Pattern Recognition，2016：770-778.

[45] Huang G，Liu Z，Van Der Maaten L，et al. Densely connected convolutional networks//Proceedings of the IEEE Conference on Computer Vision and Pattern Recognition，2017：4700-4708.

[46] Szegedy C . Going deeper with convolutions//Proceedings of the IEEE Conference on Computer Vision and Pattern Recognition，2015：1-9.

[47] Redmon J，Farhadi A. Yolov3：An incremental improvement. arXiv Preprint. arXiv：1804.02767，2018.

[48] Girshick R. Fast r-cnn//Proceedings of the IEEE International Conference on Computer Vision，2015：1440-1448.

[49] Ronneberger O，Fischer P，Brox T. U-net：Convolutional networks for biomedical image segmentation//International Conference on Medical Image Computing and Computer-Assisted Intervention. Switzerland：Springer，Cham，2015：234-241.

[50] Milletari F，Navab N，Ahmadi SA. V-net：Fully convolutional neural networks for volumetric medical image segmentation. 2016 Fourth International Conference on 3D Vision（3DV），2016，：565-571.

第四章

医学影像人工智能研究现状：数据

第一节　医学影像人工智能发展对数据的要求

随着人工智能理论和相关算法模型的发展，各种临床场景中应用和落地的相关产品日臻成熟。人工智能在医学影像中的应用是医学人工智能领域最成功和广泛的应用场景，学术成果和商业化产品不断涌现，其重要基础就是数据[1]。医学影像数据是指对医学影像信息的形式化表示，不仅包含影像中的图像，还包含与影像相关的临床数据、标注信息等，以原始或经数据处理后的形态呈现出来。医学影像数据集是以汇聚形式展现数据，医学影像数据库是利用数据库系统对数据或者数据集按照数据结构进行组织、存储和管理。

目前，主流的人工智能技术路线是在机器学习框架下设计数学模型或者神经网络模型，利用事先收集的数据对模型进行训练，获得满足需求的模型，因此数据数量和质量成为决定效果的基础。尤其是医学辅助诊断是以循证医学理论为基础，在医学影像数据复杂多变、病灶征象表现异常复杂的情境下，算法模型为了满足泛化能力、解释性、准确性、鲁棒性要求，对数据要求更高。在现有深度学习模型和算法的技术条件下，算法对训练数据具有很高的灵敏度，数据对医学影像人工智能产品的性能好坏起着重要的决定作用[2]。

当前产品研发机构受限于现有条件，数据仅来源于少量合作医疗机构，所得到的数据在数量、覆盖的广度和深度方面均不足，在涵盖的设备层次、厂商、机型、地域、病患人群、医疗机构等级等方面有限，造成数据具有很大的偏倚性和系统性偏差，导致产品缺乏普适性和实用性。因此，构建标准化、规范化、广覆盖的高质量、大规模数据集和数据库将成为医学影像人工智能行业快速发展的重要推动力。从临床需求和产业实践的角度考虑，对数据的要求归纳如下：

（1）以临床实际场景为基础，数据集或数据库的整体框架和内容要具有权威性、科学性和多样性：数据基于权威的临床诊断标准、规范或者专家共识，真实、准确地反映临床实际情况，来源于多家权威可信的临床机构，分布比例符合流行病学特征和统计学要求。

（2）数据集或数据库的建立过程要标准化和规范化：标准化涉及数据采集、数据处理过程中设备、方法、工具、人员及环境等问题，包括对图像信噪比、分辨率和伪影等质量要素产生影响的因素，例如成像过程中的设备参数、品牌厂商、性能规格等进行约定；对数据采集和构建过程的标准化、规范化、流程化及同质化；对数据处理如标注工具的可信性、结果的可追溯性、人员的规范化、环境的适应性等。缺乏规范化保证的数据将难以保障人工智能医疗产品的实用性、有效性和安全性。

目前数据相关标准还不成体系，主要有《GB/T 34960.5-2018 信息技术服务治理 第5部分：数据治理规范》[3]等架构性标准，《人工智能医疗器械质量要求和评价 第1部分：术语》和《人工智能医疗器械质量要求和评价 第2部分：数据集通用要求》正在征求意见中，已经发布的有地方性标准和团体标准，例如，广东省发布的《T/GZBC 8-2019 肺结节人工智能辅助诊断系统技术要求》，中国人工智能开源软件发展联盟制定的团体标准《信息技术服务人工智能医疗影像数据标注规范》，中国生物医学工程学会、国家药监局人工智能医疗器械创新合作平台、中华医学会放射学分会等组织也制定了相关的团体标准。中国食品药品检定研究院联合中华医学会放射学分会心胸学组发布了《胸部 CT 肺结节数据标注与质量控制专家共识》，以及首个《医学影像人工智能产品临床应用质控标准》。目前正在制定系列专病数据集或数据库的标准。

（3）建立数据共享生态，促进分工合作，提升产业综合竞争力：由于高质量数据匮乏、标准不统一，辅助诊断系统偏差较大甚至存在错误，迫使行业企业采取更多标注数据、更多学习参数的策略，获取盲目性的"经验模型"来覆盖目标病种的各种征象，提高人工智能产品的性能指标和鲁棒性。该策略投入大、质量无法保证，不能提高算法的性能，还会导致不收敛等致命问题。同时由于缺乏数据共享机制，不同机构和企业构建孤立的数据集或数据库，陷入低水平重复建设，造成数据竞争和垄断，无助于行业整体水平的提升。因此，行业内亟需建立数据共享的生态机制，打通渠道，提高质量，减少重复建设，促进分工合作，形成产业链，打造综合竞争力。

（4）注重伦理和数据安全，保证患者隐私：临床数据涉及大量的个人敏感信息，这就给数据的安全性和个人隐私带来了挑战。目前医疗健康数据的保护和监管措施尚不完善，隐私信息泄露的风险高，因此数据集和数据库的构建需要从技术和政策法规两方面做好对数据使用的规范，保障数据使用的安全和个人隐私信息不被滥用。此外，为了确保可分享数据合规使用，还需要建立相应的法律法规来明确数据的所有权、许可权和隐私权，解决数据在使用过程中涉及的伦理和遗传资源保护问题。

（章庆和　颜子夜）

第二节　数据库的构建

一、数据库构建的规范

标准化、规范化的数据库构建作为一种战略资源和信息基础设施，需要投入大量经济资源和行政资源，远超越单个部门或企业的能力。构建以临床共识为基础、临床认可的具有权威性的数据集和存储数据集的数据库已成为行业的紧迫需求，这也是行业主管部门、临床使用部门和业内企业的共识。为加快医学影像数据资源的构建，以国家卫生健康委员会（简称"卫健委"）能力建设和继续教育中心牵头的国家级医学影像标准数据库为代表的国家基础性建设工作已正式进入建设阶段。该数据库在前期规划、设计阶段，就着眼于标准和规范化建设，从疾病影像诊断的临床共识、数据结构化处理、数据涵盖内容范围、数据标注的规范化流程，到数据来源分布、标注人员队伍建设、标注质控管理等各方面进行了充分讨论和评估，形成了完整的建设方案和质控体系。国家医学影像标准数据库的规范化建设工作主要从以下几个方面入手：

1. 组建涵盖产业上下游的高级专家队伍，形成专家共识

卫健委牵头组建了一支来源于国家药监局、顶级医院、高校和企业的监管、医学、人工智能技术专家队伍，对数据库建设方案进行多次研讨，形成专家共识，保证从建设起始阶段就在顶层设计和整体构架指导下进行操作。在专家共识基础上，制定统一的标准和规范化操作流程指导具体建设工作，确保满足临床应用、产品研发、产品验证、使用监管等各方面的需求。

2. 扩大数据来源，确保数据覆盖真实世界

为了确保数据的广覆盖，消除数据偏倚，在卫健委牵头下，有超过 100 家临床机构参与到国家

医学影像标准数据库的内容建设上。数据来源于全国范围内不同地区、不同年龄的临床案例。同时，根据实际医疗资源分布情况，参与的临床机构包括不同级别的医疗机构和体检保健机构，从而确保影像数据内容来源的全面多样和数据质量的多层次，使数据库内容能符合临床真实场景状态，最终形成一个真实、可信、可用的数据库。

3. 构建规范化数据处理流程，确保数据质量的一致性

影像内容的建设是整个数据库建设的核心。目前医学影像的现状是：影像复杂多样，数据质量参差不齐，缺乏结构化。如果数据前处理不正确，那么标注错误的代价是巨大的。针对数据库建设数据处理工作量大、数据标注缺乏统一标准等问题，数据库建设采取按器官组织设置权威专家组，由该领域高级专家领衔，负责组织、制订目标器官组织的标准化数据处理流程、标注规范、审核规则等操作性指南。针对数据标注人员，按照操作指南进行培训、考核，建立起规范化的数据标注队伍，确保数据标注质量的统一性和高质量，减少人工标注过程中的个人主观影响。

4. 需求驱动，构建以患者为中心的全景、长效数据

数据库建设在顶层设计时，注重临床需求的调查研究，以需求牵引数据具体内容建设。高质量的数据库建设人财物耗费巨大，时间周期长，因此数据库建设不仅仅只是满足当前有关科研项目的需求，更重要的是推动数据驱动的相关产业发展和临床水平的提高[4]。只有产业需求驱动下的数据库建设才有持续性和生命力，因此在入库内容方案设计时就应充分考虑各种行业需求，形成以患者为中心的全景化数据和以疾病过程为周期的长效数据，实现以影像数据为中心，其他疾病关联信息全域覆盖的全景化疾病数据地图，增加数据对疾病的印证能力和溯源能力，提高数据的可信度，拓展医学影像信息的临床价值边界。

5. 做好数据的安全合规处理，促进数据的开放共享

做好患者隐私保护和数据安全使用，是实现数据开放共享的前提。面对数据安全风险，根据《网络安全法》《人类遗传资源管理暂行办法》《国家健康医疗大数据标准、安全和服务管理办法（试行）》等法规，建设以患者为中心的个人医疗信息风险评估和防护体系，从数据处理、物理存储和访问控制等方面进行多层次数据安全控制，保证患者信息受保护和数据使用的可控。

二、国内数据库构建的行业情况

我国在医疗数据建设方面相对滞后，20 世纪末和本世纪初，只有部分医院和高校科研过程中建立和发布了一些数据研究。过去 10 年的医疗信息化大发展，为医疗产业积累了海量的原始数据，是医疗数据产业发展的重要资源。在技术、政策和需求的共同推动与牵引下，数据的价值正变得越来越突出。特别是医疗行业，在大数据、数据挖掘技术的驱动下，医疗相关的数据集进入快速建设时期。数据正在改变很多医疗行为及相关的管理、服务模式，对于实现个体化精准诊疗起着支撑作用。目前，面向不同场景、目的、群体，以及不同数据规模、范围和等级的数据库建设，正在使医疗数据库行业变得"百花齐放"。众多研究团队和机构从不同角度参与到各类数据库建设中，逐渐形成了由数据产出、收集、存储、加工到分析、应用等诸多环节组成的数据产业链，带动了从底层芯片服务器厂商，到中间数据收集、存储和传输的医疗信息化解决方案提供商，再到数据应用的医疗大数据分析、数据挖掘、医疗人工智能厂商的全产业链发展。

近 5 年来，随着人工智能产业的发展，数据库建设受到了政策和各级科技部门的大力支持，已经有多家医疗机构、科研机构、企业在进行数据库建设，例如，中检院建立的肺结节和糖尿病视网膜病变数据集，卫健委能力建设和继续教育中心建设的超声数据集，中国生物医学工程学会建设的皮肤病、血液病、儿童骨龄数据集，中国医学科学院建设的医学知识综合数据库，中华医学会放射学分会筹备建设的各类影像数据库，以及企业和机构自行建设的各种数据集或数据库。这些数据库的标注过程和质量各异，其中国家级机构建设的数据库标注过程科学、质控严格，已经积累了成功的经验。由于数据采集、识别、标注、确认、建库等环节是高技术含量工作，除权威机构牵头外，需要各行业学会、协会专家的支持和参与。各非专业组织、单体医院和企业建设的数据库存在质量风险的可能性较大，部分数据的标注缺乏质量概念，甚至由非医疗专业人员执行。因此，将国家级研究机构数据库标注过程中的共性部分加以提炼，形成指导性的标准以推进整体水平的提升是必要和可行的。可行的建设模式是国家立项引导，行业学会、协会承建，落地第三方公立机构供政产学研用各方共享。医疗影像的数据量占据了医疗领域一半以上的数据份额，是人工智能医疗创新应用最活跃的领域。深度学习下的人工智能医疗产品研发对医学影像标准化数据产生了极大需求，亟需建设基于各类目标器官组织的标准数据库。在国家层面上，由卫健委能力建设和继续教育中心与浙江求是数理医学研究院共同建设的国家超声医学影像标准数据库，已成为目前国内最大规模的超声标准数据库。目前，该数据库已经初步建成，进入持续丰富阶段，建成后将对我国超声医学人工智能产品的研发、检测审批和产品标准制定起到积极的推动作用。放射影像数据库的建设已于2020年9月19日正式启动，第一个放射影像数据库——肺结节数据库已经开始建设，预计未来3年陆续会有5～10个子库建成。国家药监局等监管机构为了满足医疗人工智能产品的上市需求，完善产品的上市审批制度，也正在与相关医疗机构进行标准数据库的建设。

除了国家层面的数据库外，还有多家医疗机构、科研机构、企业在进行针对特定器官组织或特定疾病的专科数据集和数据库建设。随着人工智能技术的快速发展和医学影像人工智能产品的逐步应用，医学影像标准数据库建设未来将呈现出持续、快速发展的良好局面（表4-1）。

表4-1　国内代表性的影像数据库概况

机构	数据库内容	数据源	备注
卫健委能力建设和继续教育中心	计划覆盖放射、超声、核医学	卫健委与相关行业协会制定权威、规范的共识，组织协会主流医院进行数据收集	代表性的国家级数据库
中国食品药品检定研究院	肺结节CT影像、糖尿病视网膜病变	来自不同医院，患者数量达到10 000例以上，并且取得伦理委员会许可。制定和公布了国内首个数据标注专家共识	国内首个监管用测试数据集
北京协和医院	糖尿病视网膜病变常规眼底彩色照相AI标准数据库	北京协和医院牵头，涵盖15 000张高质量标注的多中心真实眼底图像	用于国家药监局眼底糖网AI模型检测

三、数据库建设基本原则

医学影像数据库为一种新的产品形态，在满足临床研究和产品研发需求的前提下，在规范的质量控制体系管理下，需要高效、低成本地完成数据库建设。

1. 基本需求分析

需在进行建设前对潜在的应用场景进行调研分析，确定数据预期主要用于训练、调优、测试和审评等研发流程中的哪几个阶段，从而确定数据质量、分配比例、访问控制权限等基本需求。

2. 建立质量管理体系

保证数据产品质量的关键在于质控体系，参照医疗器械的质控思路，从人、机、料、法、环等角度进行控制。通过人员组织架构对角色、职责、权限进行划分。通过制订合理的数据采集、预处理、标注、存储、访问控制、变更控制等执行规范，来确保程序性操作的准确性。通过描述文档的方式对类型、控制等级、形态、特征层次、适用场景等整体情况进行描述。

（章庆和　余　明　颜子夜）

第三节　数据的规范化标注

一、数据标注的意义

目前人工智能的算法是以有监督的机器学习为基础，对数据的标注即为机器学习模型的训练提供监督信息的最主要方法。数据规范化标注是人工智能在医学影像应用中成功与否的关键，尤其是深度学习算法的必要前提和基础。那些被广泛使用的数据集和数据库的标注方法和内容将决定与之相关的各类研究和产品的深度及广度，并成为学术界和产业界的事实标准，成为国际竞争中的技术焦点和关键[5]。

数据标注作为基础性工作，是指对各种内容（包含但不限于图像和文本）的标识和分类等数据处理任务，需要投入巨大的人力成本对大量的数据进行标注和管理。即使是一般性人工智能处理场景，对大规模数据进行标注也是一项浩大的工程。同时因为医学数据的专业性和严谨性，其标注的方法、人员要求比一般场景的人工智能更高，需要人力、物力、场地等多种资源支持，成为整个研发过程中投入最大的部分。以肺结节 CT 影像标注为例，其涉及病灶的确认、勾画、测量、分类等多个环节，医生平均标注时间为 30 分钟左右。因此，亟待建立低成本、高效率的医学标注方式和共享机制，从而提升人工智能医疗产品的研发效率。然而，目前医学人工智能领域的数据标注缺乏规范和标准，以各个研究机构、医疗机构、企业自主进行为主，存在标注内容不科学、标注人员水平参差不齐、标注质量不可保障等致命性缺陷，导致基于此类数据开发的医疗器械质量难以评价、各厂家之间标准不统一、产品宣称与实际应用指标相差巨大等问题，严重制约了人工智能医疗器械的推广和行业健康发展。

二、数据标注的内容与方法

医学数据主要包括一维数字信号、图像（包含视频、二维和三维图像）和文本。对于图像，一般需要对其中关键区域（病灶、解剖结构等）的位置、形态等几何信息进行标注，附加病灶的类型等语义信息，其中视频还有可能附加时间等相关信息；对于文本数据，主要是进行文本中实体识别和实体关系的抽取。

三、数据标注的难点

人工智能医疗器械训练中使用的数据标注，与使用场景、疾病类型密切相关，目前缺乏统一、规范的标注方法体系。实践中不同人工智能产品面向不同标注对象，可能涉及多个专业科室，难以用一个简单的标准操作规程（SOP）来执行管理。更为重要的是，人工智能医疗产品研发的生命周期与数据标注紧密相关，为提高医疗器械的安全性和有效性，有必要建立一套规范标注的流程体系。

目前认为标注最核心的问题为"规范性"，普遍存在以下几方面的困难：

1. 医学标注共识的一致性

实际标注中难以做到每个病灶都有对应的"医学金标准"，需要组织专家编写对应领域的医学诊断共识，如《胸部 CT 肺结节数据标注与质量控制专家共识（2018）》[6]，指导标注医生按照此参考标准开展医学标注。同时对标注环境、阅片标准、标注流程、目标分类分级等关键信息等进行规范化、明晰化，以免不同人员、不同机构对相同数据的标注理解与执行方式出现偏差。

2. 高水平的标注专家组织

医疗数据不同于一般数据，只有专业的医务人员才能进行准确而权威的标注。高水平医疗专家在国内外都是稀缺资源，如何对各种水平的医务人员进行统一培训、搭配和合理组织，充分发挥其优势，是确保数据标注在质量、效率和成本等方面可行的关键因素。标注团队应具备专业性，设立清晰明确的标注人员、仲裁人员选拔机制，包括资质要求、经验要求及机构要求，并建立标注培训与考核机制，降低标注准确性不合格的风险。

3. 标注环境的规范性

标注场所和硬件设备应当满足影像诊断工作开展要求，例如，放射学标注时使用性能合格的医学显示器，标注场所的环境和照明条件符合阅片要求等。

4. 标注结果的追溯性

标注应当全程可追溯，人员和时间信息保持完整记录，需有明确的机制及工具来真实记录源文件出处、最终标注结论、标注人员信息和初始结论、审核人员信息，以及分歧处理、审核与仲裁结果，为算法可解释性提供基础。

5. 标注工具的可信度

目前图像标注工具多由厂商自主开发，各类软件的运行环境、标注信息录入、标注文件解析、标注工具性能、标注可追溯性等存在差异性，不利于标注数据的共享、质量管控和数据安全。如果使用科研实力突出、产品规范领先的第三方开发的标注软件，并将其作为标准化标注工具，有利于提高可信度。标注工具应该明确名称、型号规格、完整版本信息、运行环境等。

四、数据标注的标准与共识

临床病变类型复杂，且同一类型征象也会有"同影异病""同病异影"情况发生，且存在个体主观性，因此需要事先讨论及理解标注任务的目标与要求，避免出现标注误差、反复标注等情形，减少漏诊、误诊对算法性能及产品评价的影响。

数据标注应按照统一的医学标准对样本数据进行分类或对样本数据的异常特征进行标记或提取。标注规则的制订可参照相关的行业标准、团体标准、临床指南、专家共识等执行（如国家药监局《深度学习辅助决策医疗器械软件审评要点》[7]）。应以临床实践经验为基础，由高水平专家讨论与协商，达成共识意见，形成清晰、明确的标注规则，从而达到减少医生主观判断、贴合真实临床诊断经验与工作模式、确保数据标注质量的目标。

此环节难点在于形成专家共识、分歧处理与可追溯性的操作机制，可借鉴《胸部 CT 肺结节数据标注与质量控制专家共识（2018）》的实践经验，由权威机构牵头，联合中华医学会放射学分会、中国医师协会放射医师分会等学术团体的权威专家，国家药监局等相关监管部门，以及具有良好研究积累的高校和具有严格质控体系的人工智能医疗厂商，多方共同参与，对标注流程设计和标注质量进行规范，统一人工智能专用的医学数据标注规则与方法理解，并使之具备科学性和实操性，确保符合临床实践及产品技术升级需求。

在共识和标注标准中，应明确对分歧处理、相关数据、人员和结论的全程追溯管理机制，明确原始数据信息、质疑内容、发起人、标注人员信息、原始标注结论、仲裁人员信息、原始仲裁结论、数据再确认及修正结论等记录机制，形成标注规范纠正与预防程序，最终形成一套完整、精准、规范的标注工作标准。

五、数据标注流程的设计

实际操作中，医学影像交互标注工作量极大且存在多模态、多样化（设备、参数等）等特征，标注工作的效率瓶颈也制约了深度学习技术在人工智能医疗领域的全面应用。因此，数据标注流程应符合易用性、便捷性、安全性、可追溯性、可评价性等要求，即标注流程首先要贴合医生操作习惯，其次要保证标注过程的可追溯性等。

六、数据标注工具的要求

标注工具设计是数据库建设的关键要素之一，具体要求如下：
（1）符合流程、交互友好，确保操作便捷，可降低学习及操作成本。
（2）具有一定的灵活性，例如，可进行流程调整，自动进行标注结果的质控等。
（3）具有适当的自动化，在算法可靠性得到保证的前提下，具备部分预标记或者半自动标注能力。
（4）软件设计需符合数据隐私安全性，可防止泄露、篡改及丢失等，医学标注后台可查询数据存储、使用的有效性等。
（5）功能描述、性能指标、文件管理、权限管理等衡量有效性的相关信息应可评价，产品的设计及运行可有相关规范报告进行记录与管理，以匹配使用方、监管方的相关要求。

（余 明 何 川 颜子夜）

第四节 现状与展望

高质量、带标注的医学数据贯穿了人工智能医疗器械产品研发和使用的全生命周期。在研发阶段，利用训练集形成算法模型；在验证阶段，使用验证集对算法模型进行验证、迭代和优化；在产品评价阶段，产品的性能评价需要在封闭测试集上进行；产品上市后，其部署与运行的验证和确认、产品再评价等也依托数据开展测试。数据扮演着原材料、质控标准样品等多种关键角色，其质量对于人工智能产品质量有重要影响。20世纪90年代，欧美国家等建成了一些公开数据集，例如，肺结节LUNA16数据集、肺图像数据库联盟（LIDC）数据集、阿尔茨海默病神经成像（ADNI）等，尽管其提供了标注结果，但由于建设当初并无人工智能使用目标和场景，未对外说明标注过程、人员、审核原则等关键性质量指标，数据的使用者被迫对其标注结果全盘接受，并决定了人工智能算法的输出目标，无法保证与真实临床相符。近年来，数据集和数据库建设受到了政策和各级科技部门的大力支持，国家卫健委和药监局等机构已经开始进行国家级数据库的建设，相关的医疗机构、科研机构和企业也在进行各种器官和模态的数据库建设。

同时，目前业内对于数据库的需求旺盛，随着产品预期用途不断增加，对数据在病种、数据格式、标注细节、规模等方面的要求也越来越高，但高质量、可用的数据集缺口很大，仅有少数机构开展数据集和数据库建设无法及时满足行业需求，有必要鼓励更多社会力量开发研发用公开训练集、监管用标准测试集或第三方测评数据集等。

在这种背景下，数据库的质量管理成为未来的研究重点。需要依托国家有关管理质量体系和行业协会专业标准体系，建立统一的标准和规范，指导参与数据库建设的各方力量共同提高数据质量，化解风险，最终保障产品的有效性与安全性。数据标准作为人工智能医疗器械的基础和研发质量管理体系的主要组成部分，目前国内外均处于探索阶段。在数据标准、标注标准、数据库构建过程、质量评价及数据质控等方面，国家药监局等机构正在研究制订相应的行业标准，《深度学习辅助决策医疗器械软件审评要点》已经发布，《人工智能医疗器械质量要求和评价 第1部分：术语》《人工智能医疗器械质量要求和评价 第2部分：数据集通用要求》等行业标准正在征求意见中，《糖尿病视网膜眼病辅助诊断产品审查要点》《CT肺结节辅助诊断产品审查要点》《病理图像人工智能分析软件审评要点》等一系列指导性文件正在研究制订中。

目前数据库设计阶段的挑战主要包括如下几方面：

1. 社会资源投入不足

尽管已经有卫健委、药监局等机构牵头开展典型病种数据库的建设工作，但医学人工智能发展迅速，专业门类庞杂，各种创新性的临床场景层出不穷，而现有投入严重不足导致建设速度和广度远远落后于行业发展，需要在政府引导下，进行全社会资源投入。

2. 数据库建设滞后

数据库作为医学人工智能发展的基础设施，按照理想情况应当先于产业发展，通过数据库建设引领行业的产业方向和投资重点。但是，由于历史积累等因素，目前医学人工智能发展顺序倒置，陷入不断填补前期产品快发展而数据基础薄弱所带来缺陷，形成产品创新—数据滞后—弥补滞后—新产品创新—再滞后的恶性循环。因此，数据库建设策略要具有跨越思维，形成数据建设到产品开发的正向促进机制，切实起到支撑产业发展的作用。

3. 数据类型比例不均

数据的内容应当在合规的基础上避免偏移，充分覆盖产品预期临床应用的各种多样性因素，保证数据多样性，数据应尽可能来自多家、不同地域、不同层级的代表性临床机构，尽可能来自多种、不同采集参数的采集设备，以提高算法泛化能力。目标疾病流行病学特征包括但不限于疾病构成（如分型、分级、分期）、人群分布（如健康、患者、性别、年龄、职业、地域、生活方式）、统计指标（如发病率、患病率、治愈率、死亡率、生存率）等，以及目标疾病并发症与类似疾病的影响情况。

4. 样本量过少

样本量过少容易导致抽样误差过大，对产品性能的评估不准。随着数据量的增加，算法性能的波动可能性较大，对研发与改进造成阻碍。

5. 数据更新慢

如果训练集或测试集的数据采集时间间隔较长，那么无论是硬件设备技术水平、数据质量，还是当时医生标注的原则和水平，都难以保证与现状一致，从而可能导致产品性能的系统性偏差。

除上述技术问题外，人工智能技术对社会的冲击，尤其是对法律、伦理方面的影响，是未来需要解决的更深层次的问题。一方面，人工智能模型的精准度往往与训练数据的质量和数量息息相关，开发人工智能学习模型时，商业机构可能会收集诸多冗余数据，其中包含个人敏感信息。另一方面，人工智能学习模型具有强大的预测能力，能够根据已有的信息预测出个人健康状况，这种推理预测能力在一些特定场景中的应用将给个人隐私带来严重威胁。因此，应从技术、政策与法规等方面规范医疗大数据的使用和人工智能模型的应用范围，保障数据安全。尤其在政策方面，需要研究和明确人工智能产品在医疗决策过程中的角色和责任主体，保证医疗全过程的安全性，规范人工智能产品在健康医疗行业中的应用。

（余　明　颜子夜）

参 考 文 献

[1] 张惠茅，萧毅，洪楠，等．医学影像人工智能产业现状和发展需求调研报告．中华放射学杂志，2019，53（6）：507-511.

[2] 刘奕志，林浩添．医学人工智能实践与探索．北京：人民卫生出版社，2020.

[3] 张绍华，杨琳，高洪美，等．《数据治理规范》国家标准解读．信息技术与标准化，2017，000（12）：25-29.

[4] 中国生物技术发展中心．2019中国临床医学研究发展报告．北京：科学技术文献出版社，2020.

[5] Li W，Yang Y，Zhang K，et al. Dense anatomical annotation of slit-lamp images improves the performance of deep learning for the diagnosis of ophthalmic disorders. Nature Biomedical Engineering，2020，4（8）：1-11.

[6] 中国食品药品检定研究院，中华医学会放射学分会心胸学组．胸部CT肺结节数据标注与质量控制专家共识（2018）．中华放射学杂志，2019，53（1）：9.

[7] 国家药品监督管理局医疗器械技术审评中心．关于发布深度学习辅助决策医疗器械软件审评要点的通告（2019年第7号），2019.

第五章

医学影像人工智能研究现状：热点

第一节　医学影像的显著特点

医学影像利用光、电、磁、声等物理现象，以非侵入方式获得人体或人体某部分内部组织的影像。临床中最常见的影像模态包括 X 线摄影、CT、MRI 和超声等。作为临床医疗中最重要的"证据"来源之一，影像数据在医疗数据中占比超 90%[①]。

医学影像及其研究任务拥有如下明显共性特点（图 5-1）：

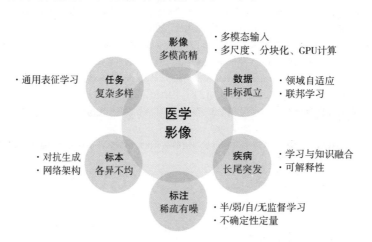

图 5-1　医学影像的显著特点及其对应的智能算法的热点趋势

（1）影像多模高精：一方面，新扫描协议的使用和新模态如 Spectral CT 等的发明导致影像模态增多；另一方面，随着医学成像设备的更新换代，影像的像素精度变高，信息密度增大。临床用 CT、MRI 空间分辨率达亚毫米级；超声空间分辨率比 CT 还高，时间分辨率达到实时。

（2）数据非标孤立：虽然医学影像数据在临床中大量存在，但源于设备、操作等方面的非标准化，数据之间的差异性很大，存在所谓的"分布漂移"现象。由于隐私、管理等因素，数据孤立地存在于不同的医院、影像中心等，真正中心化的开源医疗大数据并不多见。

（3）疾病长尾突发：Radiology Gamuts Ontology[1] 定义了 12 878 种"症状"（导致结果的条件）和 4662 种"疾病"（影像学发现）。但是疾病的发病率呈现典型长尾分布，小部分常见疾病占据大量病例，而大部分疾病在临床中并不多见，数据量少。另外，传染性疾病时有发生，如 2019 年 12 月以来暴发的新型冠状病毒肺炎（COVID-19）。

（4）标注稀疏有噪：影像数据的标注费时昂贵，造成标注的稀疏性；同时不同的任务需要不同形式的标注。另外，标注通常因人而异，不同医生之间的差异性大；标注通常是有噪声的；标注金标准的建立也是个悬而未决的问题。

---

①引自易安信（EMC）联合国际数据公司（IDC）的研究分析发布的 *The Digital Universe Driving Data Growth in Healthcare*。

（5）样本各异不均：在已标注的数据样本中，无论是正样本还是负样本，样本个别差异度大，其概率分布呈现典型的多模态。同时，正样本和负样本的比例极度不均衡。例如，肿瘤的像素数量比正常组织通常少一个甚至多个数量级。

（6）任务复杂多样：医学影像计算任务繁多。在技术层面，有重建、增强、恢复、分类、检测、分割、配准等，这些技术及其组合，结合影像模态和疾病种类的多样性，可产生层出不穷的应用场景和高复杂度的任务。

（周少华）

第二节 智能算法的热点趋势

一、热点趋势概览

现有的医学影像计算分析模型大多基于深度学习（DL），特别是卷积神经网络（CNN）。深度学习最初的成功来源于计算机视觉任务，这一任务主要是针对自然图像，并且建立在单任务拥有大量标注数据的基础之上，即所谓的"小任务、大数据"。由于不同医学影像分析任务之间是相互独立的，会产生不同的个体化模型，因此缺乏可扩展性。另外，深度网络模型是黑箱式，缺乏可解释性，但临床决策的核心是循证和解释。

虽然医疗影像特点鲜明，场景挑战突出，但是解决"小任务、大数据"的深度学习模型并没有针对医疗影像自身的特点和需要做出特别设计。可喜的是，近年来业界在此方向上有不少探索，本章旨在阐述这些最新的算法热点趋势（见图5-1），并进一步介绍算法内容。

（1）高维高密处理：对于高维影像，应尽量使用多模态作为输入；对于高密信息，则常用GPU进行多尺度、分块化计算。

（2）深度学习自动化：训练深度网络模型需要很多人工部分，例如，数据的采集标注、模型架构的设计等。当前的研究热点在于如何降低对标注数据量的要求、提高模型的鲁棒性、减少对开发者调参的依赖，主要研究方法包括半/弱/自/无监督学习（用于处理稀疏标注）、领域迁移（用于弥补数据差异性）、对抗生成（用于平衡样本比例）、架构前沿等。

（3）"大任务、小数据"计算范式：通过知识共享和计算共享等方法，实现任务、数据和标注的有机整合，达到可扩展性。其中，学习与知识融合（用于疾病诊断）、通用表征学习（用于处理复杂多样的任务）等相关算法研究正在形成趋势。

（4）其他：包括联邦学习（用于解决数据孤立）、不确定性定量（用于处理有噪标注）、可解释性（用于处理突发性疾病）。

二、半/弱/自/无监督学习

为了解决医学影像缺乏标注数据的难题，研究人员最近提出多种方案，包括迁移学习或模型预训练[2]、自监督学习或无监督学习[3-5]、半监督学习或软标签[6,7]等，这也是当前的研究热点之一。

（一）迁移学习或模型预训练

在计算机视觉领域，我们通常在ImageNet这个大规模数据集（超过100万张标注的图像）上做预训练，然后在小样本的目标任务上对训练好的模型进行微调，从而解决目标任务缺乏标注数据的问题，实际效果也非常好。但是，医学影像如CT和MRI是3D数据，3D卷积网络相比2D网络能够更充分地利用 3D 影像特征，从而经常能够取得更佳的效果。而 ImageNet 是 2D 数据，预训练好的 2D 网络不能直接用来初始化一个 3D 网络。为了解决这个问题，Chen 等 [2] 提出 Med3D 方法 [2]，在 3D 的公开数据集上做预训练。虽然医学影像领域缺乏像 ImageNet 这样的大规模 3D 影像集，但过去 10 多年每年都有多项公开竞赛（每个竞赛会开源相应的数据集），据 Grand-Challenge 网站（https://grand-challenge.org/challenges/）统计，已经有超过 200 项竞赛。Med3D 把和 3D 分割相关的公开数据集都收集起来，积少成多，组成一个相对较大的数据集，然后采用单编码器 - 多解码器的网络结构做多任务联合训练。因为编码器在训练时见过所有的数据，比较鲁棒，可以用于初始化 3D 网络，提高目标任务在小样本场景下的准确率。

（二）自 / 无监督学习

无论是基于 ImageNet，还是 Med3D 的预训练方法，都需要标注好的数据，而自 / 无监督学习只需要图像，通过构造一个代理任务（Proxy Task）来预训练模型，而代理任务的标签可以自动获取。例如，Model Genesis[3] 采用图像复原的自监督代理任务，提出 4 种策略对图像加噪声（包括灰度值的非线性拉伸、局部打乱、抠除小块区域等）。代理任务需要从加噪声的图像恢复原始图像。在多个公开数据集上，Model Genesis 都取得了非常好的效果。不过对于每个任务，需要调整超参数（如利用哪种加噪策略及噪声强度）来取得最优结果。

魔方变换 [4] 是另一种自监督学习方法。输入的 3D 图像先被切分成 2×2×2（或者 3×3×3）个魔方块，然后这些魔方块被打乱、旋转和加噪声。不加限制的打乱会产生过多的组合方式，为了减少搜索空间，魔方变换的打乱方式被限制在 k 种（通常 $k=100$）。自监督的任务是复原魔方，具体是 3 个分类任务（图 5-2），即魔方以何种方式打乱（k- 类的多分类问题）、每个魔方块如何被旋转，以及每个魔方块是否被加了噪声。基于魔方变换的自监督学习在分类和分割任务上都取得了不错的效果，但是代理任务是分类任务，只训练了编码器，将它迁移到分割任务上，分割的解码器还是需要随机初始化，影响了迁移的效果。最新提出的魔方++[5] 更好地模拟了物理世界的魔方，每个魔方块不再被独立打乱、旋转和加噪，而是每个魔方片（对于一个二阶魔方，魔方片的大小是 2×2 个魔方块）做整体旋转。自监督代理任务是从打乱的 3D 图像恢复原始图像。因为自监督任务采用和分割一样的编码 - 解码网络，在分割任务上的迁移效果更好。自监督学习因为不需要标注，

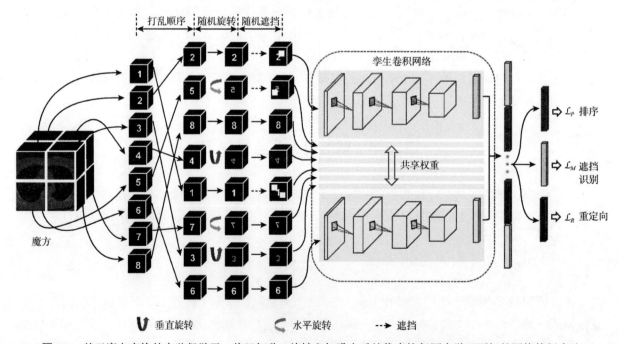

图 5-2 基于魔方变换的自监督学习，将经打乱、旋转和加噪声后的像素块复原来学习更好的网络特征表达

可以在更多的数据上做预训练，然而自监督代理任务与目标任务的差异可能限制迁移的效果。实验表明[3, 4]，通常代理任务越广泛、越难，预训练好的模型的迁移效果越好，但是如果代理任务太难，会影响到自监督学习训练的收敛，迁移效果就会下降。目前，这方面的研究才刚刚起步，还缺乏理论来指导我们设计自监督任务及其难易程度。

（三）半监督学习或软标签

由于标注困难，在实际应用中，经常只能收集到少量有标签数据，而更大量的数据是没有标签的。在半监督学习的场景下，可以先在少量有标签数据集上训练一个网络，将训练好的网络在无标签数据集上做测试，生成伪标签，然后将置信度比较高的伪标签加入训练集，重新训练网络[6]。这个过程可以不断迭代，随着网络准确率的提高，伪标签的置信度也相应提高，从而有更多的无标注数据加入训练，形成一个正向的迭代过程。既往，半监督学习大多用于分类任务，最近的一些研究开始将半监督学习推广到检测[6]和分割任务

医学影像不仅存在标注样本少的问题，标注不一致是另一个重大挑战。因为疾病经常存在"同病异影""异病同影"的问题，加上医生训练背景的差异，不同的医生有可能对同一影像给出不同的诊断。在实际标注中，经常采用多个医生独立标注，然后利用多数投票的方式确定最终的标签。然而投票得到的单一"金"标签舍弃了多个医生的原始标签，会损失一些有益的信息（例如，哪些是简单样本，哪些是有争议的困难样本）。Yu 等[7]提出利用多个医生原始标签直接训练疾病诊断网络，从而更好地利用原始标签信息。这个网络采用三个分类分支（图 5-3），分别对应高灵敏度分支（SenBranch）、高特异度分支（SpecBranch）和融合分支（FusionBranch）。这三个分支共享编码器，只是输出端不同。高灵敏度标签通过如下方式生成：只要一位医生认为有病，这个患者就被认为有病。高灵敏度标签用来训练高灵敏度分支。类似方法被用来生成高特异度标签（即只要一位医生认为正常就算正常）来训练相应的分支。在训练时，除了通常的互信息熵损失，还加入了一致性损失（Consensus Loss）来鼓励高灵敏度分支和高特异度分支在医生标签一致的图像上生成一致的分类结果，在医生有分歧的图像上生成不同的分类结果，从而更好地模拟医生的标注结果。这两个分支的输出可以给所有图像打上一个软标签（Soft Label）。这个软标签用来训练融合分支。同时高灵敏度和高特异度分支的高层特征也都输出给融合分支，用于疾病的最终分类。

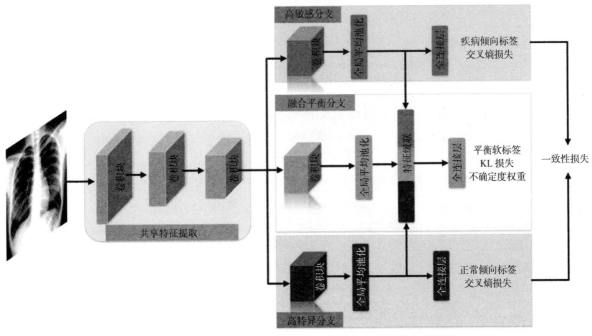

图 5-3　三分支网络利用多个医生的原始标注提高疾病诊断准确率

三、领域自适应

领域自适应（简称"域适应"）是迁移学习的代表方法。域适应问题中涉及两个至关重要的概念：源域和目标域。源域表示与测试样本不同的领域，但是有丰富的监督信息；目标域表示测试样本所在的领域，无标签或者只有少量标签。域适应旨在利用源域中带标签的样本来解决目标领域的学习问题，其关键在于如何最大化地减小领域间的分布差异，有效解决领域间数据分布的变化。根据学习过程中不同阶段进行域适应，现有工作大致可分为三类：①样本适应，对源域样本进行加权重采样，从而逼近目标域的分布；②特征适应，将源域和目标域投影到公共特征子空间；③模型适应，对源域误差函数进行修改，考虑目标域的误差。例如，Wachinger 等[8] 提出通过计算目标域和源域概率的比率对源域训练数据集中的样本进行加权的域适应方法，并将其集成到多项式弹性网分类中，实现对阿尔兹海默病的诊断，并获得较好的分类性能。Wang 等[9] 提出基于低秩表示的多源域自适应疾病诊断模型，该模型通过低秩矩阵分解将多源数据投影到公共隐空间，并在公共空间用目标域数据对源域数据进行重新表示，降低多源数据分布差异。在多中心自闭症数据集上的实验结果证明了该模型的有效性。Ghafoorian 等[10] 使用已标注的源域脑 MR 数据训练基于 CNN 的分割模型，并将其应用到未标注的目标域数据上，从而对不同域的图像对于同一任务进行域适应网络的性能进行评估。研究表明，领域适应模型的性能明显优于从头开始使用相同规模的数据训练得来的模型。

另外，基于生成对抗网络（Generative Adversarial Networks，GAN）和最优传输（Optimal Transport，OT）的域适应方法在医学领域获得广泛的关注。具体来说，利用 GAN 技术可以实现从 CT 数据域到 MRI 数据域的映射，把某个 CT 图像转换成 MRI 图像。这种域跟域之间的转换可以解决医学成像领域的许多问题，如增加模型的适用性、节省大量的标记时间（只需要某一个域上的标注）等；最优传输方法可以实现从一个分布映射到另一个分布的最优传输方案，使得每个源域数据和目标域数据相关联并使总距离最小化。基于最优传输的域适应方法在 MRI 数据配准、诊断等任务中表现出优异的性能。

四、对 抗 生 成

医学影像数据存在模态差异和形式差异等，因此，研究人员提出了基于对抗生成的数据生成方法，用以缓解由于数据差异大带来的模型预测精度低、鲁棒性差等问题。医学影像的差异主要体现在以下两个方面：第一，医学影像领域存在着较为突出的正负样本比例不均衡问题。例如，肿瘤图像中肿瘤区域的体素数量远少于正常组织区域体素，因此正样本的比例较小，进而导致模型的预测精度降低，模型泛化能力弱。第二，采集的样本数据模态有差异。例如，有些特定模态数据（如 PET 影像）采集成本很高，因此在实际场景中采集到的数量很少，这就导致了样本的某个模态缺失，使得设计多模态分析模型十分具有挑战性。

为了解决上述问题，很多基于对抗生成的数据生成方法被提出。例如，在解决正负样本比例不均的问题时，Shin 等[11] 提出使用对抗生成的方法进行脑肿瘤数据的扩充，为后续的脑肿瘤分割提供了较为丰富的合成样本。该模型适用于生成不同类别的样本，对于比例较小的类别，能够有效生成可用的合成样本，扩充了样本数量，从而能够提高模型的精度。另外，Costa 等[12] 提出了一种能够生成眼底图像的对抗生成模型，该模型不仅能够生成眼底的光学图像，还能够生成眼底的分割标记图像。因此，该生成网络架构能够生成有效的眼底分割图像标记对，为后续的分割模型学习提供更多的训练样本，同时减少了标记的代价。

针对医学影像数据模态有差异的问题，Pan 等[13] 提出了生成对抗的方法，使用较为廉价的 MRI 影像去生成采集成本较高的 PET 影像。该方法提出了一个循环一致性的损失项（图 5-4），使得两个生成网络输出的结果具有循环一致性，该模型能够有效合成缺失的 PET 影像，为后续的多模态模型设计提供了模态完整的数据集。另外，Zeng 等[14] 也提出了一种使用 MRI 生成 CT 影像的生成对抗模型，该方法降低了采集 CT 影像对患者带来的辐射伤害，其最大优势是无需使用单个患者的 MRI 与 CT 图像对即可完成训练，大大降低了设计模型的数据集门槛。

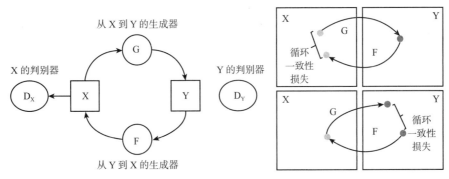

图 5-4　对抗生成网络（左图）和循环一致性损失（右图）

五、网络架构前沿

近年来，人工神经网络架构在医学影像方面有许多显著的进步，本部分介绍神经网络在医学影像分析领域的前沿架构，包括深度化网络架构、面向医学图像分割的 U-Net 架构、神经网络架构搜索（NAS）算法和轻量化架构。这 4 种网络架构是处理海量的医学影像大数据、实现高效率和高性能计算架构的基础（图 5-5）。

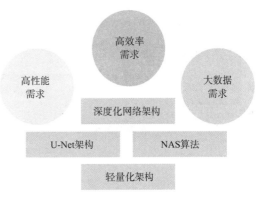

图 5-5　医学影像分析中的深度学习架构

（一）深度化网络架构

在人工智能诞生之初的 20 世纪中叶，人工神经网络多采用层级简单、参数较少的浅层架构，如感知机、多层感知机这样的简单网络。得益于几代科学家的积极探索、GPU 等硬件设备性能的极大提升，以及大数据标注资源的充分利用，神经网络的架构已经从简单演化为复杂，从浅层模型演化为深度模型。深度神经网络相比浅层神经网络拥有更大的模型容量、更强的泛化能力，在大数据中训练的深度模型通常能获得惊人的性能表现，达到远远超过传统算法甚至超过人类的水平。从 2012 年的 AlexNet[15] 开始，更深的网络架构、更好的优化算法不断被提出，深度学习的性能也不断被提升（如图 5-6 所示的 ZFNet[16]、VGG[17]、GoogLeNet[18]、ResNet[19] 在 ILSVRC[15] 上分类的错误率变化就展示了这一趋势）。探索更深、更宽、更优化的网络架构是当前的主要研究方向之一。

（二）图像分割 U-Net

U-Net[20] 是一个经典的神经网络架构，在图像分割领域具有广泛应用，后续的扩展有 3D-UNet[21]、Res-UNet[22] 等架构。U-Net 最初是一个用于 2D 图像分割的卷积神经网络，曾赢得了

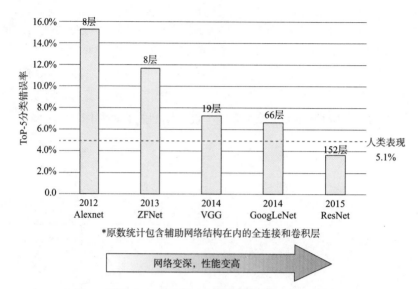

图5-6　大型图像分类任务 ILSVRC 上各方法的分类错误率

国际生物医学影像研讨会（ISBI）2015细胞追踪挑战赛和龋齿检测挑战赛的冠军[20]，其结构如图5-7，左侧为一个编码器，右侧为一个解码器。由于医学图像语义结构较为固定[23]，语义信息和低级特征尤为重要，U-Net 中的 skip connection 结构与 U 型结构能够很好地学习这一类特征。因此，在医学图像领域，以 U-Net 为代表的图像分割模型将会对众多医学影像分析任务，如存活预测[23, 24]、肿瘤分割[25] 等产生重大的推动作用。

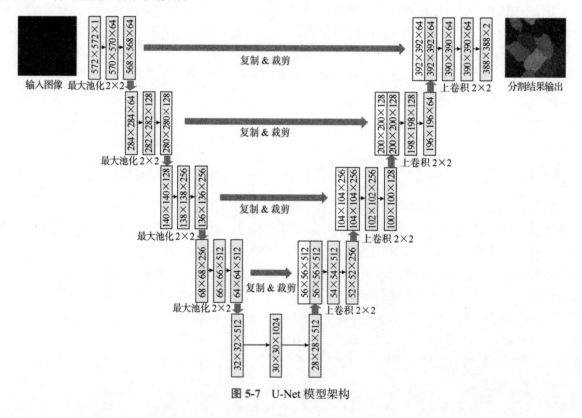

图5-7　U-Net 模型架构

（三）神经网络架构搜索

深度神经网络层数多、参数量大，人工设计费时费力，难以满足日益增长的应用需求。NAS 旨在自动构建高性能神经网络。NAS 算法如图 5-8 所示。目前根据其研究内容，NAS 可以分为 3 个部分[26]：搜索空间、搜索策略和性能评估策略。搜索空间主要是定义网络可能的设计结构，其常见的搜索空间如链式结构神经网络、搜索块、宏观架构和分层搜索空间等；搜索策略用于探索搜索空间，常见的方法包括进化算法、贝叶斯优化、强化学习等；性能评估策略目的是用更少的计算资源来合理评估设计出的网络结构性能。NAS 算法大大提高了网络设计的效率，已经应用在医学图像分割[27]、CS-MRI 重建[28]等研究中。随着深度神经网络技术的快速发展，未来 NAS 算法将会进一步应用于医学影像分析领域。

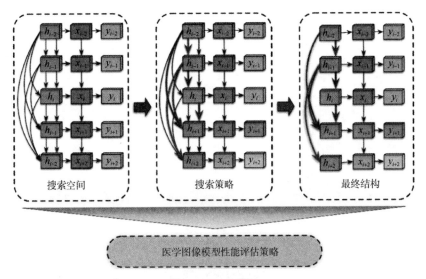

图 5-8　NAS 算法

（四）轻量化模型

深度神经网络参数量庞大，需要消耗大量计算资源来执行网络模型运算，极大地限制了深度神经网络模型在资源受限的移动嵌入式设备端的应用。超声影像的移动端分析等医学影像应用，计算和分析都需要在设备端进行。如图 5-9 所示，传统的深度神经网络模型是在 GPU 上运行的，其浮点计算能力是每秒 1TFLOPs 以上。当深度神经网络模型移植到移动端或 ARM 端时，设备计算能力降到了每秒 GFLOPs 级别，甚至是 MFLOPs 级别时，深度神经网络模型的计算效率很低，无法满足使用需求。因此，研究轻量化模型算法，使深度神经网络模型在多种不同计算能力的设备上高效地运行成为当前的热点。轻量化模型算法主要包括两方面：一方面是针对预训练的网络模型进行压缩和加速，主要技术包括低秩分解、权值量化、模型剪枝、知识蒸馏等；另一方面是人工设计轻量化的深度神经网络架构，典型代表为 MoblieNet[29]、ShuffleNet[30] 等。轻量化模型架构的研究和发展会进一步推进深度神经网络在医学影像分析中的应用。

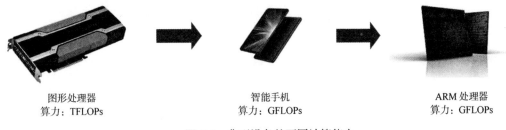

图形处理器
算力：TFLOPs

智能手机
算力：GFLOPs

ARM 处理器
算力：GFLOPs

图 5-9　典型设备的不同计算能力

六、知识与学习融合

AI 医学影像分析除了面临数据与标注缺乏的挑战外，另一个不同于自然图像分析的特点是涉及专业医学知识，如专业理论、临床实践、循证医学、指南与专家共识、前沿进展等。如何将这些多样的领域知识与数据驱动的建模方法相结合，从而实现小样本与弱标注情况下的鲁棒建模，成为近年来 AI 医学影像分析的研究热点之一。目前对知识与学习相融合的研究主要体现在以下几个方面：①融合解剖结构知识的影像数据处理与分析；②融合成像先验知识的影像数据处理与分析；③融合相关领域机器知识的迁移学习。

（一）融合结构先验知识的影像数据处理与分析

人体的器官，如大脑、心脏、肾脏、盆腔等都具有相对统一的 3D 形状（图 5-10），每个器官又包含相对统一的内部结构，如心脏包含左右心房和左右心室 4 个腔室。因此，类似于人脸分析与识别任务中将人脸的 3D 结构和五官信息以生成式模型（如 PCA）的形式来提升模型性能，医学影像分析中也可以将器官的形状与解剖结构以生成式模型的形式用于影像分析与识别的建模过程。此外，这类先验知识还可以作为医疗影像分割等任务的后处理约束，实现基于先验结构知识的分割结果优化，避免结构性的分割错误。近年来，这类方法在脑区分割、心脏分割、X 线影像增强等任务中都具有越来越广泛的研究和应用。

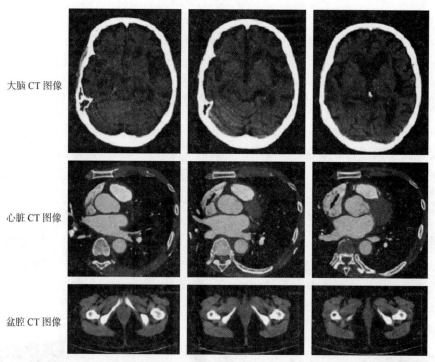

大脑 CT 图像

心脏 CT 图像

盆腔 CT 图像

图 5-10　不同人体器官或部位分别具有相对统一的形状与结构

（二）融合成像先验知识的影像数据处理与分析

因为人体不同组织与器官密度的差异，在同一影像中，不同组织与器官会存在成像数值分布范围的差异（图 5-11）。在 CT 等影像中，不同组织与器官的成像值分布差异尤为明显，而人体不同部位中的同类组织的成像数值分布具有高度一致性。这些成像先验知识一方面可以用于影像数据预处理过程，实现对不同组织或器官的高效粗分割，从而降低精细分割与分析任务的难度。另一方面，不同影像模态在成像过程中存在明确的关联关系，比如 3D CT 图像与 2D X 线图像。3D CT 影像可以视为一系列连续扫描的 2D X 线图像（slice）构成的集合，而 2D X 线图像可以通过对 3D CT 影像进行投影而近似，因此可以基于成像先验知识设计跨模态的影像转换与生成，进而可以用于数据增广。

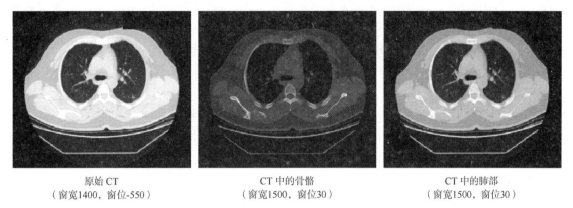

原始 CT　　　　　　　　　CT 中的骨骼　　　　　　　　CT 中的肺部
（窗宽1400，窗位-550）　　（窗宽1500，窗位30）　　　（窗宽1500，窗位30）

图 5-11　根据人体不同组织与器官的成像特点，采用不同窗宽与窗位显示 CT 中不同的组织，从而增强不同器官与组织的影像细节特征

（三）融合领域机器知识的建模

除了将专业医学知识显式地与机器学习相结合外，医学领域知识还可以通过机器知识（即算法与模型所学习到的模型或特征空间）的方式，用于相似医学影像处理与分析任务。这一点不同于深度学习模型预训练，预训练的目标是利用相关领域数据建立对深度模型的良好初始化，而融合领域机器知识的建模是将解剖结构知识、成像先验知识表示为机器易于利用的形式（不一定是人易于理解的形式），如图 5-12 中的特征嵌入（Feature Embedding），进而可以应用于增强分割、分类等影像分析任务[31]。

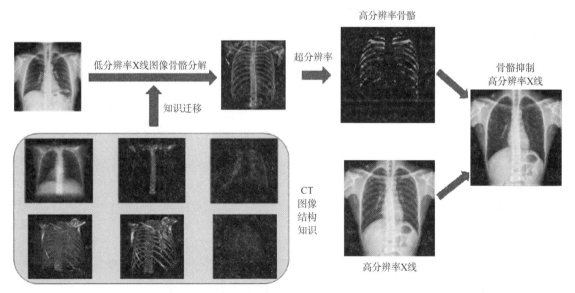

图 5-12　将模型学习到的 CT 图像域的结构知识迁移用于 X 线影像增强

七、通用表征学习

由于不同器官的位置、组织结构特点及疾病诊断需求的差异，实际场景中获取的医疗影像数据在模态、尺度及维度等方面都存在较大差异。以心脏功能与疾病诊断为例，可能的数据模态包含心电图、超声心动图、CT图像等。这些数据涵盖了1维、2.5维和3维不同维度，且通常具有不同的时空分辨率。即使对于同一模态，不同器官、不同采集设备、不同采集人员，以及不同医疗机构之间，也会存在不同程度的数据差异。传统的针对每一类数据和任务分别建立一种强监督学习模型的方法显然很难适应医疗影像数据多样性的特点。为此，近年来通用表征学习（Universal Representational Learning，URL）成为医疗影像分析中的一个重要研究方向，即如何在上述数据模态、维度与时空分辨率差异的条件下，构建具有自适应能力的统一表征学习模型。一种有效的方式是构建域适配器，例如通过可分离卷积与通道卷积等不同卷积方式相结合，建立既能对多源输入的底层差异进行协调，又能在网络高层进行共享的多源自适应深度卷积神经网络[32]。另外，还可以通过引入辅助任务实现多任务学习，使多器官分析任务能尽可能地共享底层特征表示，提升模型效率和鲁棒性[33]。

八、联邦学习

联邦学习（Federated Learning）的目标是在保障数据交换时的信息安全及个人隐私安全前提下，在多方参与下开展数据不共享的多数据源机器学习训练，其有望成为下一代人工智能协同算法和协作网络的基础[34]。针对不同的数据源情况（所持有的样本及其特征），联邦学习可以分为3种：横向联邦学习（共享相同的特征空间，但样本空间不同，如图5-13）[35]、纵向联邦学习（共享相同的样本空间但特征空间不同，如图5-14）[36]和联邦迁移学习（样本和特征空间上都不同）[37]。同时，隐私是联邦学习的基本要素之一，也需要可靠的安全模型和分析来提供有意义的隐私保证[38]。

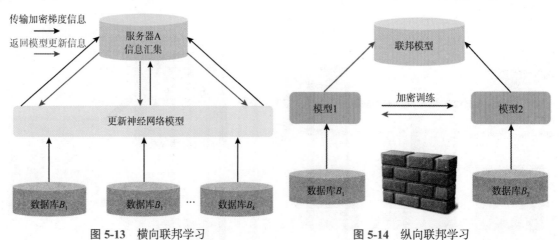

图5-13　横向联邦学习　　　　　图5-14　纵向联邦学习

医疗领域是联邦学习绝佳的应用场景，由于其数据获取难度较大、标注成本高及隐私性等问题，人工智能算法经常无法获取充足的训练数据，从而影响到算法实际的有效性。联邦学习以模型共享代替数据共享，在保证数据隐私性的前提下，为算法提供了充足的训练数据。以多中心研究为例，数据通常来源于多家医疗机构，考虑到患者信息的隐私性，医院之间往往不希望直接进行数据交换，联邦学习通过中央服务器保留一个共享模型，通过将共享模型分配到各个医院，并利用医院私有的数据对对应的模型进行更新，最后将多个模型汇总到中央服务器上进行合并，在保持数据私有性的同时，增加了整体的训练数据量。然而在实际场景下，模型共享的过程若采用反演攻击技术[39]，会间接地泄露一些本地的数据样本，来自英伟达和伦敦国王学院的研究者[40]使用梯度裁剪对参数进行选择性更新来避免本地模型由于过拟合而记忆样本的现象，同时引入稀疏向量技巧对参数的微分隐私进行保护。

九、不 确 定 性

深度学习中的不确定性可以分为模型不确定性和数据不确定性。模型不确定性常可以用来衡量模型预测的置信度（Confidence）。模型不确定性或者置信度估计的方法大致可以分为两类：基于数据采样的估计和基于参数采样的估计。前者通常是利用数据分布的变化来估计预测的置信度[41]，后者则通常利用网络参数的采样或者分布估计进行置信度的生成[42]。

除了模型不确定性，数据本身也存在不确定性。这类不确定性的一个重要来源便是标签存在噪声。在医学影像中，由于医生的年资、认知等差异，以及影像诊断本身的不确定性，数据标注更易受到噪声影响[43, 44]。已有很多针对这类问题的研究，例如基于重要性重采样的方法[45]，基于噪声估计和标签修正的方法[46]等。最近，有团队提出基于信息论的联合学习方法（图 5-15）[47]，并证明随着样本数量增大，该方法在期望意义上可以收敛到贝叶斯后验分类器，为噪声标签的对抗提供了新的思路。医疗数据不确定性的另一个来源是病程发展中的交界性样本。一个典型的例子是阿尔茨海默病，部分患者在健康到患病之间存在轻度认知障碍，这类患者只有一部分会衍变成阿尔茨海默病，因此在临床早期，这类样本无法给出患病与否的判断，我们称这类样本为不确定样本。基于病程进展的先验，有团队提出了 UDM 模型（如图 5-16）[48]，基于间隔（Margin）的思想提出新的损失函数，并融入了对样本不平衡和误诊问题的考虑和解决方法，取得了领先的效果。

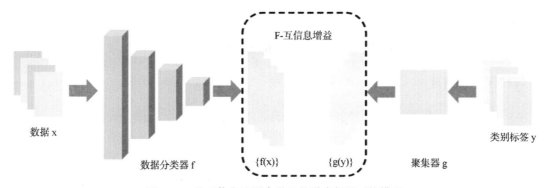

图 5-15　基于信息论联合学习的噪声标签对抗模型

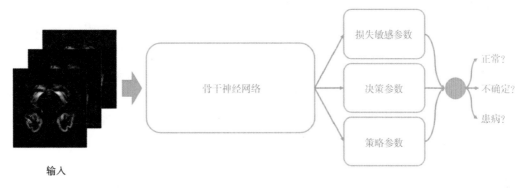

图 5-16　UDM 模型：融入了对样本不平衡和误诊问题的考虑及解决方法

十、可解释性

近年来，越来越多的研究工作关注可解释性问题。Murdoch 等[49] 认为模型的可解释性主要包括三方面：①模型任务能力；②模型本身的可描述性；③稳定性及与领域知识的相关性。可解释性强的模型，不仅可控性更强，而且能够稳定地带来知识更新，增加使用者对模型的信赖度。

在医学影像的应用中，除了可以使用一些自然图像领域基于特征预测权重的思路，挖掘空间区域的重要性[50, 51]，一个更值得信赖的方式为将先验知识融入模型中，从而提高模型的可解释性。针对阿尔茨海默病的早期诊断，有团队提出体素信息具有空间簇集，并且萎缩体素与疾病具有正向的相关关系的先验知识，在疾病诊断和萎缩区域的选择方面，较之前取得了更好的效果[52, 53]。针对肺部 CT 影像，也有团队结合影像科医生在临床诊断中利用多种窗宽、窗位观察异常区域的专业经验，提出了一种多视角目标检测网络来融合多种窗宽、窗位下的图像信息[54]。针对乳腺 X 线影像，研究人员显式建模乳腺钼靶图像的双边信息[55] 和不同投照位信息[56]，嵌入了医生阅片内在逻辑，显著提升了算法效果。除此之外，近些年有研究人员尝试用因果推断的方式来增强模型的可解释性。被常用于机器学习和计算机应用的因果推断的理论框架是由 Judea Pearl 等学者建立并丰富的，通过引入因果图模型来融入先验知识和条件独立等假设，并基于此定义干预、因果作用及反事实推断。例如，有研究人员通过异常影像的反事实推断，生成相应的正常影像，从而更好地分析异常的特征[57]。

（周少华　高　跃　韩　琥　王亦洲　张道强　郑冶枫）

第三节　未来展望

展望未来，除了上述热点趋势，还有很多方向值得关注。

1. 与临床紧密结合

医学影像分析计算模型主要是针对共性问题的通用方法，而医学影像分析计算是一个与临床实践紧密结合的研究领域，如何把通用的技术算法与个性的临床问题进行有效结合是将技术真正落地的必经之途，具体结合方式应由具体问题决定。特别是，在临床问题中，除了影像数据外，还有其他数据或信息，如病历、体检结果、心电等，充分利用多种数据或信息可以更好地对患者建模。

2. 智能医学成像

分析计算的前提是医学成像。由于医学影像是利用光、电、磁、声等物理现象来采集数据的，传统的医学成像重建算法大多是基于物理模型推导而来，例如，MRI 是基于傅里叶变换。后来，优化迭代算法成为主流，优化的目标函数由数据保真项和正则项组成，正则项为对重建物体先验知识（如光滑程度、稀疏约束等）的人为描述。最近，深度学习模型与医学成像结合（即智能医学成像）[58] 也大行其道。在某种程度上，深度学习模型可以通俗地理解为数据驱动或协助定义的先验知识，因而较人为的先验知识可以更准确地描述物体。

3. 开源影像数据

算法、算力、数据是人工智能的三大要素。业界有不少自然图像的开源数据库，数据量非常大（甚至达百万级）；开源医学影像数据库虽然不少，但是数据却偏少，期望未来这一瓶颈可以得到突破，促进医学影像分析的更进一步发展。

（周少华）

参 考 文 献

[1] Budovec JJ，Lam CA，Kahn CE. Informatics in radiology：Radiology gamuts ontology：Differential diagnosis for the Semantic Web. Radio-graphics，2014，34：254 - 264.

[2] Chen S，Ma K，Zheng Y. Med3D：Transfer learning for 3D medical image analysis. arXiv Preprint arXiv：1904.00625，2019.

[3] Zhou Z，Sodha V，Siddiquee MMR，et al. Models genesis：Generic autodidactic models for 3D medical image analysis. In：MICCAI，2019.

[4] Zhu J，Li Y，Hu Y，et al. Rubik's cube+：A self-supervised feature learning framework for 3D medical image analysis. Medical Image Analysis，2020.

[5] Tao X，Li Y，Zhou W，et al. Revisiting Rubik's cube：Self-supervised learning with volume-wise transformation for 3D medical image seg-mentation. In：MICCAI，2020.

[6] Wang D，Zhang Y，Zhang K，et al. FocalMix：Semi-supervised learning for 3D medical image detection. In：MICCAI，2020.

[7] Yu S，Ma K，Bian C，et al. Difficulty-aware glaucoma classification with multi-rater consensus modeling. In：MICCAI，2020.

[8] Wachinger C，Martin R. Domain adaptation for Alzheimer's disease diagnostics. NeuroImage，2016，139：470-479.

[9] Wang ML，Zhang DQ，Huang JS，et al. Identifying autism spectrum disorder with multi-site fMRI via low-rank domain adaptation. IEEE Transactions on Medical Imaging，2019，39（3）：644-655.

[10] Ghafoorian M，Mehrtash A，Kapur T，et al. Transfer learning for domain adaptation in mri：Application in brain lesion segmentation. In：MICCAI，2017.

[11] Shin HC，Tenenholtz NA，Rogers JK，et al. Medical image synthesis for data augmentation and anonymization using generative adversarial networks. In：MICCAI，2018.

[12] Costa P，Galdran A，Meyer MI，et al. End-to-End adversarial retinal image synthesis. IEEE Trans Med Imaging，2018，37（3）：781-791.

[13] Pan Y，Liu M，Lian C，et al. Synthesizing missing PET from MRI with cycle-consistent generative adversarial networks for Alzheimer's dis-ease diagnosis. In：MICCAI，2018.

[14] Zeng G，Zheng G. Hybrid generative adversarial networks for deep MR to CT synthesis using unpaired data. In：MICCAI，2019.

[15] Krizhevsky A，Sutskever I，Hinton GE. ImageNet classification with deep convolutional neural networks. In：NIPS，2012.

[16] Zeiler MD，Fergus R. Visualizing and understanding convolutional networks. In：ECCV，2014.

[17] Simonyan K，Zisserman A. Very deep convolutional networks for large-scale image recognition. In：ICLR，2015.

[18] Szegedy C，Liu W，Jia Y，et al. Going deeper with convolutions. In：CVPR，2015.

[19] He K，Zhang X，Ren S，et al. Deep residual learning for image recognition. In：CVPR，2016.

[20] Ronneberger O，Fischer P，Brox T. U-Net：Convolutional networks for biomedical image segmentation. In：MICCAI，2015.

[21] Çiçek Ö，Abdulkadir A，Lienkamp SS，et al. 3D U-Net：Learning dense volumetric segmentation from sparse annotation. In：MICCAI，2016.

[22] Xiao X，Lian S，Luo Z，et al. Weighted Res-UNet for high-quality retina vessel segmentation. In：ITME，2018.

[23] Zhu X，Yao J，Zhu F，et al. WSISA：Making survival prediction from whole slide histopathological images. In：CVPR，2017.

[24] Zhang Z，Chen P，McGough M，et al. Pathologist-level interpretable whole-slide cancer diagnosis with deep learning. Nature Machine Intelli-gence，2019，1（5）：236-245.

[25] Li X，Chen H，Qi X，et al. H-DenseUNet：Hybrid densely connected UNet for liver and tumor segmentation from CT volumes. IEEE Transactions on Medical Imaging，2018，37（12）：2663-2674.

[26] Elsken T，Metzen JH，Hutter F. Neural architecture search：A survey. Journal of Machine Learning Research，2019，20：1-21.

[27] Zhu Z，Liu C，Yang D，et al. V-NAS：Neural architecture search for volumetric medical image segmentation. In：3DV，2019.

[28] Yan J，Chen S，Li X，et al. Neural architecture search for compressed sensing magnetic resonance image reconstruction. ArXiv：2002.09625，2020.

[29] Howard AG，Zhu M，Chen B，et al. MobileNets：Efficient convolutional neural networks for mobile vision applications. ArXiv：1704.04861，2017.

[30] Zhang X，Zhou X，Lin M，et al. ShuffleNet：An extremely efficient convolutional neural network for mobile devices. In：CVPR，2018.

[31] Li H，Han H，Li Z，et al. High-Resolution chest X-ray bone suppression using unpaired CT structural priors. IEEE Transactions on Medical Imaging，2020.

[32] Huang C，Han H，Yao Q，et al. 3D U^2-Net：A 3D universal U-Net for multi-domain medical image segmentation，In：MICCAI，2019.

[33] Yao Q，He Z，Han H，et al. Miss the point：Targeted adversarial attack on multiple landmark detection. In：MICCAI，2020.

[34] Yang Q，Liu Y，Chen T，et al. Federated machine learning：Concept and applications. ACM Transactions on Intelligent Systems and Technol-ogy（TIST），2019，10（2）：1-19.

[35] McMahan HB，Moore E，Ramage D，et al. Federated learning of deep networks using model averaging. ArXiv：1602.05629，2016.

[36] Hardy S，Henecka W，Ivey-Law H，et al. Private federated learning on vertically partitioned data via entity resolution and additively homo-

morphic encryption. ArXiv：1711.10677，2017.

[37] Pan SJ，Yang Q. A survey on transfer learning. IEEE Trans. on Knowl. and Data Eng，2010，22（10）：1345-1359.

[38] Bagdasaryan E，Veit A，Hua Y，et al. How to backdoor federated learning. arXiv：1807.00459，2018.

[39] Hitaj B，Ateniese G，Perez-Cruz F. Deep models under the GAN：Information leakage from collaborative deep learning. In：Proceedings of the 2017 ACM SIGSAC Conference on Computer and Communications Security，2017，603-618.

[40] Li W，Milletari F，Xu D，et al. Privacy-preserving federated brain tumour segmentation. In：International Workshop on Machine Learning in Medical Imaging，2019.

[41] Snoek J，Ovadia Y，Fertig E，et al. Can you trust your model's uncertainty? Evaluating predictive uncertainty under dataset shift. In：NIPS，2019：13991-14002.

[42] Gal Y，Ghahramani Z. Dropout as a Bayesian approximation：Representing model uncertainty in deep learning. In：International Conference on Machine Learning，2016.

[43] Kohl S，Romeraparedes B，Meyer C，et al. A probabilistic U-Net for segmentation of ambiguous images. In：NIPS，2018：6965-6975.

[44] Xue C，Dou Q，Shi X，et al. Robust learning at noisy labeled medical images：Applied to skin lesion classification. In：International Symposium on Biomedical Imaging（ISBI），2019.

[45] Liu T，Tao D. Classification with noisy labels by importance reweighting. IEEE Transactions on Pattern Analysis and Machine Intelligence，2015，38（3）：447-461.

[46] Yi K，Wu J. Probabilistic end-To-end noise correction for learning with noisy labels. In：CVPR，2019，7017-7025.

[47] Cao P，Xu Y，Kong Y，et al. Max-MIG：An information theoretic approach for joint learning from crowds. ArXiv：1905.13436，2019.

[48] Wu B，Sun X，Hu L，et al. Learning with unsure data for medical image diagnosis. In：CVPR，2019.

[49] Murdoch WJ，Singh C，Kumbier K，et al. Interpretable machine learning：Definitions，methods，and applications. ArXiv：1901.04592，2019.

[50] Zhou B，Khosla A，Lapedriza A，et al. Learning deep features for discriminative localization. In：CVPR. 2921-2929，2016.

[51] Selvaraju RR，Cogswell M，Das A，et al. Grad-CAM：Visual explanations from deep networks via gradient-based localization. International Journal of Computer Vision，2020，128（2）：336-359.

[52] Xin B，Hu L，Wang Y，et al. Stable feature selection from brain sMRI. In：AAAI，2015.

[53] Sun X，Hu L，Zhang F，et al. FDR-HS：An empirical bayesian identification of heterogenous features in neuroimage analysis. In：MICCAI，2018.

[54] Li Z，Zhang S，Zhang J，et al. MVP-net：Multi-view fpn with position-aware attention for deep universal lesion detection. In：MICCAI，2019.

[55] Liu Y，Zhou Z，Zhang S，et al. From unilateral to bilateral learning：Detecting mammogram masses with contrasted bilateral network. In：MICCAI，2019.

[56] Liu Y，Zhang F，Zhang Q，et al. Cross-View correspondence reasoning based on bipartite graph convolutional network for mammogram mass detection. In：CVPR，2020.

[57] Wang C，Zhang F，Yu Y，et al. BR-GAN：Bilateral residual generating adversarial network for mammogram classification. In：MICCAI，2020.

[58] Wang G，Zhang Y，Ye X，et al. Machine learning for tomographic imaging. IOP Publishing，2019.

第六章

医学影像人工智能产品质量评价与标准化

第一节 医学影像人工智能产品质量评价现状

一、国外医学影像人工智能产品质量评价现状

目前，很多医学影像人工智能（AI）产品属于人工智能医疗器械范畴，处于注册上市阶段。本章主要介绍医学影像 AI 产品的质量评价与标准化，为从业人员提供参考。质量评价是保证医学影像 AI 产品安全性与有效性的重要手段。从质量管理体系的角度看，质量评价涉及产品验证和确认过程。

近年来，AI 技术已经在眼底疾病[1]、肺部疾病[2]、乳腺癌[3]、皮肤病[4]等应用领域取得了不少研究成果[5]，临床使用范围也越来越广泛[6]。2019 年以来，美国食品药品管理局（FDA）批准多款使用 AI 技术的医疗器械产品，预期用途包括基于医学影像的辅助诊断、辅助检测、辅助分诊等，说明医学影像 AI 的产业化前景广阔。

由于上述产品的形态以医疗器械软件为主，产品的质量评价一方面参考软件即器械（Software As Medical Device）的通用指导文件，进行软件功能界面与功能的验证确认，例如，国际医疗器械监管论坛发布的相关文件[7, 8]；另一方面，产品质量评价需要对算法性能开展验证与确认，例如，FDA 发布的有关计算机辅助检测产品的指南[9, 10]。医学影像 AI 产品的算法验证一般采用独立于研发训练数据的测试集，考量算法的准确性、泛化能力等，测试集的形式多种多样，包括临床数据、仿真数据、体模数据等。算法确认通常依托临床试验进行，包括算法独立性能评价（Standalone Performance Assessment）、人机对比、多判读者多病例（Multi-Reader Multi-Case，MRMC）等。在算法确认环节，医学影像 AI 产品对于医生的影响[11]，也是评价对象之一。根据产品代码（Product Code），美国上市的部分代表性产品及临床试验情况分组介绍如下：

（一）辅助检测与诊断疑似肿瘤的病变

辅助检测与诊断疑似肿瘤的病变是医学影像 AI 较早起步的方向，尤其是在乳腺癌方面，该类产品代码为 QDQ，代表性产品如表 6-1 所示。AI 技术在这一领域的应用有望提升诊断的准确性，降低误诊率。这种场景下，产品的算法准确性和可靠性十分关键，是质量评价的关键。从表 6-1 中可见，大多数此类产品采用了 MRMC 的临床试验研究方法来评估产品对临床诊断的影响。

表 6-1 近两年 FDA 批准的用于肿瘤病变辅助诊断的代表性 AI 医疗器械产品

产品名称	厂家	临床用途	临床试验方法	批准日期
Koios DS for Breast	Koios Medical，Inc.	乳腺癌辅助诊断	MRMC	2019-7-3
ProFound AI Software V2.1	iCAD Inc.	乳腺断层影像辅助诊断	无	2019-10-4
Transpara	Screenpoint Medical B.V.	乳腺癌辅助诊断	无	2019-12-10
MammoScreen	Therapixel	乳腺癌辅助诊断	MRMC	2020-3-25
Transpara	ScreenPoint Medical B.V.	乳腺癌辅助诊断	MRMC	2020-3-5

（二）辅助分诊与通知

该类产品代码为 QAS，主要侧重于实现快速分诊及风险提示功能，帮助急诊部门及时识别和救治急症患者。近年来，FDA 批准的具有辅助分诊功能的 AI 医疗器械主要应用于颅内出血、血管闭塞及颈椎骨折等疾病（表 6-2）。分诊类软件的使用场景不同于肿瘤病变识别类的产品，两者的风险等级和监管方向均有所不同。表 6-2 可见，大部分此类产品并未开展临床试验。

表 6-2　近两年 FDA 批准的用于辅助分诊的 AI 医疗器械产品

产品	厂家	临床用途	临床试验方法	批准日期
DeepCT	Deep01 Limited	颅内出血影像分诊	无	2019-7-10
HealthICH	Zebra Medical Vision Ltd.	颅内出血影像分诊	无	2019-6-13
BriefCase	Aidoc Medical Ltd.	颈椎骨折分诊	无	2019-5-31
CuraRad-ICH	CuraCloud Corp.	颅内出血影像分诊	非 MRMC	2020-4-13
BriefCase	Aidoc Medical Ltd.	大血管闭塞病变分诊	无	2019-12-20
Rapid ICH	iSchemaView Incorporated	颅内出血影像分诊	无	2020-3-31
NinesAI	Nines Inc.	颅内出血分诊	无	2020-4-21
Viz ICH	Viz.ai Inc.	颅内出血分诊	无	2020-3-18

（三）病变辅助优先级排序

该类产品代码为 QFM，主要应用于气胸的辅助优先级排序，此外还应用于胸腔积液、乳腺疾病及椎体骨折等疾病的辅助诊断（表 6-3）。与前文分诊情景类似，AI 算法在急症处理方面起到了很好的辅助作用。对于此类产品的质量评价，除了关注灵敏度和特异度等基本参数，还需要关注产品的时间特性，特别是从分析结果到完成病例优先级排序这一过程的耗时。

表 6-3　近两年 FDA 批准的用于辅助优先级排序的 AI 医疗器械产品

产品	厂家	临床用途	临床试验方法	批准日期
Critical Care Suite	GE Medical Systems LLC.	气胸的辅助优先级排序	非 MRMC	2019-8-12
cmTriage	CureMetrix Inc	乳腺扫描影像分类	无	2019-3-8
HealthPNX	Zebra Medical Vision Ltd.	气胸辅助优先级排序	无	2019-5-6
Red Dot	Behold.AI Technologies Limited	气胸辅助优先级排序	无	2020-2-28
HealthCXR	Zebra Medical Vision Ltd.	胸腔积液的辅助分类	无	2019-11-26
HealthVCF	Zebra Medical Vision Ltd.	椎体压缩性骨折辅助优先级排序	无	2020-5-12
AIMI-Triage CXR PTX	RADLogics Inc.	气胸辅助优先级排序	无	2020-4-8

（四）辅助图像重建

除上述功能外，AI 算法也可用于医学影像的前处理，辅助图像重建，实现图像降噪、图像增强或者图像合成等目的，优化成像流程。FDA 在 2019 年 4 月批准了 GE Medical System 公司的 Deep Learning Image Reconstruction 产品上市，产品代码为 JAK。该产品使用深度神经网络算法合成头部、躯干、心脏及血管的 CT 图像。这些图像具有深度学习的标签，可与非合成图像进行区分，图像质量可以与传统重建算法媲美。用户可以选择是否使用深度学习功能及使用的程度。

另一类代表性产品是 Subtle Medical 公司在 2019 年获批的 SubtleMR 图像处理软件，产品代码为 LLZ。SubtleMR 通过 AI 算法完成 MRI 图像的降噪，图像清晰度有所提升。此类产品的应用可以缩短成像流程，改善患者体验，降低患者所受的电磁辐射剂量。从质量评价角度而言，这类产品的图像信噪比、图像分辨率、对微小结构的可分辨能力等指标是质量评价的重点。

（五）辅助图像采集

FDA 于 2020 年 4 月批准了 Caption Health 公司的一款名为 Caption Guidance 的产品上市，产品代码为 QJU。该产品通过 AI 技术实时引导医生获取高质量的心脏超声图像，是成像过程优化的代表性产品。以往的超声检查依赖医生的操作水平和经验，人才培养周期长，图像质量难以控制。这款软件的实时引导功能可帮助非超声领域的医护人员采集更高质量的超声图像，促进超声检查的推广。这类设备的用户群体较为复杂，因此质量评价除了关注算法性能之外，重点考虑了人因工程的因素及可用性评价。

欧盟、日本近几年也陆续有医学影像类 AI 产品获批上市，这些产品主要应用于辅助诊断等领域。日本药品监管部门 PMDA（Pharmaceuticals and Medical Devices Agency）关注 AI 产品的特殊质量问题，如适应性、可预测性、自治程度等，以及数据集特性和风险分级管理，其批准的代表性产品包括 2018 年上市的 EndoBRAIN 辅助诊断软件，可辅助进行大肠癌等癌症的辅助诊断。欧盟在新版医疗器械法规 [Regulation（EU）2017/745，简称"MDR"] 中提出了医疗器械软件的质量评价要求，如重复性、可靠性、性能、信息安全等，也适用于医学影像 AI 产品，其批准上市的代表性产品包括对胸部 CT 影像开展计算机辅助检测的肺癌检测平台 Veye Chest 等。总体来讲，欧盟、日本等的产品与美国的类似产品应用情况大体相同，对我国后续产品的质量评价具有借鉴意义。值得注意的是，我国也有多个医学影像 AI 产品在欧盟、日本等地获批上市。

二、国内医学影像人工智能产品质量评价现状

我国医学影像 AI 产业近年来发展迅速[12]，医学影像 AI 产品的质量评价可分为验证与确认两个环节。产品的验证方法可分为白盒测试和黑盒测试两种，白盒测试侧重于对代码、算法内核进行直接测试，通常运用于产品的研发过程；黑盒测试研究外部输入和产品输出之间的关系，计算外在的质量测度，通常在型式检验或成品测试阶段使用。根据药监局医疗器械技术审评中心发布的《深度学习辅助决策医疗器械软件审评要点》《肺炎 CT 影像辅助分诊与评估软件审评要点（试行）》等技术文件，产品注册上市阶段重点关注算法性能、软件特性、网络安全和移动医疗等方面。

（一）算法性能评价

目前对于算法性能的评价，多采用独立的测试集对产品进行检验。测试集样本的数量、质量、多样性、代表性、参考标准的确立与验证等因素对测试结果的信度和效度有关键影响。测试集的质量管理应当纳入实验室的质量体系，建立风险控制措施。因此，测试集的建设应根据产品的实际临床应用场景，参考质量管理体系要求，从人员、设备、数据、标准、环境等方面建立规程，明确要求，开展质控活动，降低由测试集带来的系统和随机偏差。

算法性能评价需要明确、客观的评价指标，按基本功能可简单分为三类：分类（辅助诊断）、检出（辅助检测）、分割（边缘勾勒）。分类问题是通过对比 AI 与参考标准分类，建立混淆矩阵，进而计算灵敏度、特异度、阳性预测值、阴性预测值、受试者操作特征曲线（ROC curve）、曲线下面积（AUC）等指标。检出问题一般是由 AI 对感兴趣区域进行识别和标记，如在医学影像上标出病变位置，评价指标包含召回率、精确度、F1 度量、FROC（Free Receiver Operating Characteristics）曲线等指标。检出功能的评价需建立 AI 与参考标准之间的标记匹配规则[13]，目前常见的依据有 3 种，包括 AI 预测标记和参考标准之间的区域的重合度（交并比）、AI 预测区域中心点与参考标准中心的距离、AI 预测区域中心点是否在参考标准定义的范围内。分割问题一般是描出 AI 感兴趣区域的边界，与参考标准上的感兴趣区域进行对比，评价指标包含召回率、精确度、交并比等。基于以上 3 个功能，还可以衍生出辅助测量（如长短径、骨龄评估等）、患者随访、预后评估、辅助分诊、辅助优先排序等其他功能。

在 AI 产品上市后，真实临床条件下的患者病例分布、数据采集过程可能出现各种扰动（如疑难病例、图像噪声、伪影、模糊、色彩失真、光照影响等），进而对算法的性能产生影响。为保障产品安全有效，质量评价工作需要考量算法鲁棒性和泛化能力，可从测试集中抽取子集，观测不同病例组成、数据质量和数据多样性对算法性能的挑战。例如，可引入一批图像质量下降但不影响医生判断的数据，或增加某一特定疾病数据、疑难杂症数据的比例，或在测试中增加分组测试，比较不同机型、成像参数、数据来源对 AI 算法性能的影响。

真实世界数据的多样性也使得有限数量的数据集难以覆盖 AI 产品在临床应用过程中可能遇到的各种情形，为了更好地考验 AI 产品的泛化能力，可采用生成模型，如常用于生成图像的生成对抗网络（GAN），拟合真实数据的分布，进而生成虚拟样本以扩充测试数据集；或提炼各类医学影像数据的关键特征（如分辨率、对比度、轮廓特征）对数据产生的变化，在原始样本中增加微量扰动生成对抗样本[14]，对算法进行测试。数据扩增技术能够起到一定的数据泛化作用，但数据扩增过程多处在研究阶段，本身应当经受严格的科学论证。

（二）软件特性

医学影像 AI 软件产品的一般软件特性评价目前主要参考 GB/T 25000.51-2016（ISO/IEC 25051：2014）。该标准的适用范围为就绪使用软件（Ready to Use Software Product，RUSP），从功能性、性能效率、兼容性、易用性、可靠性、信息安全性、维护性、可移植性等角度考量 RUSP 软件质量。国家药监部门 2015 年发布了《医疗器械软件注册技术审查指导原则》，该原则对医疗器械软件的一般性要求进行规定，并给出了通用性能指标的建议，目前《医疗器械软件注册技术审查指导原则（第二版）征求意见稿》于 2020 年 6 月 18 日发布。

（三）网络安全和移动医疗

国家药监部门 2017 年发布了《医疗器械网络安全注册技术审查指导原则》《移动医疗器械注册技术审查指导原则》。2020 年 9 月，《医疗器械网络安全技术审查指导原则（第二版）征求意见稿》也已经发布。医学 AI 产品作为一种特殊的医疗器械，在其联网运行过程中同样会遇到网络安全威胁，包括数据隐私安全性、数据接口安全性、云计算安全性等。此外，由于数据质量对 AI 的表现有重要影响，数据安全对产品安全性的影响不容忽视，对数据的攻击也可能是影响产品安全性的因素，可通过对抗性输入（如采用恶意污染的数据、伪造合成数据等作为测试集）对产品进行评价。

随着 AI 技术的普及，医学影像 AI 产品的应用场景向着家庭化、个人化发展，与智能手机等移动终端相结合（例如，用手机拍摄和分析眼底图像）。产品的有效性与安全性不仅取决于软件算法性能，还涉及移动终端的质量，这需要综合考量移动医疗的质量风险，可参照《移动医疗器械注册技术审查指导原则》中相关内容进行评价。

（郝　烨　孟祥峰）

第二节　医学影像人工智能产品标准化现状

一、国外标准化现状

伴随着人工智能技术在医学影像领域的落地，行业的良性发展需要标准规范和控制，人工智能技术的标准化工作或将成为推动行业发展的助力。近年来，国外各组织和机构广泛开展了人工智能标准研究，对医学影像人工智能产品的标准化有积极的借鉴意义。

ISO/IEC JTC 1/SC42 是负责研究制订人工智能通用国际标准的标准化组织，成立于 2017 年，是国际标准化组织（ISO）和国际电工委员会（IEC）组建的联合工作组。目前该组织下设 5 个工作组、1 个联合工作组及 1 个咨询组，已发布国际标准 2 项、技术报告 3 项，在研国际标准 5 项、技术报告 4 项。国际电信联盟（International Telecommunications Union，ITU）在信息通信领域开展人工智能标准化研究，代表性工作包括 ITU-TY.AI4SC 人工智能和物联网、ITU-TY.qos-ml 基于机器学习的 IMT-2020 的服务质量要求等草案。

在医疗器械领域，电气和电子工程师协会（Institute of Electrical and Electronics Engineers，IEEE）最早启动人工智能医疗器械专用标准的研究。2018 年 12 月 4 日，IEEE 批准中国食品药品检定研究院（简称"中检院"）担任人工智能医疗器械工作组（Artificial Intelligence Medical Device Working Group，AIMDWG）的召集单位，推动人工智能医疗器械标准化相关工作的有序进行。工作组成员单位包括美国 FDA、上海交通大学、中科院计算技术研究所、中科院计算机网络信息中心等业内知名机构。中检院在国家药监局医疗器械标准管理中心支持下，在大量前期工作基础上提出的两项标准立项申请获得批准，分别为 *P2801 Recommended Practice for the Quality Management of Datasets for Medical Artificial Intelligence* 和 *P2802 Standard for the Performance and Safety Evaluation of Artificial Intelligence Based Medical Device：Terminology*，从人工智能医疗器械数据集质量管理与评价、性能与安全评价术语两个角度填补国际空白。

国外医疗器械监管机构也在积极推进标准化。美国 FDA 在 2019 年探讨了建立人工智能软件产品的监管框架，尤其是解决产品变更的快速评价难题。FDA 目前正在通过 ISO、IEC、IEEE 等平台参与国际标准的制订，并与美国医疗器械促进协会（AAMI）、英国标准协会（BSI）等机构合作开发关于医学人工智能术语和分类的方案，医学人工智能确认过程的方案。FDA 也参加了中检院牵头的 IEEE 人工智能医疗器械工作组，共同制订 IEEE P2801、P2802 标准。俄罗斯健康监督局（Roszdravnadzor）在其国家标准化项目（National AI Standardization Program 2020）中提出了 10 个医学人工智能标准，包括术语分类、使用范围、通用测试、临床试验、数据相关要求等内容。同时，国外药品监管机构也在积极推动配套技术资源的研发，包括标准化数据集、测试用例、测试方法、工具、指标、平台等。

此外，在伦理方面，IEEE 关注人工智能领域伦理道德标准的研究，批准了 IEEE P700X 系列标准项目，研发主题包括隐私保护、透明度、算法偏差、数据治理等。欧盟高级别专家组也在 2019 年 4 月发布了可信赖的人工智能伦理准则，强调了人的监督与自治、隐私保护与数据治理、透明度、多样性、非歧视与平等、社会环境利益、可责性等 7 个伦理准则。

二、国内标准化现状

2019 年，国家药监局批准成立了人工智能医疗器械标准化技术归口单位（简称"归口单位"），负责包括医学影像 AI 在内的人工智能医疗器械标准化工作。首批两个人工智能医疗器械行业标准开始征求意见，更多的标准提案正在申报立项，表明我国人工智能医疗器械的标准化进程已经启动。为推进各领域的标准研究，归口单位在 2020 年 4 月成立了 5 个标准研究组，围绕术语分类编码、数据质量与标注、软件特性与网络安全、产品质量评价方法、质量管理等专题开展工作。各方向的标准化前景简要介绍如下：

（一）术语分类编码

在人工智能医疗器械标准体系中，术语是基础标准的重要组成部分，是医疗器械、信息技术、医学等领域的交叉，具有专业性、科学性、单义性和系统性，为起草其他标准提供词汇。行业标准《人工智能医疗器械质量要求和评价 第 1 部分：术语》正在征求意见。该标准主要用于为人工智能医疗器械的质量评价提供统一的术语和定义，规范对指标、方法的描述。

人工智能医疗器械的分类与编码也是基础标准的重要组成部分。产品分类有助于加强各具体子领域的标准建设，使之精细化、系统化，是制订方法标准和产品标准的重要依据。编码旨在解决产品、产品组件全生命周期的可追溯问题。国家药监局在 2019 年 10 月 1 日实施了《医疗器械唯一标识系统规则》，推进各类医疗器械的唯一标识工作，促进监管数据共享。人工智能医疗器械领域的编码标准将从唯一标识等问题切入，提高产品、软件组件、算法套件等内容的可追溯性，有利于提升算法开发、算法更新的管理。

（二）数据质量与标注

由于人工智能医疗器械的发展需要数据驱动，训练、验证、测试等用途的数据集质量对产品质量有重要影响。当前，行业正积极建设用于人工智能医疗器械的数据集，但对数据集的质量特性缺乏系统性的描述和要求，也缺乏客观定量的指标与有效的测试方法，急需建立标准。医学影像数据标注是数据集建设的一大瓶颈，急需从标注规则、流程质控、方法工具等角度建立体系化的规范，以保证数据集的参考标准准确可信，保障算法训练与测试的有效开展。

在数据集质量方面，人工智能医疗器械行业标准《人工智能医疗器械质量要求和评价 第 2 部分：数据集通用要求》也开始征求意见，从基础标准的角度迈出关键一步。该标准提出了人工智能医疗器械使用的数据集质量通用要求，形成了统一的质量评价规范，支撑人工智能医疗器械领域数据集的整体建设与质控，将推动人工智能医疗器械各细分领域数据集的规范化。

在数据标注方面，人工智能医疗器械的通用标注标准、医学影像标注标准的起草工作已经提上日程，将从标注人员、标注工具、标注流程、操作规范、质量控制等角度形成系统规范，向各个细分领域延伸。

（三）质量评价方法

现阶段，人工智能医疗器械产品的算法性能评价处于瓶颈状态，算法通用性能、可信度、可靠性和鲁棒性等方面都需要规范。中检院在 2018 年、2019 年相继建成糖网、肺结节标准数据集，首次提出糖网产品、肺结节产品的算法性能测试方法并出具国内首批性能检验报告，为标准化打下坚实的基础。

随着产品种类和功能的增加，质量评价方法的标准化进程逐步细化，可分为以下维度：

1. 预期用途维度

可以把产品预期用途分为辅助诊断、辅助检测、辅助分割、辅助分诊、辅助操作、辅助重建、辅助手术、临床决策支持等。根据具体用途确定评价方法。这些方法可能跨模态使用，例如，2D、3D 影像的分类问题都可以使用混淆矩阵。

2. 数据模态维度

可以按照人工智能的处理对象分为医学影像、生理信号、文本、视频等。根据临床方向和应用场景，对类似的产品建立评价方法，例如，心电、脑电异常事件检测功能都是基于电生理信号，评价方法比较相似。

3. 产品形态维度

可以按照产品形态分为独立软件、智能硬件与软件相结合、智能移动医疗设备、智能分析体外诊断（IVD）设备等。每一类产品在技术合规性方面具有相通之处，可以凝练为方法标准。例如，"软硬"结合的人工智能医疗器械，需要对硬件本身抵御干扰、噪声的能力进行评价，避免对人工智能算法造成干扰，形成相关方法标准。

（四）管理标准

管理标准既包括宏观层面的全生命周期人工智能产品质量管理体系，又包括微观层面的具体数据质量管理、软件开发与验证规范等标准的研究。

管理标准方面的研究，重点是对软件开发流程与验证、数据集标注与质量评估等进行有效规范，目的在于使整个软件开发和验证流程都有标准方法可依，避免一些不必要的不规范流程，大大提高软件的开发效率。管理标准的研究推进工作正在有序进行，未来将会有一系列的相关标准发布。

（五）产品标准

产品标准定义了对某一类产品的技术要求和指标，如影像类（眼底图像、肺部影像、冠脉影像等）辅助诊断软件、智能硬件类产品（智能化心电腕表、智能眼底相机等）等。根据《医疗器械标准管理办法》，每一类具有 3 个以上注册证的医学影像人工智能产品可以制订产品标准。随着产业的落地，产品标准也将适时问世，从而更好地支撑监管，提升行业门槛。

总之，我国的人工智能医疗器械标准化工作立足于产品的全生命周期，正从不同角度协同推进。由于目前国内产品上市数量较少，行业共识正在形成，医学影像人工智能产品质量评价与标准化工作任重而道远。

（王晨希　王　权）

第三节　问题与展望

一、挑战与需求分析

我国在医学影像人工智能领域具有巨大潜力，但产业规模依然较小，与国外相比还有差距。人工智能医疗器械质量提升与标准化具有重要意义，目前来说，行业仍有几个关键问题尚未解决，

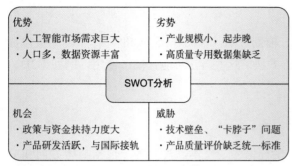

优势	劣势
·人工智能市场需求巨大	·产业规模小，起步晚
·人口多，数据资源丰富	·高质量专用数据集缺乏

SWOT分析

机会	威胁
·政策与资金扶持力度大	·技术壁垒、"卡脖子"问题
·产品研发活跃，与国际接轨	·产品质量评价缺乏统一标准

图 6-1   医学影像人工智能产品 SWOT 分析

运用 SWOT 分析，即从优势（strength）、劣势（weakness）、机会（opportunity）、威胁（threat）4 个角度进行概括（图 6-1）。

以下挑战和需求应引起关注：

（一）人工智能医疗器械的安全性和有效性

人工智能医疗器械与其他医疗器械的主要区别是其能模仿人类的智能，例如，学习、推理和自我提升，具有自治能力。由于人工智能医疗器械目前的算法不够透明，其决策流程与人的认知和逻辑不同，算法风险的表现形式与概率尚不明确。因此，人工智能的安全性问题不容忽视。从国外的历史数据来看，多个人工智能医疗器械厂家在上市后 2～3 年发生过召回事件，主要原因在于产品算法性能的明显下降。2015 年某医用机器人发生手术事故，部分原因也来自算法。这些事件为上市后监管敲响了警钟，提醒行业加强对产品上市后的安全有效性进行监控。在医学影像人工智能领域，产品临床使用阶段的质量控制[15]是必要举措之一，需要建立规范、开发技术接口，形成生产方、使用方、监管方的数据共享机制，共同防控医学影像人工智能产品的不良事件。

（二）隐私保护与数据安全

人工智能医疗器械的发展需要大量的医学数据开展训练，隐私保护的重要性日益提升。部分医疗器械、体检设备也具有了人脸识别功能，容易建立医学数据和个人隐私的关联。因此，原有的个人信息与隐私保护机制面临新的挑战，需要加强和完善相关法规与标准。在突发公共卫生事件的情况下，包含医学健康信息在内的个人数据信息被广泛开发和利用，如健康码。在此过程中，有必要对个人数据信息的风险和安全漏洞进行识别与管控，防止系统性的信息泄露、模型窃取、恶意篡改或黑客攻击。

（三）服务体系

我国人工智能医疗器械产业面临激烈的国际竞争，但产业需要的配套资源（数据集、测试服务等）比较分散，缺乏标准支撑，服务能力有限。相关企业处于各自为战的状态，成本高，上市周期长，质量水平难以统一。服务体系的建立需要加强顶层设计，与监管政策、标准体系、临床需求有机融合，以应用示范为导向，以产品落地、临床效益为产出，整合优化资源配置。

二、质量评价发展趋势

根据目前的形势可以预见，产品质量评价的发展将出现以下趋势：

（一）多模态、多场景产品评价

随着以患者为中心的数据系统的构建与完善，以及医学影像人工智能研究资源的积累，现有人工智能医疗器械产品将通过在深度（连接临床环节的上下游）和广度（针对某一临床场景覆盖更全面的临床功能和临床数据类型）上的不断拓展，结合影像组学[16]的发展，逐渐演化成为多模态、多场景融合的人工智能产品。质量评价内涵包括：研究多模态医学数据模块的规范化结构格式，确保多源异构数据标准化收集与整合，满足真实世界中应用场景和功能不断扩展的医学人工智能产品检测需求；在通用化医学数据模块基础上开发数据集构造模板，形成测试集的结构化表述，满足现有典型产品的测试需求。

（二）个性化人工智能医疗器械评价

人工智能医疗器械的发展趋势之一是提供个性化的诊疗辅助或参数配置，例如，在无创血糖监测过程中，根据患者个体特征建立血糖变化的预测模型。患者的个体差异表现在许多方面，如生理数据、心理状态、组学数据等。当前的人工智能医疗器械一般针对特定患者人群的共性特征进行研发，将来可能面向具体个体，强化随访、预后等功能。例如，在抗击新型冠状病毒肺炎疫情期间，医学影像人工智能分析有助于跟踪患者病情变化[17]。可以预见，人工智能医疗器械的安全性、有效性将体现在个性化场景，对产品设计和质控会带来更多挑战。

（三）鲁棒性评价

由于以深度学习为代表的人工智能技术与人的感知、学习过程不同，输入信息发生的微小改变可能影响产品性能，但不改变人类的判断。这种现象容易影响医学影像人工智能产品的安全有效，这些微小改变的来源多种多样，包括采集数据过程中的噪声、伪影、干扰等，以及网络传输等环节可能出现的数据有损压缩、丢失等情形，也包括深度学习重建算法或合成算法可能带来的数据质量差异[18]。因此，产品质量评价需要研究构建不同级别和不同强度的数据扰动，观测人工智能面对数据扰动时的性能变化，以衡量人工智能产品的鲁棒性。此类测试的实现手段灵活多变，如何形成标准规范，如何科学地发现产品弱点，是未来亟待解决的问题。

（四）网络与数据安全评价

网络传输和数据安全对人工智能技术的应用有重要影响，对于人工智能医疗器械产品的安全性至关重要。因此，网络与数据安全评价的监管是人工智能产品发展的必然趋势和要求。从计算机图像图形学领域的研究现状来看，针对人工智能的对抗攻击技术层出不穷。在图像领域，这种攻击表现为图像的全局修改、局部修改、单像素修改和补丁等形式，可以针对特定产品，也可以针对通用的算法结构，在产品生命周期的任何节点进行对抗攻击。由此可见，网络安全与数据安全的测试与验证将是一个系统工程，需要从开发部署环境、运行环境、产品技术特征、现有安全威胁等多角度考量和评价。

三、相关平台建设

人工智能医疗器械的质量评价与标准化需要大量的技术验证，离不开专业技术平台的建设。例如，欧盟在2019年发起了"AI4EU"项目，该项目由20多个国家共同建设，将整合数据集建设、计算资源、算法研发、测试认证等一系列服务，形成大规模生态，其中也涉及包括医学影像人工智能在内的人工智能医疗器械。

我国党和政府也通过各种项目和渠道，大力支持人工智能医疗器械科研与服务能力建设。2019

年 12 月，由中检院牵头单位组织申报的国家重点研发计划项目正式获批立项。该项目将贯彻全生命周期监管的理念，围绕人工智能医疗器械研发期测评、上市前检测、上市后监管、在用质控、不良事件检测、产品更新与再评价等环节的监管与检测需求开展工作，着力于构建医学多源异构数据规范及典型标准数据集，开发智能化医学数据标注及知识图谱动态演化工具，研发面向不确定需求的测试数据集配置平台和研究医学人工智能产品检测共性关键技术及标准，旨在建立分布式、智能化、网络化的检测平台。

该项目的创新点在于：

（1）数据集建设模式创新：不再是针对单一病种/模态构建数据库，而是采用全域数据采集的思路，广泛收集多场景、多系统、多模态的数据构建数据池。

（2）数据标注工具创新：基于多序列、跨媒介时序配准算法，开发智能化、学习型医学影像2D/3D 标注工具、时序配准工具和可视化工具，开发医学文本类数据命名实体、链指匹配、实体关系的自动标注工具。

（3）服务模式创新：依托灵活高效的测试数据集配置平台，打破数据资源、标注工具、检测技术间的孤岛现象，实现检测服务资源的智能化集成调度，进而实现两大服务模式的创新。数据集服务模式创新包括多元异构数据入库、数据集评价服务和智能高效的数据标注服务。产品测试服务模式创新包括定制化测评服务、对抗测试服务、知识图谱推理、不良事件监测服务和更新与再评价服务。

目前，项目研究团队正在按照项目年度计划稳步推进，预计 2021 年底将面向社会启动应用示范，提供公益服务，该项目的实施将有利于降低企业成本，为监管提供强有力的技术支撑，加速医学人工智能产品的上市转化。

（李　澍　李佳戈　张　超）

参 考 文 献

[1] Ting DS，Pasquale LR，Peng L，et al. Artificial intelligence and deep learning in ophthalmology. British Journal of Ophthalmology，2019，103（2）：167-175.

[2] Chacon A，Plasencia JT，Avila G，et al. A deep learning model to aid in detection of pneumothorax via CXR：A retrospective cohort analysis of the NIH-based CXR dataset. Chest，2019，156（4）：A917-A198.

[3] Gao Y，Geras KJ，Lewin AA，et al. New frontiers：An update on computer-aided diagnosis for breast imaging in the age of artificial intelligence. American Journal of Roentgenology，2019，212：300-307.

[4] Hekler A，Utikal J，Enk A H，et al. Superior skin cancer classification by the combination of human and artificial intelligence. European Journal of Cancer，2019，120：114-121.

[5] Sahiner B，Pezeshk A，Hadjiiski LM，et al. Deep learning in medical imaging and radiation therapy. Medical Physics，2019，46（1）：e1-e36.

[6] Soffer S，Ben-Cohen A，Shimon O，et al. Convolutional neural networks for radiologic images：A radiologist's guide. Radiology，2019，290（3）：590-606.

[7] International Medical Device Regulation Forum. Software as a Medical Device（SaMD）：Clinical Evaluation. http：//www.imdrf.org/docs/imdrf/final/technical/imdrf-tech-170921-samd-n41-clinical-evaluation_1.pdf. 2017.

[8] International Medical Device Regulation Forum. Software as a Medical Device（SaMD）：Application of Quality Management System. http：//www.imdrf.org/docs/imdrf/final/technical/imdrf-tech-151002-samd-qms.pdf. 2015.

[9] U.S. Food and Drug Administration. Clinical Performance Assessment：Considerations for Computer-Assisted Detection Devices Applied to Radiology Images and Radiology Device Data - Premarket Approval（PMA）and Premarket Notification [510（k）] Submissions. https：//www.fda.gov/media/77642/download. 2012.

[10] U.S. Food and Drug Administration. Computer-Assisted Detection Devices Applied to Radiology Images and Radiology Device Data-Premarket. Notification [510（k）] Submissions. https：//www.fda.gov/media/77635/download. 2012.

[11] Kai Liu，Qiong Li，Jiechao Ma，et al. Evaluating a fully automated pulmonary nodule detection approach and its impact on radiologist performance. Radiology：Artificial Intelligence，2019，1（3）：e180084.

[12] 张惠茅，萧毅，洪楠，等 . 医学影像人工智能产业现状和发展需求调研报告 . 中华放射学杂志，2019，53（6）：507-511.

[13] 孟祥峰，王浩，张超，等. 人工智能医疗器械辅助诊断及探测性能评估参数的讨论. 中国药事，2019，33（9）：1026-1031.

[14] 张超，王浩，孟祥峰，等. CT 成像剂量对人工智能算法性能的影响分析. 中国医疗设备，2020，35（4）：68-70.

[15] 王浩，萧毅，孟祥峰，等. 医学影像人工智能临床使用质量控制. 中华放射学杂志，2019，53（9）：723-727.

[16] Fan L，Fang M，Li Z，et al. Radiomics signature：A biomarker for the preoperative discrimination of lung invasive adenocarcinoma manifesting as a ground-glass nodule. European Radiology，2019，29（2）：889-897.

[17] 萧毅，郭佑民，刘士远. 医学影像在新型冠状病毒肺炎诊治中的作用及思考. 中华放射学杂志，2020，54（4）：266-268.

[18] 李佳戈，王浩，任海萍. 基于 GAN 的医学影像优化技术概述. 中国药事，2019，33（9）：1022-1025.

第七章

医学影像人工智能产品临床验证

随着医学人工智能（AI）影像辅助诊断领域研发的不断深入，越来越多的医学影像 AI 产品逐渐成熟并陆续进入临床验证阶段，有的 AI 产品已获批认证，进入临床场景并发挥了重要的辅助诊断作用。目前，国内外已上市的医学影像 AI 产品按照其临床功能主要分为以下几类：①利用 AI 技术辅助临床决策（如检测病灶位置、判断病灶的良恶性）的计算机软件；②利用 AI 技术进行成像质量改善、成像速度提升和图像重建等前处理的计算机软件；③利用 AI 技术优化临床流程的计算机软件；④利用 AI 技术进行图像分割和测量分析等后处理的计算机软件等。

第一节 人工智能产品的临床验证方法

一、国外人工智能产品的临床验证

实际上，AI 的概念最早出现于 1955 年，其是计算机科学的一个分支，旨在开发计算机算法，使其能够实现人类智能才具备的诸如学习、解决问题的高级能力。

早在二十世纪八九十年代至 2000 年初，以美国和部分欧洲国家为代表的国家曾经历过一波以专家系统为核心的机器学习技术的热潮，且有部分软件在当时获批上市，因此欧美国家在计算机辅助诊断（CAD）领域有相对较丰富的临床验证与监管经验。尤其是美国 FDA 早在 2012 年就发布了有关计算机辅助类软件的临床评价指导原则，其核心理念与指导原则沿用至今，并为当今以深度学习为技术核心的 AI 产品提供了临床验证的整体思路和实践经验。深度学习在技术原理上与传统的机器学习存在差异，应用于临床诊断时可能会引发一定的风险，因此我国药监局医疗器械技术审评中心于 2019 年 7 月 3 日在全球率先发布了《深度学习辅助决策医疗器械软件审评要点》，以加强对基于深度学习技术的 AI 医疗器械的注册监管和进一步提高审评质量。

基于美国 FDA 2012 年发布的 CAD 临床评价指导原则[1]，对产品临床性能的评估旨在验证和证明其临床安全性和有效性，而 CAD 产品输出结果与临床医生诊断之间可能存在十分复杂的关系，因此临床验证设计方案需考虑多方面的因素及影响。首先，应采取对照研究设计以排除或限制各种可能因素对安全性与临床性能的影响；其次，依据疾病流行病学和临床实际情况，考虑采取回顾性研究或前瞻性研究（如随机对照研究）。压力测试（Stress Test）也是一种回顾性研究，是对某些 CAD 产品进行临床性能评估的另一选择，其研究对象包含了常规临床实践中更具挑战性的影像数据或成像结果。此外，多判读者多病例（MRMC）研究设计在美国应用相对较多，即多名阅片者在多种阅读模式下（如单独阅片或在 CAD 辅助下阅片）进行试验，其设计可为完全交叉（所有阅片者均可独立阅读所有病例图像），亦可不完全交叉设计。

通常来说，合理、完善的 CAD 产品的临床研究设计应包括以下几方面：①确定合适的研究人群（包括患者病例与正常对照），并能够有效代表预期研究的疾病人群；②设计合理，并可有效避免 CAD 产品可能产生的效应，如阅读时段效应等；③研究的样本量应足够大以验证产品的临床性能与安全性；④合理确定与选择参考标准（金标准）及判定标准，考虑到试验中参考标准可能存在的不确定性并采取相应措施；⑤采用的数据集病例与病种适合产品验证的目的；⑥选择的参与研究的阅片者应具有临床实际场景的代表性和普适性；⑦选择的影像硬件（成像设备等）应与当前临床应用的情况相符。

二、国内人工智能产品的临床验证

医学影像 AI 产品最基本的要求是有效性和安全性。在进行临床验证时，应结合 AI 产品的特点和预期用途进行验证方案的规范性与合理化设计，以观察和验证其在正常使用条件下对受试人群（样本）的效应，并推断 AI 产品在研究人群（总体）中的效应。依据《深度学习辅助决策医疗器械软件审评要点》[2]，临床试验应符合《医疗器械临床试验质量管理规范》要求，基于 AI 产品的预期用途、使用场景和核心功能进行试验设计，明确观察指标、样本量估计、入排标准、随访及实施机构等，以确认该 AI 产品的安全性和有效性。该审评要点还提出如下建议：①试验设计可选择同品种产品或临床参考标准（即临床金标准）进行非劣效对照设计，非劣效界值的确定应当有充分的临床依据，也可选择单组目标值方案。②考虑到用户的差异性，可选择 MRMC 研究设计。③应结合适用人群、不同病变等因素选择相应的观察指标，原则上应选择灵敏度、特异度、ROC 及 AUC 为主要观察指标。④入排标准应基于目标疾病的流行病学特征，保证阳性样本和阴性样本选取的合理性和充分性。⑤临床试验的结果应由第三方独立评价。⑥实施机构应具备代表性和广泛性，地域分布尽可能广泛，机构数量尽可能多，以验证算法的泛化能力。

基于上述审评要点的有关要求和目前开展的相关临床试验，在设计医学影像 AI 产品的临床验证方案时，至少应考虑以下几方面因素，即临床验证的目的、基本设计、研究人群及入排标准、数据描述、参考标准、判定标准、准确性计算及伦理问题等。

1. 临床验证的目的

在设计医学影像 AI 产品临床验证方案时，首先应明确临床验证的目的，并能够指导确立临床验证的各个要素，包括主要评价指标、试验基本设计等，进而影响临床验证所需样本量的大小；其次为实现临床验证的目的，可综合分析、考虑试验 AI 产品的适用临床场景、已有的临床和非临床研究数据、已在国内上市的同类产品的临床验证数据等信息。在不同场景与条件下，临床验证的目的亦可分别进行针对性设定：

（1）若临床验证为关注 AI 产品在适用范围内的效果能否满足临床应用需求，则临床验证的目的可设定为确认该 AI 产品的有效性是否优于 / 等效于 / 非劣于目前国内已上市的同类产品，同时确认其安全性。

（2）若临床验证为关注 AI 产品在预期用途下的安全性能否满足临床应用需求，则临床验证的目的可设定为确认该 AI 产品的安全性是否优于 / 等效于 / 非劣于目前国内已上市的同类产品，同时确认其有效性。

（3）若临床验证的 AI 产品为国内已上市产品，且适应证或适用的人群、使用方法或环境发生变化，则可根据变更涉及的范围，将临床验证的目的设定为确认变更部分对该试验产品安全性和有效性的影响，试验产品针对新增适应证或适用人群的安全性和有效性，或在新增使用方法或环境下该试验产品的安全性和有效性。

2. 基本设计

在临床诊断医学中，较为常见的临床验证试验设计方法主要包括目标值法和试验对照研究。

（1）目标值法：通过计算主要评价指标的点估计与置信区间，并将之与事先确定的、符合临床需求的目标值进行比较，来评价试验 AI 产品的有效性与安全性。目标值一般是基于一定质量和相当数量的临床研究数据而得出的，也可以是某临床应用场景下某类产品的有效性与安全性评价指标所应达到的最低标准。在单组目标值设计中通常不设置对照组，虽然目标值法能够确定试验产品的有效性与安全性是否达到专业领域内的最低标准，但不能保证其与其他已上市同类产品的优效、等效及非劣性。故在采用目标值法时，应尽可能选取相对客观且可重复性强的评价指标，同时充分考虑可能存在的偏倚，采取有效措施进行控制，并明确目标值的确定依据。

（2）试验对照研究：主要分为平行对照、配对对照和交叉对照。①平行对照：通过将受试者随机、双盲地分为试验组和对照组，将可能影响研究的因素均衡分布在两组中，从而避免选择偏移和评价偏倚。②配对对照：通过设计使同一受试者先后在试验组和对照组的条件下评价某试验 AI 产品的安全性与有效性，例如，某医生分别在有、无 AI 辅助软件的条件下进行阅片工作。③交叉对照：随机分配受试者分阶段先后在 2 种或 2 种以上的试验、对照条件下进行测试，以比较、分析试验产品的性能。

平行对照设计可提供较科学的验证结果，但常易受到试验产品固有特征的影响，在实操性上存在一定的难度；配对对照和交叉对照设计则需要考虑不同试验条件之间因素的相互影响。因此，在具体 AI 产品的临床验证中应根据研究目的和试验产品特征，并考虑不同设计的优劣来综合选取合理的验证方案。

3. 研究人群及入排标准

为收集临床验证所用的数据集，应确认该临床验证方案的研究目的，并依据试验目的确定研究人群，后者应符合预期用途中描述的人群。验证数据集可从连续入组且符合入选标准的病例中随机抽样获得，以保证研究人群的分布符合试验产品预期适用人群的分布规律；对比选择性入组来说，连续入组能更好地减小选择性偏倚。此外，AI 产品临床验证所用的数据集应独立于产品研发阶段用于训练、测试、验证的数据集。

研究人群的入排标准可在充分考虑验证目的、流行病学特点、产品特征、适应证等综合因素的前提下制订，即从基于适应证的流行病学特征和 AI 产品的预期用途来确定阳性样本和阴性样本的定义入手。例如，2020 年 1 月 15 日获批上市的某基于冠状动脉 CT 造影（CCTA）的冠脉血流储备分数计算软件的预期用途为"辅助培训合格的医技人员评估稳定性冠心病（SCAD）患者的功能性心肌缺血症状"，在临床验证过程中需从 SCAD 的流行病学特点出发，并在患者入组阶段基于临床指标清晰定义 SCAD，在确定数据排除标准时应根据冠脉本身的解剖学结构特点，界定冠脉血流储备分数计算不适用的血管范围（如直径小于 1.8mm 的血管不适用该软件）。除考虑上述因素外，样本的纳入需要保证阳性样本和阴性样本选取的充分性与合理性；对于某些疾病来说，还建议考虑阳性样本中不同疾病的分期、分型的分布合理性等，这些因素可能会潜在地影响临床验证的结果。

此外，为建立一个具有代表性的验证数据集，并控制收集难度，有时可通过数据扩增（Enrichment）来纳入某些类型的数据，但需要充分考虑数据扩增可能引入的偏倚和对验证结果的影响，并采取相应的控制措施。对于医学影像 AI 产品而言，还应考虑图像采集、数据预处理、数据标注等过程可能引入的偏倚，并采取相应的控制措施。

4. 数据描述

数据（Data）是信息的可再解释的形式化表示。医学影像数据是对医学影像信息的形式化表示，既包含影像中的图像，也包含与影像相关的临床数据、标注信息等，可以原始或经数据处理后的形态呈现出来。医学影像数据集是以汇聚的形式展现数据，在建立的过程中既要标准化，又要规范化，其中标准化涉及数据采集、数据处理过程中设备、方法、人员及环境等问题。医学影像 AI 产品应提供完整而全面的数据描述。其中数据收集的方式多种多样，可根据发病率水平，选择前瞻性或回顾性数据收集方式，或 FDA 提出的"压力测试"（系指较常规医疗场景对 AI 产品更具挑战性的数据集）。如果发病率低，疾病较为罕见，则推荐使用回顾性数据收集。

依据不同类型的数据，其描述内容也各异：

（1）患者数据：可以提供基本病例的人口统计学数据信息（如年龄、性别等），在关键临床变量上的统计学分布（如与适应证相关的临床症状、患者来源）等。

（2）图像数据：可以提供成像设备相关的分布信息（如辐射剂量、成像设备厂家、设备型号等），成像扫描相关的分布信息（如扫描参数设置）等。

（3）病灶数据：可根据病灶的特点（如部位、大小、形态等）进行详尽分析。充分的数据描述不仅能反映 AI 产品临床验证所用的数据集和开发阶段使用过的数据集在病例来源、组成与分布上的异同，也可用于评估临床验证所用的数据集与预期适用人群的匹配程度。

5. 参考标准

在临床验证方案中，评价医学影像 AI 产品所使用的参考标准（即金标准）是重中之重。参考标准的制订包括：金标准的选择、构建方法的确认和依据。在有同类产品或类似验证数据的情况下，可参考同类产品金标准的选择；金标准的构建方法包括以临床预后、病理检测等为金标准依据，也可通过专家组建立金标准。当通过专家组建立金标准时，需明确专家的数量、来源科室、专家资质、培训要求、判定标准、可获取的信息、结果判定规则（如高水平医生仲裁）、专家抽取标准等信息。对于涉及病灶位置、大小等信息的金标准，也需明确相对应的判断标准。在建立金标准的过程中，还应该考虑由医生选择等因素带来的偏倚，并采取相应的控制措施，如随机抽取医生，由来自多个医院、多个科室的医生联合评定等。

6. 判定标准

在医学影像 AI 产品验证中，评价指标旨在反映验证产品作用于受试对象时产生的各类效应，因此建议根据验证目的和产品的预期效应预先设定评价指标，并明确各评价指标的目的、定义、测定方法和判定标准等，同时应明确临床验证的主要评价指标和次要评价指标，并说明其在结果解释时的作用及重要性。主要与次要评价指标的设定一般与厂家对产品的宣称有关，例如，某厂家宣称其 AI 产品主要价值为提升准确率，则一般采用 ROC 曲线为主要评价指标，次要评价指标可以为满意度等。

在医学影像 AI 产品中，由于产品应用类别和目的不同，其结果的判定方法与标准也有所差异。目前的医学影像 AI 产品主要可分为以下三类：辅助分诊和辅助诊断产品，辅助检测病灶产品及辅助测量产品。

（1）辅助分诊和辅助诊断产品：辅助分诊产品可初步给出是否患病的二分类结果，并在用户界面提前通知医生优先处理；辅助诊断产品可初步给出患者疾病严重程度、鉴别诊断结果等结论。对上述两类产品，可将 AI 软件输出的结果（如病灶的良恶性、疾病严重程度分级、是否患病及危险等级等）与金标准进行对比，如果一致则为诊断正确，反之则为错误。

诊断准确性指标较多，包括灵敏度、特异度、ROC 及 AUC、准确率、阳性预测值（PPV）、阴性预测值（NPV）、似然比（LR）等；检测一致性包括阳性/阴性一致性、总一致性等；诊断一致性指标包括 Kappa 值等。此外，分诊类 AI 产品一般会考虑时间效率对急症患者和医院带来的效益，一般采用定量指标，如诊断时间不大于医院常规平均阅片时间（以分钟为单位）等。

（2）辅助检测病灶产品：可将产品输出的病灶位置和范围等信息与金标准确定的病灶位置和范

围进行对比，既要考量病灶检出的灵敏度，也要评估其检测结果在病灶定位上的准确性，常用评估标准如下。①软件检测病灶中心与金标准中心的结果符合预先设定的标准。②软件检测病灶中心和金标准中心间距离与金标准区域最长宽度的比率符合预先设定的标准。③软件检测病灶的面积或体积和金标准面积或体积的相交结果与金标准总面积或总体积的比率符合预先设定的标准。

（3）辅助测量产品：可将产品输出的长度、面积、体积、密度、HU 值等测量结果与金标准进行对比，用以评估其检测结果在定位与测量方面的准确性，常用的评估标准包括：①测量结果与金标准的绝对误差，即测量结果与金标准间差值的绝对值。②测量结果与金标准的相对误差百分比，即测量结果与金标准间差值和金标准的比率。③判定病灶测量准确性的参数，可使用 DICE 系数，即以像素／体素为单位统计与金标准标记结果的一致性。

此外，试验结论的验证，依据产品应用类别在确定了医学影像 AI 产品临床验证的主要和次要指标后，建议采用假设检验和区间估计两种方法再进行结论的验证。①假设检验：除产品评价指标外，还需提前确定临床验证优效性／等效性／非劣性检验的界值，优效性界值用于验证试验组与对照组间的差异，或试验组与目标值间的差异具有临床意义的最小值；等效性或非劣性界值用于验证试验组与对照组间的差异，或试验组与目标值间的差异不具有临床意义的最大值。在确定检验水平（通常双侧取 0.05）的情况下，按照验证方案确定的检验假设和假设检验方法，计算假设检验的检验统计量及其对应 P 值，并做出统计学推断，完成假设检验。②区间估计：通过构建主要评价指标组间差异置信区间达到假设检验的目的，即将置信区间的上、下限与事先规定的界值进行比较，以做出验证结论；一般双侧取 0.05，按照验证方案中确定的方法计算主要评价指标组间差异的 95% 置信区间。

7. 准确性计算

在医学影像 AI 产品的临床验证中，预先设定好的评价指标可以反映验证产品作用于受试对象时产生的各类效应。因此，建议根据验证目的和产品的预期效应预先设定评价指标，并明确各评价指标的观察目的、定义、测定方法和判定标准等，同时明确规定验证的主要评价指标和次要评价指标，并说明其在解释结果时的作用及重要性。主要和次要评价指标根据其统计学特性通常可分为以下几类：

（1）一般定量指标：如诊断时间不长于设定的平均阅片时间（以分钟为单位）。

（2）一般定性指标：如满意、不满意。

（3）一般等级指标：如疾病的严重程度，轻度、中度、重度。

（4）诊断准确性指标：如灵敏度、特异度、似然比等；正确与否的判定标准可参考上述"6. 判定标准"中的内容。

（5）诊断一致性指标：如测量值与金标准回归分析的斜率、分类一致性系数 Kappa 值等。

8. 伦理问题

由于医学影像 AI 产品及其临床验证涉及大量的患者数据，应注重伦理问题和数据安全，以保证患者隐私。目前医疗健康数据的保护和监管措施尚不完善，隐私信息泄露的风险较高，因此需要从技术和政策法规两个层面保证数据使用的规范性与安全性，以确实保障数据使用过程的安全和个人隐私不被滥用。此外，为了确保可分享数据的合规使用，还需要建立相应的法律法规来明确数据的所有权、许可权和隐私权，合理解决好数据在使用过程可能涉及的一些伦理问题。在开展 AI 产品的临床验证前需要获得相应医疗机构的临床伦理委员会的批件，以保障患者的个人隐私与信息安全。

（杨媛媛　夏　晨　伍建林）

第二节　目前开展的临床验证项目

目前，我国已有部分医学影像 AI 产品较为成熟并已经或正在进入临床应用阶段，也有应用深度学习算法的肺部辅助检测软件通过 FDA 审批。本节简要介绍两款较为成熟且具有代表性的 AI 产品的临床验证情况：①以糖尿病视网膜病变筛查为主要应用目的的眼底独立 AI 诊断产品。②以冠脉狭窄筛查为主要应用目的的心血管影像 AI 辅助诊断产品。上述两类产品的有关资料可在中国临床试验注册中心网站（http：//www.chictr.org.cn/index.aspx）查阅到。

一、以糖尿病视网膜病变筛查为主要应用目的的眼底独立 AI 诊断产品

以国内某 AI 公司于 2018 年 7 月注册的 "基于人工智能的眼底图像糖尿病视网膜病变筛查软件用于糖尿病视网膜病变筛查的临床研究" [1]为例。

（1）临床验证的目的：验证该基于 AI 的眼底图像糖尿病视网膜病变筛查软件在临床应用中辅助诊断受试者眼底 II 期及 II 期以上糖尿病视网膜病变的灵敏度、特异度是否达到预期的指标。

（2）验证的基本设计：本临床验证采用目标值法评估该 AI 产品的性能。

（3）验证的研究人群和入排标准：研究人群为 1 型和 2 型糖尿病患者。

1）入选标准：①受试者须充分了解该临床试验并自愿参加，同时签署知情同意书；②入组时年龄 ≥ 18 周岁，性别不限；③ 1 型或 2 型糖尿病患者。

2）排除标准：①小瞳孔下难以获得满意眼底照片图像，且不宜散瞳者，主要包括对散瞳药物过敏，受试者任一只眼压（IOP）≥ 22mmHg，受试者存在散瞳后房角关闭或瞳孔阻滞等；②受试者患有影响眼底检查和成像的屈光介质混浊和 / 或瞳孔异常；③受试者患有严重玻璃体积血；④受试者接受过眼底激光治疗；⑤受试者曾经接受过眼科手术，如巩膜扣带术、玻璃体切除术、黄斑转位术，但不包括白内障手术、外眼手术；⑥受试者正在参加其他眼科相关的临床试验；⑦研究者认为受试者不宜拍摄眼底照片，包括但不限于受试者因眼球震颤而无法获取可读的眼底照片，研究者认定的其他不符合条件者。

（4）数据描述：不详。

（5）验证的参考标准：眼科中心医生针对彩色眼底照片的阅片结果。

（6）验证的判定标准：AI 产品诊断结果与眼科中心医生的一致性。

（7）产品准确性的计算：主要评价指标为灵敏度和特异度。

二、以冠状动脉狭窄筛查为主要应用目的的心血管影像 AI 辅助诊断产品

以国内某公司于 2019 年 3 月注册的 "人工智能技术（AI）解读冠状动脉 CT 血管造影（CCTA）评价冠状动脉粥样硬化性狭窄的诊断价值的研究" [2]为例。

（1）临床验证的目的：评估 AI 在 CCTA 图像后处理方面的效率优势，以及 AI 辅助的 CCTA 对比传统人工判读方法对冠心病的诊断一致性和准确性。

（2）验证的基本设计：本试验采用了对照研究，即分别使用待验证的 AI 产品和传统人工方法

---

[1]临床试验方案的链接：http：//www.chictr.org.cn/showproj.aspx?proj=26601。

[2]临床试验方案的链接：http：//www.chictr.org.cn/showproj.aspx?proj=36782。

对同一患者的 CCTA 图像进行判读。

（3）验证的研究人群和入排标准：研究人群为临床怀疑有冠心病，并且进行了 CCTA 检查及随后的数字减影血管造影（DSA）检查的患者。

1）入选标准：①年龄＞30 岁；②规范化完成 CCTA 检查；③行 CCTA 后 6 个月内完成冠脉 DSA 检查。

2）排除标准。①冠状动脉支架术后或旁路移植术后；②单冠状动脉畸形者；③ CCTA 图像质量不符合诊断要求，主要包括以下情况：分段（AHA 18 段分法）主观评分结果至少有一段评分为 1 分（Likert 5 级评分法）、冠状动脉或心脏扫描范围不完整、主动脉根部 CT 值低于 300HU、主动脉根部图像噪声过高者。

（4）数据描述：不详。

（5）验证的参考标准：以 DSA 判定的冠状动脉管腔狭窄程度为金标准。

（6）验证的判定标准：AI 产品判定 / 人工判定与 DSA 判定的冠状动脉管腔狭窄程度分级的一致性。

（7）产品准确性的计算：主要评价指标为冠状动脉管腔狭窄程度、灵敏度、特异度、准确率、阳性预测值及阴性预测值，其具体统计学方法不详。

（张　清　夏　晨）

第三节　现状与展望

一、医学影像人工智能产品

目前，我国研发的医学影像 AI 产品很多，其中最早研发且较为成熟的就是肺结节 AI 产品，其他还包括眼底疾病、骨折、脑出血、冠脉疾病、乳腺癌等疾病的 AI 产品。某些日趋成熟的肺结节 AI 产品已经完成了临床验证，其他 AI 产品也陆续进入临床验证阶段。应该说，AI 产品在整个医学影像工作流中非常有价值，包括在图像采集环节，流程优化环节，病灶检出、量化及诊断和疗效评价等方面均有很大的潜力。此外，医院层面还可通过 AI 产品布局而降低成本，实现分级诊疗，提升整体的诊疗水平。毋庸置疑，AI 产品能够提高诊断效率，优化流程，提高满意度，解决目前临床医生不足等问题，具有广阔的发展和应用前景。然而，目前医学影像 AI 产品也存在不少问题，并面临如下方面的挑战 [3]。

1. AI 产品实用性

即便是最成熟的肺结节 AI 产品，也仅仅为单一模型（肺结节）的检出与预测产品，与临床实际场景不相符，只有多任务的学习模型才符合临床实际应用，目前很多公司已经在此基础上拓展功能。另外，成熟的 AI 产品性能要更加稳定和具有泛化性，应适用于任何医院的应用。

2. 顶层设计与监管

由于 AI 产品在医疗各个环节发挥的作用不一样，其所产生的风险也不尽相同，因此顶层设计和对医学 AI 产品的准确定义、分类和分级等的细化标准有很多工作尚待落地。

3. AI 产品临床验证

尽管目前有很多 AI 公司陆续投入到产品的临床验证中，但多数公司均是按照自己的理解与设计并安排自己的人员进行试验，其验证的目的、设计方案、判定标准等均存在很大差异。从国家层面来说，医学影像 AI 产品与传统医疗设备存在很大差异，针对其临床验证方案需要重新制订相应的行业标准、规范或流程。此外，缺少第三方标准化的检测库也是目前亟待解决的重要瓶颈。

4. 数据安全与标准

在 AI 产品研发与临床验证中，医疗数据的归属权究竟属于谁、如何监管和合法使用、数据与产品的伦理等问题，均需制订相应的规范与法规。目前，整个行业对医疗数据的保护和监管措施尚缺失，数据不能被溯源，缺乏合法性和可分享性。此外，基于深度学习的 AI 产品强依赖于标注数据，而集中优质医生大规模标注和建立标准化、高质量的大数据库仍存在很大困难。可喜的是，近期卫健委颁布了《国家健康医疗大数据标准、安全和服务管理办法（试行）》；中检院肺结节 AI 检验数据库标定专家组已完成了肺结节标准数据集的建设。

5. 伦理与法规

伦理与法规包括数据的伦理和产品的伦理等。数据的伦理即数据的所有权、许可权和隐私权均需要制订规范和法规，目前卫健委已经发布了相关标准和规范。产品的伦理问题也不容忽视，随着 AI 产品的逐渐落地，产品的责任与影响也需要伦理的相关准则来界定。

6. 出路与展望

基于目前肺结节 AI 产品较为成熟的临床实践，可为行业带来了一定的经验与启示：① AI 产品的算法与算力是成功的核心；②高质量、标准化的数据库尤为关键；③要从源头进行顶层设计，标注的质量非常重要；④ AI 产品要进行大量、广泛的训练以充分适应临床各工作场景；⑤单一模型越来越不符合临床实际需求，多任务学习模型成为未来研发和努力的方向。

那么，到底应该怎样探寻医学影像 AI 产品未来的发展出路呢？我们认为至少以下几方面值得思考与探索：①在算法和技术上再实现新的突破；②鉴于 AI 产品特殊性，医生应更广泛、更深入地参与到产品研发与验证中；③研发公司应突出优势、错位发展，更加深耕细作地做实、做细产品；④社会、用户和资金支持者均应有足够的耐心与信心；⑤相关监管部门应能够尽快在多个环节破解发展的瓶颈与难题。

二、新型冠状病毒肺炎人工智能产品

随着 2019 年以来国内外新型冠状病毒肺炎（简称"新冠肺炎"）疫情的暴发，许多公司积极投入到新冠肺炎 AI 产品的研发中，并有多项针对新冠肺炎智能分诊或预警、预后评估等的 AI 产品的临床试验在中国临床试验注册中心网站成功注册。为了规范临床试验路径和适应新冠肺炎疫情的需求，国家药监局医疗器械技术审评中心于 2020 年 3 月 5 日发布了《肺炎 CT 影像辅助分诊与评估软件审评要点（试行）》[4]。2020 年 3 月 29 日，国务院应对新冠肺炎疫情联防联控机制科研攻关组也发布了一份《关于规范医疗机构开展新型冠状病毒肺炎药物治疗临床研究的通知》，强调对有关的临床试验加强监管，确保 AI 产品安全性和有效性。

目前进行的新冠肺炎 AI 产品的多中心临床试验主要验证的预期用途为分诊、智能辅助分析病灶、预后评估、重症预警、临床分型 / 分级，这些均属于辅助诊断决策支持系统。该系统既可在早期及时分诊优先排序、检出阳性病例，又可评估病灶累积的范围与程度；通过前后片对比，还可评估病情的进展、治疗效果，特别是在临床资源匮乏和压力巨大的情况下，有助于临床医生进行快速、高效的疑似病例筛查。

但是，目前采用的大多为回顾性研究方法，纳入的阳性病例均为呼吸道采样标本核酸检测结果阳性和/或 CT 上具有病毒性肺炎阳性表征的患者，排除 CT 图像质量不佳者。在设计上，多为诊断试验，未设对照组，与构建的金标准或目标值进行对比假设检验；判定标准主要为灵敏度、特异度、AUC 和准确率等。尽管临床试验获得了一定的预期效果，但也面临如下挑战。首先，我国新冠肺炎疫情已得到有效控制，绝大多数患者已治愈出院，无法进行前瞻性试验；其次，尽管初期新冠肺炎患者很多，但同时展开的临床试验也很多，导致大样本量患者的招募遇到困难；再次，对于诊断性试验来说，回顾性研究结果易受样本入组过程中混合因素的干扰而产生偏倚，故入组标准、样本选择的科学性要求很高；最后，在 AI 产品独立性能验证中，诊断试验为单臂试验，不设对照组，而金标准要求严格，故对制订金标准的专家的诊断能力与临床经验要求很高。

（王　方　于　晶）

参 考 文 献

[1] U.S. Department of Health and Human Services，Food and Drug Administration，Center for Devices and Radiological Health. Clinical performance assessment：Considerations for computer-assisted detection devices applied to radiology images and radiology device data in premarket notification[510（k）]submissions. 2012.

[2] 国家药品监督管理局医疗器械技术审评中心. 深度学习辅助决策医疗器械软件审评要点. 2019.

[3] 刘士远. 中国医学影像 AI 发展现状、瓶颈和出路. 北京：第四届中国大健康产业升级峰会. 2019.

[4] 国家药品监督管理局医疗器械技术审评中心. 肺炎 CT 影像辅助分诊与评估软件审评要点（试行）. 2020.

第八章

医学影像人工智能产品技术审评与体系核查

第一节 人工智能医疗器械与医学影像人工智能产品

一、基 本 概 念

医疗器械是指直接或间接用于人体的仪器、设备、器具、体外诊断试剂及校准物、材料，以及其他类似或者相关的物品，包括所需要的计算机软件。医疗器械具有医疗目的（医学教学与培训不属于医疗目的），其效用主要通过物理方式而非药理学、免疫学或者代谢方式获得。

人工智能医疗器械即采用人工智能技术实现其预期用途的医疗器械，包括纯软件产品和软硬件相结合的产品（即医疗设备）。从医疗器械软件角度出发，前者属于医疗器械独立软件（Software as a Medical Device，SaMD），SaMD是指具有一个或多个医疗目的，无需医疗器械硬件即可完成自身预期目的，运行于通用计算平台的软件，本身即为医疗器械，下文简称"独立软件"；后者属于医疗器械软件组件（Software in a Medical Device，SiMD），SiMD是指具有一个或多个医疗目的，控制／驱动医疗器械硬件或运行于医用计算平台的软件，即医疗器械内含的软件，下文简称"软件组件"[1]。综上，人工智能医疗器械从产品层面可分为人工智能独立软件、人工智能医疗设备，两者在产品形态、技术特点等方面存在差异，故在技术审评、体系核查等方面监管要求有所不同。

医学影像人工智能产品作为人工智能医疗器械的子集，是采用人工智能技术实现其预期用途的医学影像产品，也可分为医学影像人工智能独立软件、医学影像人工智能设备，两者在技术审评、体系核查等方面的监管要求与人工智能独立软件、人工智能医疗设备基本相同。

人工智能医疗器械、医学影像人工智能产品和医疗器械软件的逻辑关系如图8-1所示：

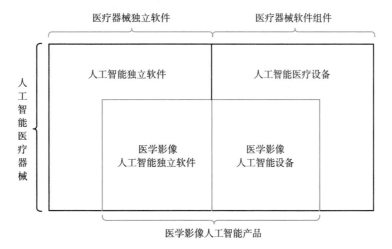

图 8-1 人工智能医疗器械、医学影像人工智能产品和医疗器械软件的逻辑关系

二、监　管　思　路

人工智能医疗器械的监管需要兼顾部分与整体、共性与个性、近期与远期的关系，进行综合考量。

首先，人工智能医疗器械属于医疗器械软件范畴，故需要在医疗器械软件的监管框架下，结合自身特点考虑其监管要求。基于风险的全生命周期管理方法是医疗器械软件监管的基本方法，同样也适用于人工智能医疗器械。

基于风险是指人工智能医疗器械的监管要求取决于其风险水平，风险水平越高，监管要求越高。其风险水平从医疗器械软件角度可用软件安全性级别进行表述，软件安全性级别分为轻微、中等、严重3个级别，分别指软件不可能产生伤害，软件可能直接或间接产生轻微伤害，软件可能直接或间接产生严重伤害或导致死亡。软件安全性级别可结合医疗器械软件的预期用途、使用场景、核心功能综合判定，其中预期用途主要考虑软件的用途类型、重要程度、成熟程度等因素，使用场景主要考虑软件的使用场所、疾病特征、适用人群、目标用户等因素，核心功能主要考虑软件的功能类型、核心算法、输入输出等因素[1]。

全生命周期管理是指在医疗器械质量管理体系的基础上，考虑人工智能医疗器械上市前审批和上市后监管相关要求，涵盖设计输入、设计开发、设计输出、验证与确认、部署与使用、监测与评价、改进更新等全过程要求。其中，验证与确认包括临床评价（含临床试验）；监测与评价包括召回和不良事件监测；改进更新需要考虑其对医疗器械安全有效性的影响程度，重大改进更新应申请注册变更，轻微改进更新通过质量管理体系进行控制，无需申请注册变更。

其次，人工智能医疗器械需要综合考虑其技术特征和产品特点方能实现有效监管。同一人工智能技术的技术特征方法存在共性要素，例如，深度学习是基于海量数据和高算力的端到端黑盒算法，因此需要重点关注其数据质量控制、算法泛化能力、临床使用风险。同时，不同人工智能医疗器械具有不同产品特点，即便采用同一人工智能技术亦需考虑其产品特点，例如，不同医学影像设备的成像原理、技术参数、数据类型皆不同，同样采用深度学习技术优化图像质量，在技术细节方面仍存在巨大差异，因此需要基于产品特点并结合技术特征考虑具体产品的监管要求。

最后，人工智能技术不断发展，新技术层出不穷，只有密切跟踪并深入研究技术发展趋势，才能持续提升监管能力和水平，确保人工智能医疗器械的安全有效性。传统人工智能技术已在医疗器械行业广泛应用，当前深度学习已成为人工智能技术的代表，其在医疗器械行业的应用正在拓展中，而强化学习、联邦学习方兴未艾，在医疗器械行业的应用未来可期。对于人工智能医疗器械监管而言，机遇与挑战并存，需要兼顾当下与未来，加强监管科学研究，努力提升监管能力和水平。

（彭　亮　贺伟罡）

第二节　医学影像人工智能产品技术审评现状

一、国　外　现　状

美国FDA于2012年发布了关于计算机辅助检测（Computer-Assisted Detection，CADe）设备的性能评价指南和临床评价指南。目前，FDA主要依据这两份指南对人工智能医疗器械进行技术审评，其中临床试验设计推荐采用多判读者多病例（MRMC）研究设计，可采用前瞻性数据或回顾性数据，评价终点采用灵敏度、特异度、ROC曲线或其衍生指标。

为明确人工智能 / 机器学习（AI/ML）独立软件发生软件更新是否需要提交新上市注册申请，FDA 于 2019 年 4 月发布了针对人工智能 / 机器学习（AI/ML）独立软件更新的监管框架 *Proposed Regulatory Framework for Modifications to Artificial Intelligence/Machine Learning（AI/ML）-Based Software as a Medical Device（SaMD）Draft*[2]，公开征求公众意见。

算法锁定是 FDA 长期以来对于 AI/ML 独立软件的监管要求，考虑到 AI/ML 独立软件所用自适应算法具有持续学习的特性，该框架草案重点关注自适应算法的监管要求。

FDA 希望 AI/ML 独立软件制造商能够遵循良好机器学习实践（Good Machine Learning Practices，GMLP）的原则开发并维护软件。GMLP 是与良好软件工程实践类似的 AI/ML 最佳实践规范，包括数据管理、特征提取、训练和评价等方面的要求。

FDA 拟采用"预定变更控制计划"方法实现自适应算法的有效监管，其建议制造商在 AI/ML 独立软件上市注册申请时提交软件更新预期规范（SaMD Pre-Specifications，SPS）和算法变更方案（Algorithm Change Protocol，ACP）。其中，SPS 是指制造商计划在软件上市后实施的与性能、输入、预期用途相关的软件更新规格说明，ACP 是指制造商为控制 SPS 所述软件更新风险而采取的具体方法。

FDA 计划通过 SPS 和 ACP 实现 AI/ML 独立软件上市后软件更新的有效监管。若软件更新属于经批准的 SPS 和 ACP 的范围，则制造商通过质量管理体系进行控制，无需提交新上市注册申请；反之，制造商需要针对软件更新提交新上市注册申请。

欧盟、日本和韩国等也积极开展了人工智能医疗器械监管研究工作，前期已出台相关规范性文件，如日本发布了人工智能辅助诊断医学成像设备指南，韩国发布了基于人工智能与大数据技术的医疗器械指南、人工智能医疗器械临床确认指南。目前，针对深度学习等人工智能新技术的相关规范性文件正在制订中，尚未正式发布。

国际医疗器械监管机构论坛（International Medical Device Regulators Forum，IMDRF）于 2020 年 4 月发布了《医疗器械网络安全原则与实践》（*Principles and Practices for Medical Device Cybersecurity*）[3]，旨在协调关于医疗器械网络安全的监管要求。2020 年 9 月人工智能医疗器械工作组正式成立，旨在协调建立人工智能医疗器械的监管方法，目前该工作组处于组建阶段。

二、国内进展

我国前期发布了多项与人工智能医疗器械相关的指导原则，在医疗器械软件领域先后发布了《医疗器械软件注册技术审查指导原则》（2015 年 8 月）、《医疗器械网络安全注册技术审查指导原则》（2017 年 1 月）、《移动医疗器械注册技术审查指导原则》（2017 年 12 月）等通用指导原则，在临床评价领域先后发布了《医疗器械临床评价技术指导原则》（2015 年 5 月）、《医疗器械临床试验设计指导原则》（2018 年 1 月）、《接受医疗器械境外临床试验数据技术指导原则》（2018 年 1 月）等通用指导原则，这些指导原则均适用于人工智能医疗器械的注册申报。

为推进人工智能医疗器械审评指导原则体系的构建，近两年来陆续制修订了以下审评指导原则和审评要点。

（一）《深度学习辅助决策医疗器械软件审评要点》

我国于 2019 年 7 月发布了《深度学习辅助决策医疗器械软件审评要点》[4]，该审评要点基于软件、网络安全、移动与云计算、临床评价等审评指导原则，根据深度学习技术特点，结合医疗器械软件的预期用途、使用场景和核心功能，重点关注其数据质量控制、算法泛化能力和临床使用风险。

该审评要点采用基于风险的全生命周期管理方法考虑医疗器械软件的技术审评要求，包括需求分析、数据收集、算法设计、验证与确认、软件更新等内容，涵盖算法性能评估、临床评价、网络与数据安全等要求。

临床评价是此类软件进行软件确认的主要方式，其中辅助决策类软件应提交基于临床试验的临床评价资料。临床试验可采用前瞻性研究或回顾性研究，参照《医疗器械临床试验设计指导原则》进行试验设计，主要考虑评价指标、试验设计类型、受试对象、实施机构等方面要素。

具体而言，评价指标结合适用人群、病变等因素，原则上应选择灵敏度、特异度、ROC 或其衍生指标作为主要观察指标。试验设计建议选择同品种产品或临床参考标准（即临床金标准）进行非劣效对照设计，非劣效界值的确定应当有充分的临床依据，考虑到用户的差异性可选择 MRMC 研究设计。受试对象基于目标疾病流行病学特征，应保证阳性样本和阴性样本选取的合理性和充分性。实施机构应具备代表性和广泛性，地域分布尽可能广泛，机构数量尽可能多，以验证算法的泛化能力。

该审评要点将软件更新分为算法驱动型和数据驱动型。其中，算法驱动型软件更新是指软件算法发生实质性变更，属于重大软件更新；数据驱动型软件更新仅是算法训练数据量增加，若算法性能评估结果发生显著性改变则属于重大软件更新，反之属于轻微软件更新。重大软件更新应申请注册变更，轻微软件更新可通过质量管理体系控制，无需申请注册变更。

此外，该审评要点还明确了深度学习非辅助决策软件、传统人工智能软件的要求，以及第三方测评数据库、数据安全等方面的考量。

（二）《肺炎 CT 影像辅助分诊与评估软件审评要点（试行）》

为应对新冠肺炎疫情，指导相关企业准备注册申报资料，我国于 2020 年 3 月发布了《肺炎 CT 影像辅助分诊与评估软件审评要点（试行）》[5]。

该审评要点基于《深度学习辅助决策医疗器械软件审评要点》而制订，包括适用范围、基本要求、风险管理、软件研究、临床研究、说明书、软件更新考量、其他说明等内容。

该审评要点结合肺炎 CT 影像辅助分诊与评估软件的功能和用途，明确软件在算法设计、临床研究等方面的具体要求，在软件更新方面提出了数据驱动型软件更新在疫情期间的专用要求。

在临床研究方面，明确应对分诊准确性开展临床试验，可采用回顾性研究，并细化了试验目的、试验设计、受试对象、评价指标、金标准构建、样本量估算等方面要素。

具体而言，临床试验主要对分诊提示的诊断准确率进行确认。可采用单组目标值试验设计，以分诊提示的敏感性、特异性等固有诊断准确率指标为主要评价指标。受试对象应包含一定样本量的阳性病例和阴性病例，按照《新型冠状病毒肺炎诊疗方案（试行第七版）》，阳性病例为具有肺炎影像学特征的新型冠状病毒肺炎疑似病例和 / 或确诊病例，阴性病例为未见肺炎影像学特征的病例。主要评价指标原则上应考虑将病例水平的敏感性和特异性组成复合终点，次要评价指标可包括分诊提示时间、软件易用性（可采用主观感受评价，如李克特量表等）和安全性等。可供选择的金标准构建方法包括：①以临床确定结果为金标准，即流行病学史、临床表现（含影像学特征）的综合诊断结果；②通过专家阅片小组构建金标准。样本量估算需综合考虑临床试验设计、主要评价指标和统计学要求。

（三）《医疗器械人因设计技术审查指导原则（征求意见稿）》

2020 年 5 月，《医疗器械人因设计技术审查指导原则（征求意见稿）》[6] 公开征求意见，旨在指导生产企业建立医疗器械人因设计过程和准备医疗器械人因设计注册申报资料，同时规范医疗器械人因设计技术审评要求。

医疗器械人因设计是指综合运用关于人类的解剖、生理、心理、行为等方面能力与限制的人因工程知识来设计开发医疗器械，以增强医疗器械的可用性。

该指导原则分为正文和附录两部分。正文部分包括适用范围、人因设计基础、基本原则、人因设计过程、人因设计验证与确认、技术考量、人因设计研究资料、注册申报资料说明、参考文献等章节。附录部分为人因设计基本要素，包括人体基础能力、使用环境、显示、连接、控制、软件用户界面、说明书、标签、包装、文化差异等章节。

医疗器械在使用阶段需要人机交互方能实现其预期用途，这也是医疗器械有别于药品的显著特征之一。医疗器械人机交互的核心问题在于用户接口设计，人因设计作为医疗器械设计开发的重要组成部分，需基于医疗器械的用户特征和使用场景来研究其用户接口设计问题，从而保证医疗器械使用的安全有效性。人工智能医疗器械亦需考虑人因设计问题，以降低临床使用风险。

（四）《医疗器械软件技术审查指导原则（第二版征求意见稿）》

2020 年 5 月，《医疗器械软件技术审查指导原则（第二版征求意见稿）》公开征求意见[1]，旨在指导生产企业规范医疗器械软件生存周期过程和准备医疗器械软件注册申报资料，同时规范医疗器械软件技术审评要求，并为医疗器械软件和质量管理软件的体系核查提供参考。

该指导原则包括前言、适用范围、软件基础、基本原则、现成软件、质量管理软件、软件生存周期过程、技术考量、软件研究资料、注册申报资料说明、参考文献、附录等章节。从内容上涵盖了美国 FDA 软件指南、软件更新指南、现成软件指南、软件确认指南、互操作性指南、多功能软件指南、定量成像功能指南等 7 个指南的核心内容。

该指导原则在及时总结第一版软件指导原则实施经验的基础上，积极吸收借鉴国际软件监管最新研究成果，并与生产质量管理规范（GMP）独立软件附录相互协调，同时作为数字医疗指导原则的基础指导原则，为人工智能医疗器械审评指导原则体系的构建做好准备。

（五）《医疗器械网络安全技术审查指导原则（第二版征求意见稿）》

2020 年 9 月，《医疗器械网络安全技术审查指导原则（第二版征求意见稿）》公开征求意见[7]，旨在指导生产企业规范医疗器械网络安全生存周期过程和准备医疗器械网络安全注册申报资料，同时规范医疗器械网络安全技术审评要求，并为体系核查提供参考。

该指导原则包括前言、适用范围、网络安全基础、基本原则、网络安全生存周期过程、技术考量、网络安全研究资料、注册申报资料说明、参考文献等章节。从内容上涵盖了美国 FDA 网络安全上市前指南、网络安全上市后指南、现成软件网络安全指南、射频无线技术指南等 4 个指南的核心内容。

该指导原则在及时总结第一版网络安全指导原则实施经验的基础上，积极吸收借鉴国际网络安全监管最新研究成果，特别是国际医疗器械监管机构论坛（IMDRF）相应文件。

我国正在积极推进人工智能医疗器械审评指导原则体系的构建工作，包括人工智能医疗器械通用审评指导原则（含性能评价、临床评价），以及人工智能医疗器械重点产品（如肺结节 CT 影像辅助检测软件、糖尿病视网膜病变眼底相片辅助诊断软件等）性能评价、临床评价的审评指导原则或审评要点，逐步完善和规范人工智能医疗器械的审评要求，以促进人工智能医疗器械产业的健康发展。

（彭　亮　贺伟罡　王泽华　张　庆）

第三节　医学影像人工智能产品体系核查现状

一、国 外 现 状

为应对软件快速迭代开发等特殊性所带来的监管挑战，美国 FDA 于 2017 年启动了软件预认证试点项目，2019 年 1 月发布 1.0 版工作模型[8]，尝试将软件监管模式由基于产品的传统模式改为基于制造商质量与组织卓越文化（Culture of Quality and Organizational Excellence，CQOE）的模式。该试点项目当前仅适用于独立软件，包括人工智能独立软件，后续将扩至全部医疗器械软件。

该试点项目依据产品质量（Product Quality）、患者安全（Patient Safety）、临床责任（Clinical Responsibility）、网络安全责任（Cybersecurity Responsibility）、积极文化（Proactive Culture）5 个卓越原则，评估制造商是否已建立质量与组织卓越文化。然后从卓越文化鉴定、审评路径判定、流畅审评、真实世界性能评估 4 个阶段，评估制造商的质量与组织卓越文化能否持续保证软件全生命周期的安全性和有效性。

预认证类型分为两型：1 型适用于低风险软件，且制造商前期没有软件产品开发经验或开发经验有限；2 型适用于中低风险软件，且制造商前期有充足的软件产品开发经验。软件预认证类型不同，审评路径和审评要求亦不同。

FDA 已招募 9 家公司开展软件预认证试点项目，行业涵盖医疗器械和信息技术，规模涵盖大公司和小公司。2019 年正式开展软件预认证试点项目，目前仍在推进当中。

目前，欧盟、日本和韩国等关于人工智能医疗器械体系检查专用规范性文件的制订计划尚未明确。此外，IMDRF 部分成员国正在开展体系检查互认工作。

二、国 内 进 展

我国于 2014 年 12 月发布了《医疗器械生产质量管理规范》，该规范适用于全部医疗器械的体系核查。随后针对具体产品陆续制订了相关附录，如植入式医疗器械、无菌医疗器械、体外诊断试剂等。

考虑到医疗器械软件具有自身特性，近两年结合《医疗器械生产质量管理规范》和 IMDRF 相关文件要求，制定了《医疗器械生产质量管理规范附录独立软件》，以及《医疗器械生产质量管理规范独立软件现场检查指导原则》，以进一步规范医疗器械软件和人工智能医疗器械的体系核查要求。

（一）《医疗器械生产质量管理规范附录独立软件》

我国于 2019 年 7 月发布了《医疗器械生产质量管理规范附录独立软件》[9]，该附录与《医疗器械生产质量管理规范》配套使用。考虑到行业发展现状，该附录于 2020 年 7 月 1 日正式实施。

该附录包括范围和原则、特殊要求、术语、附则四部分内容，其中特殊要求包括人员、设备、设计开发、采购、生产管理、质量控制、销售和售后服务、不合格品控制，以及不良事件监测、分析和改进等章节。

该附录基于软件生存周期过程明确了独立软件的质控要求，包括网络安全和现成软件的质控要求。由于软件组件与独立软件的软件生存周期质控原则相同，故软件组件参考使用。

（二）《医疗器械生产质量管理规范独立软件现场检查指导原则》

为保证《医疗器械生产质量管理规范附录独立软件》的顺利实施，我国于2020年6月发布了《医疗器械生产质量管理规范独立软件现场检查指导原则》[10]，并于2020年7月1日正式实施。

该检查指导原则整合了《医疗器械生产质量管理规范》和《医疗器械生产质量管理规范附录独立软件》相关条款要求，共11章节105条，包括机构与人员，厂房与设施，设备，文件管理，设计开发，采购，生产管理，质量控制，销售与售后服务，不合格品控制，不良事件监测、分析和改进。

该检查指导原则共有21条检查重点项，其中10条源自《医疗器械生产质量管理规范附录独立软件》，这10条中有6条在"设计开发"章节。

（彭　亮　贺伟罡）

第四节　问题与展望

人工智能医疗器械作为新兴的医疗器械具有自身特性，传统监管方法已难以评价其安全有效性，需要在现有医疗器械监管法规框架下研究其监管要求。

一、人工智能医疗器械监管法规有待完善

首先，人工智能医疗器械的分类界定原则尚未出台，不利于引导行业健康发展。人工智能健康产品是否属于医疗器械，若为医疗器械则属于二类器械还是三类器械，这是人工智能企业和监管人员均需考虑的问题，因为非医疗器械无需药监机构监管，国产二类医疗器械由省级药监机构监管，国产三类和进口二、三类医疗器械由国家药监机构监管。分类界定即用于明确人工智能医疗器械与人工智能健康产品区分的原则，以及人工智能医疗器械管理类别的判定依据。

其次，有些人工智能医疗器械预期在基层医疗机构使用，而基层医疗机构不具备医疗器械临床试验实施机构的备案条件，因此这些人工智能医疗器械难以开展临床试验。

最后，人工智能医疗器械具有快速迭代的特性，这将增加产品注册变更的次数，进而增加企业负担。因此，需要深入研究人工智能医疗器械改进更新的有效监管模式，在保证产品安全有效性的同时减轻企业注册变更负担，兼顾公众健康保护和促进技术创新的关系。

二、人工智能医疗器械审评指导原则体系尚未建成

我国虽然在全球率先发布深度学习辅助决策软件审评要点，引起国际广泛关注，但尚未建成人工智能医疗器械审评指导原则体系，难以满足科学监管、行业发展及国际竞争的需要。

人工智能医疗器械作为人工智能国家战略的重要部分，发展迅猛、种类繁多，需要持续提升监管能力和监管科学研究水平方能实现有效监管，人工智能医疗器械审评指导原则体系的构建势在必行。

同时，人工智能企业很多来自信息技术行业，对医疗器械合规性要求认识不足，工作不到位，急需监管机构予以指导和培训，这正是审评指导原则体系的基本任务。

另外，人工智能医疗器械安全有效性评价问题已成为全球监管难点，若能建成审评指导原则体

系必将进一步提升我国在该领域的国际竞争力和话语权。

三、测评数据库难以满足行业发展需要

　　测评数据库作为人工智能医疗器械安全有效性评价方法之一，日益受到重视，相关机构纷纷筹建第三方数据库，但是第三方数据库存在如下问题：①第三方数据库并非均能用作测评数据库，存在建设导向性不足的问题；②多方资助建设测评数据库，存在重复投资、资源浪费等问题；③由于医学数据具有特殊性，现有建库模式大都存在数据产权不清、数据量不够、数据多样性不足、扩展能力不强、测评公正性存疑等问题；④测评数据库建设难度大，周期长，数量少，建设规模和速度难以满足行业发展需要。

　　基于此，人工智能医疗器械测评数据库的采用条件亟需明确，这不仅能够引导第三方数据库的建设方向，优化资源分配，促进社会共治，而且能够拓展测评数据库建设方法，加快建设进程，满足行业发展需要。

　　针对上述问题，国家药监机构相关部门正在大力开展人工智能医疗器械监管科学研究，切实探讨人工智能医疗器械监管法规调整方案，积极推进人工智能医疗器械审评指导原则体系的构建，努力建立人工智能医疗器械测评数据库的采用机制。

（彭　亮　贺伟罡）

参 考 文 献

[1] 国家药品监督管理局医疗器械技术审评中心．医疗器械软件技术审查指导原则（第二版征求意见稿）．2020-6.

[2] FDA. Proposed Regulatory Framework for Modifications to Artificial Intelligence/Machine Learning（AI/ML）-Based Software as a Medical Device（SaMD）Draft. 2019-5.

[3] IMDRF. Principles and Practices for Medical Device Cybersecurity. 2020-4.

[4] 国家药品监督管理局医疗器械技术审评中心．深度学习辅助决策医疗器械软件审评要点．2019-7.

[5] 国家药品监督管理局医疗器械技术审评中心．肺炎 CT 影像辅助分诊与评估软件审评要点（试行）．2020-3.

[6] 国家药品监督管理局医疗器械技术审评中心．医疗器械人因设计技术审查指导原则（征求意见稿）．2020-5.

[7] 国家药品监督管理局医疗器械技术审评中心．医疗器械网络安全技术审查指导原则（第二版征求意见稿）．2020-9.

[8] FDA. Developing a Software Precertification Program：A Working Model. 2019-1.

[9] 国家药品监督管理局．医疗器械生产质量管理规范附录独立软件．2019-7.

[10] 国家药品监督管理局．医疗器械生产质量管理规范独立软件现场检查指导原则．2020-6.

第九章

医学影像人工智能临床应用现状

　　近年来，随着人工智能（AI）技术的不断发展和产学研用合作机制的不断完善，AI 已逐渐应用于医学影像工作全流程的各环节，无论是在检查前、检查中还是检查后，均发挥了重要的作用，同时其在以患者为中心的个体化诊疗过程中，也突显出巨大的应用潜力。

　　医学影像 AI 作为一种无创的手段，在多学科合作诊疗过程中备受关注。一方面，从"优化临床工作流程"的角度来看，AI 已经被嵌入至"前台预约""技师扫描""放射治疗""图像后处理""诊断报告"等多个环节，大幅度提高了工作效率，减轻了医生的工作负荷（图 9-1）。具体而言，"前台预约"可实现智能化预约和自助预约，避免患者多次往返医院；"技师扫描"可实现自助式扫描、医嘱腕带一站式扫描、自动定位和自动确定扫描方案等，避免患者多次扫描，有效节约时间，提高效率，推进扫描的标准化。一项发表于 *Lancet* 子刊 *EBioMedicine* 的研究 [1] 表明，搭载智能算法的 CT 可实现智能定位、精准识别，其自动监控系统可通过人体姿态识别技术，确认患者胸部的扫描范围，实现自动摆位，做到技师与患者的零接触；"放射治疗"可实现自动勾画放疗靶区和受累器官，智能化评估放射剂量，辅助高效快速制订放疗方案；"图像后处理"可实现智能图像质量优化和智能定量分析，图像质量优化可辅助降低 CT 辐射剂量、缩短 MR 扫描时间及去除图像伪影等，智能定量分析则可对图像信息进行深度挖掘，辅助临床制订个体化诊疗和随访方案，从而以疾病为中心进行患者管理；"诊断报告"可实现关键图的胶片排版和智能化报告，节约胶片排版时间和提高关键图展示效率，促进影像报告的标准化。

　　另一方面，从"以疾病为中心"的角度来看，AI 已经应用于多种疾病的诊疗过程，包括神经系统疾病、头颈部疾病、胸部疾病、心血管疾病、乳腺疾病、腹部疾病及骨关节疾病等，尤其是 2019 年 12 月新冠肺炎暴发以来，AI 在新冠肺炎的检查、诊断和预后方面也发挥了十分重要的作用。AI 在神经影像中的应用集中在对中枢神经系统疾病的量化、诊断与鉴别诊断，以及预测疾病转归，主要应用于脑卒中、退行性疾病及脑肿瘤等方面 [2]；AI 在头颈部影像中的应用尚有限，目前在甲状腺超声方面应用较为成熟；AI 在胸部影像中的应用目前已非常广泛，在肺癌筛查、肺部感染性疾病、肺气肿分级等方面均有应用 [3]；AI 在心血管影像中的应用主要集中在冠状动脉斑块及狭窄自动检出、冠状动脉钙化积分自动评估、血流储备分数 CT 评估、心肌特征的量化评估等方面；AI 在乳腺影像中的应用主要集中在肿块良恶性鉴别、乳腺癌分子亚型研究及临床评估等方面 [4]；AI 在腹部影像中的应用主要集中在肝脏疾病、肾脏肿瘤、结直肠癌、膀胱癌、前列腺癌等疾病的早期筛查、智能诊断及预后预测等方面；AI 在骨关节影像中的应用主要集中在骨龄测量、骨折的识别和定位上，另外在骨关节炎、骨质疏松等疾病的评估方面 AI 也开始崭露头角。无论是在疾病检测、分类还是监控过程中，AI 都显示出巨大的应用潜力（图 9-1）。2020 年至今，基于冠状动脉 CT 血管影像的冠脉血流储备分数 AI 计算平台和基于磁共振影像的颅内肿瘤 AI 辅助诊断软件分别获批国家药监局三类证，这是 AI 技术赋能精准医疗的重要里程碑，正如中华医学会放射学分会候任主任委员刘士远教授所说，"在帮助中国医疗影像领域'均贫富、提质量'这件事情上，互联网、云平台及 AI 大有可为"。

　　未来，随着人工智能医疗器械数据集通用标准的制订、AI 技术的不断迭代更新，以及产学研用合作的进一步深入，AI 将赋能医院和医生，不断优化临床诊断流程，提高对患者风险评估的效率及准确性。本章主要基于上述两个角度分两节进行阐述。

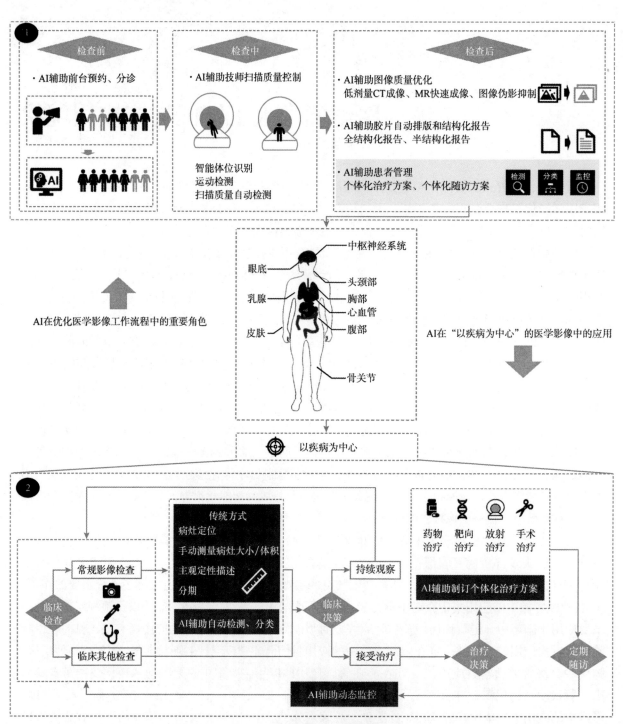

图 9-1　AI 在医学影像全流程中的应用

（张　冰　郭　妍）

第一节　人工智能在医学影像工作流程中的重要角色

一、医学影像人工智能质控技术

医学影像的质量对疾病的诊断及治疗决策有直接影响。在影像检查中，除了设备定期校准之外，扫描协议和参数选择、病人摆位、技师操作、病人运动、异物伪影等因素均可影响影像质量，而临床中也常出现因影像质量不佳需要重新扫描的状况。因此，客观、及时的医学影像质量评价对疾病诊疗尤为重要。X线、CT、MR和超声等影像设备类型和厂商众多，针对不同临床需求、不同部位的扫描方式和扫描协议复杂多样。目前，影像质控主要依赖物理师、技师及医生经验判别，缺乏系统性的客观判断标准[5]。我国医学影像质控标准由中华医学会放射学分会质控中心及各地放射质控中心制定，质控工作主要以医院内部自查和省质控中心进行回顾式抽样检查的方式进行，一致化程度不高[6]。近年来，随着AI和大数据技术的发展，我国在自动影像质控技术方面取得了一定进展。

利用AI技术，在扫描中及扫描后进行质控和质量评估，助力实时、精准地获取高质量医学影像，并对影像质量进行常态自动评估，对提高临床诊疗效果和推动大数据AI应用具有重要的现实意义。在扫描中，AI技术可实现智能体位导引、病人或设备摆位、体位自动识别及运动检测，提高扫描效率和影像质量。例如，利用实时3D立体视觉技术对病人进行检测、体位3D重建和跟踪，可以精确获得其位置、体型等信息，从而引导病人站位、X线自动定位、CT扫描床的自动中心矫正等准备工作。利用人体识别技术自动定位扫描部位，进行运动检测和跟踪，能够实现一键精准定位和零接触进床的自动化CT扫描[7]。在扫描后，AI技术通过对大量标注数据的学习，利用深度学习技术对影像质量进行自动评分，提高影像质量检查规范化与标准化水平，包括计算影像的清晰度、信噪比、分析运动伪影及自动质量分类，实现实时影像扫描质量提醒和回顾式质控。图9-2展示了一个X线实时质控的实例。这些影像质量评估系统有助于规范化影像质量评估体系，并与疾病预筛、辅助诊断、报告复核的AI全栈赋能相结合，优化X线成像及诊断工作流。

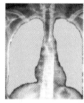
肺野不全

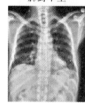
脊柱中线偏移

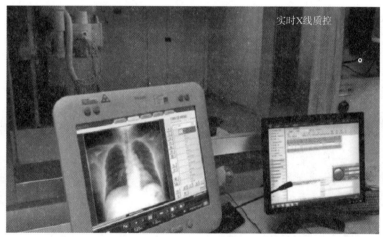
实时X线质控

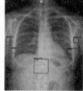
异物影

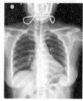
肩胛骨未打开

图9-2　胸片质控管理系统可实时检测影像中的异常现象，及时提示医生重拍，同时支撑回顾式影像质量评估

国内外关于医学影像的质量评估并无统一的标准，相关研究主要集中在通过对影像或其特征进行计算，实现量化质量评估。Lee等[8]基于全卷积网络模型实现高质量图像重建，在减少图像空间分辨率损失的同时，对图像质量进行评价。同时，影像AI质控应用逐步从X线向CT、MR等模态发展。Reeves等[9]通过测量胸部CT中的体外空气、气管内腔空气和降主动脉的HU值及噪声水平进行影像质量自动评估，包括对曝光度、伪影、对比度、分辨率、信噪比、扫描范围等因素进行智能分析和评价，自动生成影像质量报告。

医学影像AI质控，一方面要求建立健全质量管理体系，注重人机结合评价；另一方面，利用AI技术实现动态监测与决策，对产品性能、非预期结果和非正常使用做出及时审慎响应。值得注意的是，在影像质量评估中一个重要的指标就是该影像是否能满足诊断要求，这就使得影像质量评估需要根据不同临床应用，不断完善有针对性的质控指标。AI技术可以利用大数据学习医生经验，结合图像客观指标和主观指标，预期未来在影像质量评估方面会取得长足进展。

二、自动勾画放疗靶区和受累器官

根据世界卫生组织（WHO）指南，50%～60%癌症患者需要接受放疗，但在我国目前癌症放疗率仅达到23%。放疗是利用一定剂量的放射线照射肿瘤组织以破坏肿瘤细胞达到抑制或消灭肿瘤的治疗方法。为了最大限度地将放射剂量聚集在病灶（靶区）内杀死肿瘤细胞，并最大限度地减少周围正常组织和器官的放射剂量，影像引导下的精准放疗至关重要[10]。在放疗前，医生需在患者的CT影像中勾画出危及器官和放疗靶区，制订精准的放疗计划，确保癌症靶区获得的最小辐射剂量和靶区外的最大辐射剂量等关键数据满足放疗要求。在放疗时，将放疗计划通过影像配准的方法映射到患者当前影像上，引导放射线进行精准治疗。临床上放疗计划的制订非常耗时，特别是器官和靶区手动勾画与放疗计划模拟和优化需要若干个小时。放疗靶区和受累器官的自动勾画技术可大幅度缩短治疗计划所用时间。

传统器官勾画采用基于模板的分割、水平集分割、图分割和基于图谱配准的分割等方法。由于靶区形状各异，基于模板和配准的方法较难适应形状差异较大的不同个体，对癌变区域的勾画的精度达不到临床需求。随着影像数据的大量累积，利用深度学习技术实现放疗靶区和受累器官的精准自动勾画成为可能。和传统分割方法相比，AI分割技术具有鲁棒性高、速度快和精度高等优点。

基于全连接卷积神经网络和3D U-Net结构的深度学习分割算法是一种通用的影像分割算法。使用该网络模型进行腹部CT图像中肝脏的检测和分割[11]，再使用图像分割方法对初始结果进行优化。在U-Net网络基础上涌现出众多改进和完善的模型，如器官神经网络（Anatomy Net），可以对头颈部CT图像进行危及器官分割[12]。采用Dense V-Net网络模型[13]，无需配准便可实现胰腺、食管、胃、十二指肠、肝脏、胆囊、脾脏和左肾8个器官的分割。采用VB-Net网络模型，基于CT、MR、PET/CT的多模态影像融合技术，可实现全身近百个器官的自动勾画[14]，并进一步支持基于可变形配准技术的剂量评估等（图9-3）。

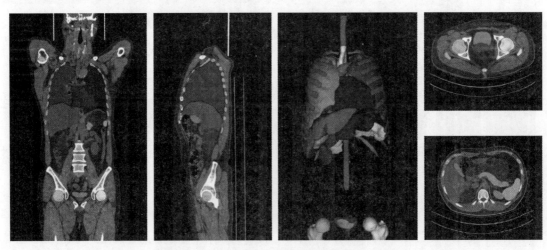

图9-3 全身多器官分割结果多视图及3D渲染图

随着深度学习技术的不断成熟，器官和靶区勾画的应用必将不断完善。通过增大标注训练集可进一步提高AI模型的鲁棒性，有效提高医生和物理师的工作效率。AI自动器官勾画系统的市场化应用主要有3个方向：①针对具体癌症和器官的独立软件系统，如某AI公司开发的头颈部器官勾画系统将勾画时间缩短到10分钟左右，鼻咽癌自动勾画可将勾画全过程缩短至2分钟以内。②与放疗设备深度集成，如自动勾画系统搭配放疗设备，可以在1秒内分别对80个主要器官和靶区完成全自动分割。③远程放疗体系，通过云计算实现对器官和靶区的勾画及放疗计划的优化。远程放疗的优点是能够有效利用AI对多中心数据的学习，提高放疗精准性和效果。"云放疗"远程放疗体系将为基层医院开展标准化、规范化的放射治疗提供质量保证，支持高质、高效、低成本的全面癌症治疗。

目前，国内外在器官和靶区勾画方法及应用上基本同步。国外的优势主要体现在深度学习软硬件框架体系完备、基础研究和并行计算应用平台原创性高，而国内的优势在于数据和标注量大，各类应用方法和场景广泛。AI 辅助放疗计划的应用主要由几家国际放疗设备厂商领衔，在基于自动勾画的放疗模拟与优化方面，以及基于影像的放疗引导方法和实践方面仍需要进一步创新和发展。可喜的是，近两年国产高端放疗设备逐步推向市场，其在器官和靶区自动勾画及自适应放疗领域的发展步伐加快，进展明显。

三、图像质量优化

（一）背景综述

医学影像为临床诊断中常规的辅助手段，CT、MR 等设备能够实现对人体内部组织的高分辨率或多对比度的三维成像，在疾病诊断中具有不可替代的作用，可显著提升医生对病变的检出能力。随着技术的发展，临床应用中对大型医疗设备有着更高的要求，重点体现在安全性、精确性、实时性等方面。面对这些要求，除了硬件方面逐步更新换代以外，在软件及算法方面也有着更大的进步，突出体现在 AI 技术在医学影像领域的逐步实施与落地。例如，低剂量 CT 成像、MR 快速成像及 MR 图像伪影抑制等，都是利用 AI 技术取代传统的重建或者后处理算法，可为患者带来更安全、更精准及更高效的临床体验。

（二）实际案例

1. 低剂量 CT 成像

原理上，目前成熟的商业化 CT 设备可以通过降低 X 线球管的电流或电压值来降低射线剂量，然而伴随剂量降低的是图像噪声水平的提升和伪影的增加，给后续疾病的诊断带来很大的困难。现有的商业化 CT 设备通常提供了基于物理模型的迭代重建方法，用于改善低剂量成像效果，然而这类方法的提升空间有限，难以应对临床中超低剂量成像的需求。随着人工智能技术的快速发展，基于人工智能技术的低剂量 CT 图像质量增强方法，充分发挥了大数据驱动下深度模型的信息挖掘能力。以冠脉"双低"成像为例（图 9-4），国内研究表明，基于 AI 的方法能够有效降低噪声、提高信噪比，明显改善冠脉 CTA 的整体图像质量，与常规扫描辐射剂量和对比剂用量相比，辐射剂量降低约 77.59%，对比剂用量降低约 50%[15, 16]。

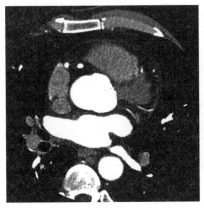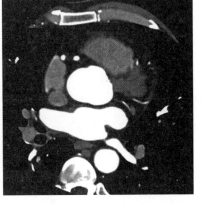

图 9-4 冠脉低剂量 CT 图像优化前后（左图为优化前，右图为优化后）对比

2. MR 快速成像

原理上，MR 设备通过采集成像物体的频率域信号响应，并通过逆傅里叶变换实现图像重建。通常而言，采集 MR 成像所需的全部频域信号的时间较长（从几分钟到几十分钟不等），而长时间扫描会带来很多问题，包括运动伪影、患者长时间屏息临床体验差等。传统 MR 成像加速技术包括并行成像、压缩感知等，一方面加速比有限，图像的信噪比会降低；另一方面存在着重建参数调节复杂、重建时间过长等问题。为了解决 MR 扫描时间长的临床痛点问题，通过深度学习技术，依据大量数据驱动下的多层次特征学习，可以实现在原始数据端的噪声去除和伪影抑制，从而在大幅度降低扫描时间的同时，显著提升图像信噪比[17]。国内相关临床成像试验表明，基于 AI 技术的加速成像方法较传统方法有明显优势，临床价值较大（图 9-5）。

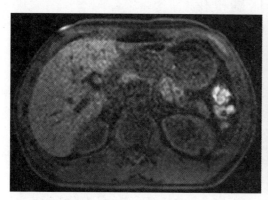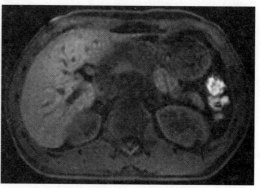

图 9-5　传统并行成像加速技术（左图）和基于 AI 的加速技术（右图）采集的腹部 MR 图像

3. MR 图像伪影抑制

MR 在成像过程中容易产生各种类型的伪影，例如，双梯度回波（Duo Echo Fast Gradient Echo，DFFE）序列的反相位图像中水脂交界面会呈现出对比度的急剧变化，因而经常会产生较明显的吉布斯（Gibbs）伪影。传统的处理方法包括频域空间滤波、图像空间增强等，这些方法在去除伪影的同时，往往会损失掉一部分图像细节信息。而基于 AI 的 MR 图像伪影抑制技术可以有效取代传统算法，通过多层次图像特征提取，能够更准确地识别图像中的噪声、伪影和有效细节信息，同时可结合 MR 图像先验知识和频域空间数据一致性进一步提升图像质量，保证图像增强后的可靠性。国内临床成像实验表明，相比传统的图像增强方法[18, 19]，基于 AI 的 MR 图像伪影抑制技术具有明显的优势（图 9-6）。

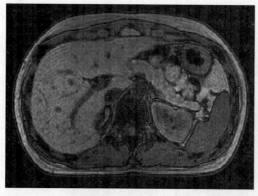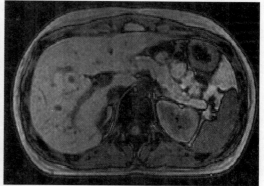

图 9-6　MR 图像伪影去除前后（左图为去除前，右图为去除后）对比

（三）国内外对比和展望

近年来，基于 AI 技术的医学影像成像质量优化逐渐成为国内外的研究热点，与传统的成像设备硬件技术不同，目前国内外学者在"AI + 成像"领域的研究基本上处于同一起跑线。例如，国际主流医疗设备厂商研发了 TrueFidelity、AIR Recon DL 等技术，利用深度学习实现数据域到图像域的联合优化，能够显著改善低剂量 CT 图像质量；而国内相关学者及设备厂商也正在积极研发融合 AI 的下一代成像技术，包括超低剂量 CT 成像技术、融合 AI 及压缩感知的超快速 MR 成像技术等。相关临床试验表明，与传统成像方法相比，融合 AI 技术的成像方法能够更加有效地分离图像中的信号、噪声及伪影，从而得到更好的图像质量。

未来，从技术层面来看，AI 技术将逐步取代传统的重建和后处理方法，有望显著提升医学图像质量；从应用层面来看，AI 技术在 CT 低剂量成像、MR 图像伪影抑制及快速成像等方面具有巨大潜力。在可以预见的将来，AI 技术赋能的医疗成像设备可以带给患者更安全、更精准及更高效的临床体验。

四、结构化报告

诊断是影像检查流程的核心产出环节，诊断报告是影像所见、诊断印象的核心载体。传统的叙事型文本报告存在着诸多缺陷，如描述用词不规范、无法整合后处理系统产生的测量值和关键图像、缺乏内置的专家共识知识库、资料非标签化等。影像学结构化报告作为解决上述问题的出路逐步获得认可。

（一）背景综述

1. 结构化报告的范畴

所谓影像结构化报告是指具有如下一种或者几种特征的影像学报告[20]：①原先的纯文本内容由结构化元素取代，如导航图、下拉框、多选框、单选框、图表或者表格等（图 9-7）。这些结构化内容甚至可根据前文书写内容按需动态生成。②这些结构化元素具有语义学含义，应使用特定的本体（Ontology）进行标注，以便进行后期检索与分析。③结构化组件之间往往还存在关联生成、关联选择、关联计算关系，以便基于已有的输入和内在的医学联系自动推演相关的诊断逻辑，降低诊断医生的劳动强度。④结构化报告的输出结果除了表达为传统的叙事型文本之外，还可展示为图文混排的动态页面，以便更好地与临床医生或者患者互动。

2. 结构化报告的优缺点

相比传统的复制 / 粘贴报告模板，结构化报告模板会引发一些固有的负面问题，如应用范围窄、描述有局限性、灵活性不够、填写效率低于自由文本等。但另一方面，结构化报告具有很多明显的优点，例如，可以合理地涵盖描述的范围，关注临床治疗方案的需求，可以内置推理逻辑；自动化生成规范一致的描述；可以实现面向临床的图文混排；通过标签的分析定量判定医生的工作效率和质量；方便地用标签做科研等。结构化报告是各种后处理 / 影像 AI 输出信息的载体，能将 AI 应用按场景顺利整合进入流程。在影像学业务数量增加、知识更新加快的背景下，将诊断知识内置到结构化报告模板中[21]，再通过多系统的整合提高效率是必然的发展方向。

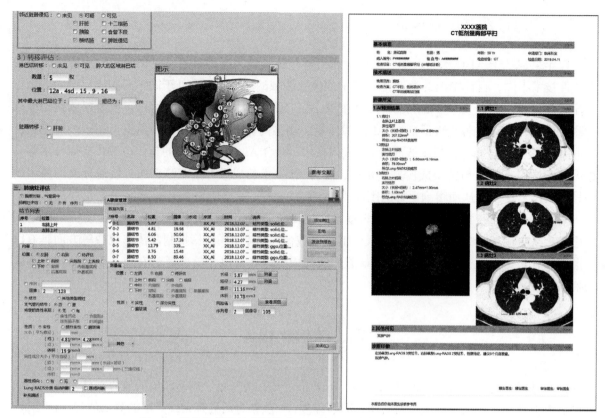

图 9-7 结构化报告的书写样式（左图）和临床展示样式（右图）

3. 标签与本体

如果抽象地将医学知识定义为"细分的人群"、"细分的治疗方案"和"细分的预后"之间的对应关系，那么这些细致分类所依据的标签必须含义清晰而稳定。早期专家共识的分类标签在专家的脑海中，随着知识越来越复杂，维度和线索越来越多，标签必须放在计算机中进行管理。本体是指某个专业领域中的一组概念和概念之间的关系定义集合。概念涵盖了所有同义词，使用英文和独特的编码进行标记，使得人能看懂，机器也能识别。用本体中的概念来定义标签，将使得不同信息化版本生成的数据、不同企业生成的数据、不同业务范畴生成的数据、不同医疗机构生成的数据、甚至不同国家生成的数据，底层具有语义学的一致性[22]。本体的建立和规范是大数据分析的前提。

"肺结核""肺""炎性肉芽肿""结核杆菌群落"是 SNOMED 本体中的 4 个概念，"发现位置""影像学表现""致病因素"是 SNOMED 中的连接"肺结核"与其他 3 个概念之间的关系定义。当我们将概念与概念用特定的关系连接起来时（如肺结核的影像学表现为炎性肉芽肿），专业领域的知识就被这个本体所继承下来。

不同的专业领域有不同的本体定义。在美国国立生物医学本体中心（The National Center for Biom edical Ontology，NCBO）的 BIOPORTAL 网站（http://bioportal. bioontology.org/）展现了与医学相关的 500 多个本体定义（图 9-8）。每个细分专业领域的知识都被该领域的专家们不断更新到本体中。不同的专业团体定义了各自的本体。容易理解的是，从解剖部位到病理 / 生理特征的描述，再到治疗方案的描述都具有物理含义的一致性。当专业领域的孤立本体将这些公共的概念与其他孤立的本体对应之后，医学知识将会形成整体互联。例如，实验室系统的观测指标标识符逻辑命名与编码系统（Logical Observation Identifiers Names and Codes，LOINC）本体借助"结核杆菌"的概念与系统化临床医学术语集（Systematized Nomenclature of Medicine Clinical Terms，SNOMED CT）本体互联，就可以自动化地产生为了证实肺结核而去搜索 3 种标本中抗原检测结果的推理逻辑。

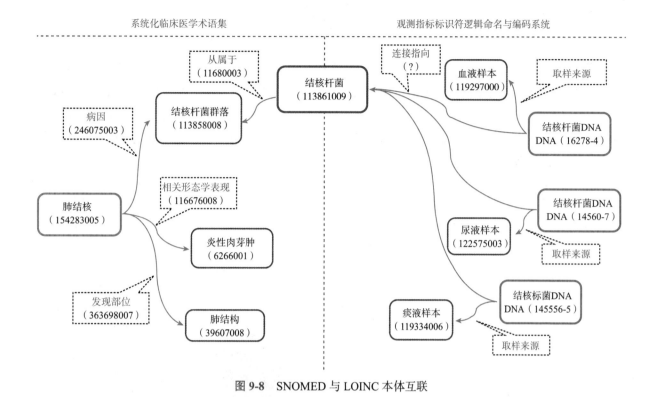

图 9-8　SNOMED 与 LOINC 本体互联

　　结构化报告产生的标签范围大于影像本身，是影像学大数据的核心标签，是科研分析、前瞻性质量控制、客观评价诊断质量与效率、探索新的专家共识的基础数据。

（二）结构化报告类别

1. 前结构化与后结构化

　　使用传统的模板复制 / 粘贴撰写报告，之后使用自然语言处理（Natural Language Processing，NLP）技术提取特征标签是一种后结构化方法[23]。其优点是可以无缝插入到原有流程中，不影响效率。缺点是不能进行前瞻性的质控、提取的标签类型有限、准确性差、需要个性化训练。前结构化报告是指模板本身的展示方式就是结构化的，需要按照设计规范进行填写，其优点是数据高度标签化，缺点是灵活性不足，不少业务场景下效率降低。

2. 全结构化与半结构化

　　全结构化报告模板是指影像描述与诊断印象大量使用结构化元素，几乎覆盖所有的内容，偶尔进行少量文本补充。半结构化报告模板是指仅在某些关键的影像学特征的表达、诊断分类的表达上使用结构化组件，其他内容仍然采用自由文本模式。

3. 单病种结构化与通用型结构化

　　单病种结构化报告与通用型结构化报告的区别在于：单病种报告根据专家共识来设计，诊断数据维度有限，推理逻辑清晰，逻辑层次多，诊断质量高，但涉及的临床场景狭窄，学习成本高。通用型报告则希望用一个模板覆盖多个部位的多种疾病的描述。当诊断范围涉及多个脏器时，涉及的影像学表现内容多，诊断逻辑复杂，在以下方面就需要进行取舍，例如结构化模板描述范围、展示方式，自动化地运用诊断逻辑，以及诊断医生的使用效率。通用型结构化报告模板仍然是以积累有价值的标签为目的，但不应该以牺牲效率或者描述的准确性为代价。

4. 智能化报告

常规的影像学结构化报告是由训练有素的诊断医生手动操作填写的。在专科专病的特殊领域，单病种的诊断数据维度有限，推理逻辑清晰。如果模板中有限的数据维度的大部分内容是由 AI / 后处理自动填写上，完全可以根据专家共识进行推理后直接给出诊断建议，则可称这种报告为影像学智能化报告[24]。

2019 年国内已有团队在前列腺显著癌的 MR 诊断领域进行了有益的科研探索。该团队通过 7 个序贯型应用 AI 与结构化报告整合，使前列腺的各种分割、测量，炎症、增生的判断，显著癌的 PI-RADS（Prostate Imaging Reporting Data System）逻辑，以及包膜侵犯、淋巴结转移、骨转移的探测全部实现自动化，最后自动化地给出 PI-RADS 评分和 TNM 分期结论（图 9-9）。

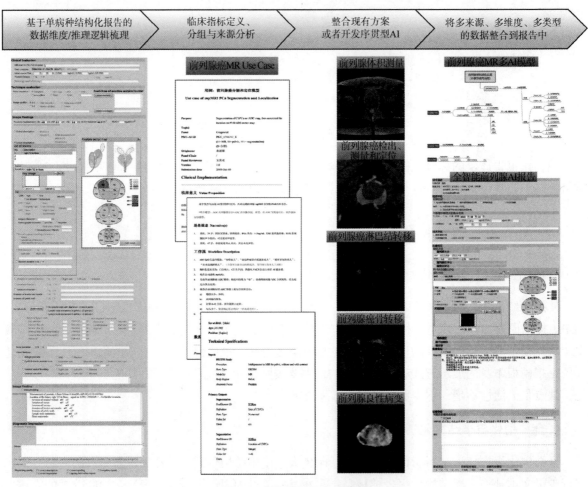

图 9-9　智能化报告实现路径

无论哪种形式的结构化报告，其基本元素都是公共数据元（Common Data Element，CDE）组件。最小的 CDE 组件可以认为是描述影像学表现或诊断结论的不可拆分的信息单元。一个 CDE 可以包含几个相关维度的数据及其内在的语义学关系和特定的展示方式。多个小型的 CDE 可以组合成大型的 CDE，例如多个影像学表现描述的模块组成一个器官影像学描述的段落，甚至可以认为结构化报告本身也是一个组合形成的大型 CDE。

（三）国内外对比和展望

北美放射学会（RSNA）倡导的可管理的影像学报告模板（Management of Radiology Report Template，MRRT），目前已有 3000 多种完整的诊断模板。这类模板可使用现有的 CDE 组件以所见所得的方式创作和实现，其模板可以保存成 XML 格式进行交换，很容易设计和上手使用。缺点是组件之间缺乏逻辑联系，也不涉及与周边信息系统的整合，填写效率低。美国 Nuance 公司的结构化报告在美国影像诊断报告领域占据的市场份额最大，其主要特点是除了支持内置的推理逻辑、外部的 AI 整合接口之外，完全支持美国医生传统的语音录入习惯。这些特点与美国影像科医生注重诊断的逻辑思维、业务量小、劳动成本偏高等因素密切相关。德国的 Smart Reporting 系统是一套云端的结构化报告应用系统，支持单病种的内置推理逻辑。云端应用的特点是部署简单，但要实现与 AI/ 后处理 / 电子病历（EMR）系统的整合，还需要前置服务器和个性化的接口开发。

在国内，单病种结构化报告因数据维度有限，推理逻辑清晰，最早被使用。目前已有多家医疗机构的影像科在单病种诊断业务中撰写了超过 5 万份的单病种结构化报告。结构化报告的发展趋势包括但不限于以下 3 个方面：

首先，加大与周边信息系统的整合。通过与各类后处理系统 / 影像 AI 进行整合，自动化获取测量值、图表和关键图像，大幅度提高读图效率并降低劳动强度；通过与集成平台的整合，自动提取与检查相关的"一诉五史"信息、实验室信息、病理信息等，降低跨系统搜索资料的劳动强度。

其次，结构化报告模板将逐步覆盖更广泛的业务场景。通过更多 CDE 组件的设计与积累，以及对 CDE 之间业务关系的统计分析，可以设计出动态生成的通用模板，系统性地解决结构化报告数据维度和效率之间的矛盾。

最后，基于结构化报告的标签，通过跨本体的概念互联、知识推理整合多学科诊疗模式（MDT）的模板，使得基于影像开展的 MDT 活动成本低，应用更加普及。

（薛　忠　陈　磊　韩　冬　王文馨　岳　新）

第二节　以疾病为中心的医学影像人工智能应用现状

一、人工智能在中枢神经系统影像中的应用

（一）背景综述

中枢神经系统（Central Nervous System，CNS）疾病的病理生理机制复杂，疾病涵盖范围广泛，临床诊疗需求精细，致残率及致死率高，为家庭和社会带来沉重的负担。AI 技术凭借其强大的算力和先进的算法加速了医学影像疾病诊断和个体化精准医疗的发展。目前，针对中枢神经系统疾病，已研发了多款成熟的 AI 辅助诊断及定量测量软件，可实现疾病的诊断、分型及预后预测，显著提高了医学影像信息的可信性和有效性，大幅度提高疾病早期诊断的准确率，为临床治疗提供了定量的依据，在临床诊疗中得到较为深入的应用和发展。

（二）实际案例

1. 人工智能辅助脑卒中诊断

我国总体脑卒中终身发病风险为 39.9%，位居全球首位。影像学在脑卒中疾病诊断及转归评

价中具有重要作用。针对出血性脑卒中，目前 AI 辅助检测模型可对患者出血病灶进行全方位分析，自动识别出血病灶解剖位置，自动定量测量出血量，为医生制订进一步治疗方案提供参考。针对急性缺血性脑卒中，AI 可检测识别患者缺血病灶的解剖位置，并对患者的疾病严重程度进行 ASPECTS 评分，有效提升检出率[25]，并可通过基于卷积神经网络的深度学习算法，构建脑小血管疾病的预测的"深度学习系统"，使大脑皮层下脑梗死区域分割的准确率达到 72.8%[26]。

2. 人工智能辅助脑退行性疾病诊断

神经系统退行性疾病，包括阿尔茨海默病（AD）、帕金森病（PD）等，这类疾病起病隐匿，早期诊断困难。利用 AI 技术对脑组织结构进行自动分割，并对脑区体积等进行量化，进而评估患者脑萎缩等改变，可为临床诊疗及随访提供可靠的依据。一项国内研究提出了 AD 脑萎缩相似程度指数（AD-RAI），该指数已被证实对 2 年内的认知减退风险具有一定预测作用[27]。而基于模式识别及机器学习的图像配准和融合算法的自动分割技术实现了包含双侧内囊后肢等脑区在内的人脑 MRI T_1 影像自动分割，为通过定量磁化率精确评估早期帕金森病提供了技术解决方案[28]。

3. 人工智能辅助脑白质高信号诊断

脑白质高信号（White Matter Hyperintensities，WMH）可出现在神经系统脱髓鞘疾病、退行性疾病等，并存在于正常老化进程中。自动检测及定量分析 WMH 对多种疾病及正常老化评价具有重要的临床价值。一项对 WMH 分割的可重复性研究表明，相同设备间 3D-液体衰减反转恢复（3D-FLAIR）的 WMH 分割可重复性最佳，且不同的分割算法会影响 WMH 结果[29]。利用 AI 技术对 WMH 进行自动分割提取影像特征，结合病灶数量及临床信息对整个发病情况进行综合分析和评估，深度学习模型的 AUC 可达到 0.824[30]。

4. 人工智能辅助颅脑肿瘤诊断

AI 技术在颅脑肿瘤诊断方面较为成熟，常基于多模态融合技术，实现脑肿瘤分割、定位，依据知识图谱，实现脑肿瘤鉴别，可为影像科及临床科室提供可靠、有效的诊断帮助。一项通过 T_2WI 定量 MRI 技术，应用影像组学方法鉴别异柠檬酸盐脱氢酶（IDH）野生型及突变型低级别胶质瘤的研究，采用的分类诊断模型可以有效区分上述两种疾病，训练集及验证集的 AUC 分别达到 1.000 和 0.993，并发现其转录组 - 影像组学特征与肿瘤免疫应答、生物黏附和多种恶性行为有关，其差异表达与 IDH 野生型及突变型胶质瘤的生物学过程一致[31]。在 AI 辅助颅脑肿瘤诊断的应用中，安德医智 "天医智"颅内肿瘤磁共振影像辅助诊断软件率先获得国家药监局医疗器械三类注册证，该软件通过人工智能技术，基于多模态影像数据，可实现脑膜瘤、胶质瘤等多种肿瘤诊断及分类，诊断准确率超过 90%，且有较高的灵敏度和特异度，可为医生提供辅助支持，提高诊断的效率及准确性[32]（图 9-10）。

（三）国内外对比与展望

AI 凭借其强大的算力和先进的算法，在中枢神经系统疾病影像病变识别、智能诊断预测和临床疗效评估各个环节均发挥重要作用。在脑卒中等疾病方面，AI 主要集中于病灶自动分割、定位及定量测量；在退行性病变方面，AI 主要致力于早期认知功能障碍的诊断及临床用药评估；在脑白质病变方面，AI 基于影像的分析与临床症状、临床化验指标，可给出符合临床预期的诊断结果；在颅脑肿瘤方面，AI 主要集中于病灶的分割、脑区分割、肿瘤鉴别等。国外目前已建成 Alzheimer's Disease Neuroimaging Initiative（ADNI）、The Cancer Imaging Archive、Neuroimaging

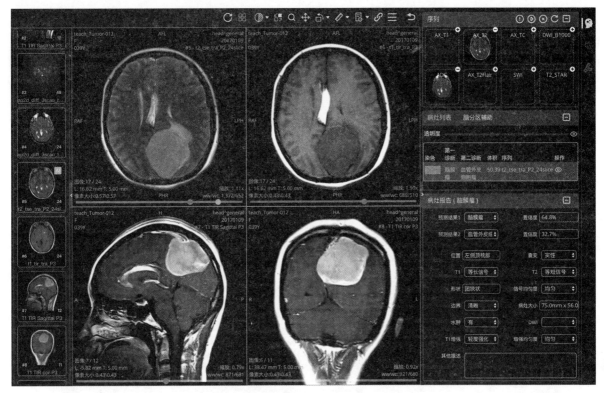

图 9-10　颅内肿瘤磁共振影像辅助诊断软件

Tools and Resources Collaboratory（NITRC）等多个公开数据集及开源软件平台，为中枢神经系统疾病的算法及软件开发提供了支撑。但是，目前我国 AI 公司多采用国外公开数据集或国内医院单中心未公开数据进行建模及算法开发，尚缺乏标准的公开影像数据集，特别是由资深影像科医生进行标注的数据集，算法的鲁棒性及对我国人群的适用性尚待进一步评估。此外，AI 算法对于不同疾病亚型和罕见征象的适用性还需进一步开发和不断提升。

　　未来，随着 AI 医疗器械数据集通用标准的制定、AI 技术的不断发展及产学研医制度的日趋完善，AI 将不断优化诊断流程，提高诊断的效率及准确性，为医生提供辅助支持，为基层医院患者的筛查诊断及转诊等提供帮助，从而促进中枢神经系统疾病诊治的快速发展。

二、人工智能在头颈部影像中的应用

（一）背景综述

　　目前关于头颈部影像学的研究进展主要集中于以下方面：①各种成像技术结合影像组学模型分析在头颈部肿瘤定性、分期预测、疗效评估中的应用；② AI 基于超声影像对甲状腺良恶性结节的鉴别等。在我国，甲状腺结节发病率非常高，超声是其首选影像学检查方法。目前，三甲医院超声科医生对甲状腺结节良恶性的诊断准确率平均只有约 70%。近年来，AI 辅助甲状腺结节良恶性鉴别日益成熟。通过 AI 系统自动探测结节的位置，并自动提取结节的特征来预测良恶性风险，可以辅助超声科医生的诊断，减少依靠主观经验诊断的局限性。

（二）实际案例

　　在超声诊断甲状腺结节方面，采用深度卷积网络自动提取超声灰阶特征，可以形成更加抽象的高层特征来分类或识别结节。2019 年，国内研究团队应用深度卷积神经网络模型进行甲状腺结节良恶性分类的回顾性、多中心研究[33]，分析结果发现该模型识别甲状腺癌的灵敏度和特异度可以媲美 6 位经验丰富的影像专家（灵敏度：93.4% vs 96.9%，特异度：86.1% vs 59.4%）。国内另一个研究团队于 2019 年开始了一项基于自动上下文和深监督全卷积神经网络方法的甲状腺结节自动分割研究项目，该研究有望在基于经验特征及深度学习特征构建超声影像组学模型方面取得突破。目前，浙江德尚韵兴医疗科技有限公司在自主研发的深度学习技术平台 DE-LIGHT 基础上，开发的"Demetics 超声甲状腺结节辅助诊断系统"经过第三方的临床验证，跟病理结果对比，灵敏度和特异度均达到 90% 以上，已在全国推广应用（图 9-11）。

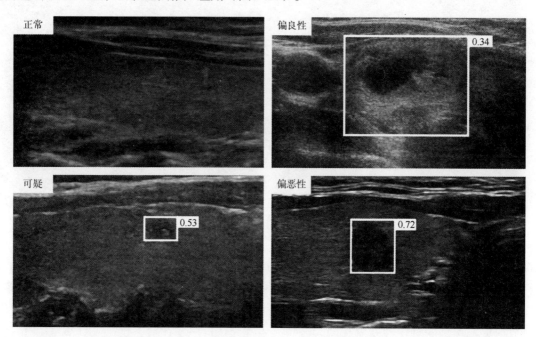

图 9-11　超声甲状腺结节分析（概率值范围 0 ～ 1。0 ～ 0.5：偏良性；0.5 ～ 1：偏恶性）

（三）国内外对比与展望

目前，AI 在甲状腺超声影像分析领域取得了一定的进展。在数据获取及标注方面，由于成本限制，当前学术研究大多是基于少量私有数据。国外由于甲状腺手术病理数据很少，且缺乏大量的手术金标准数据，甲状腺 AI 系统的研发非常困难。近年来，国内消融手术的增多也使甲状腺手术病理数据大量减少。2020 年，由深圳大学医学超声图像计算实验室牵头，在国际医学图像计算和计算机辅助干预会议（MICCAI）举办了超声影像分类与分割挑战赛，该挑战赛数据集为当前甲状腺超声影像领域公开的最大量数据集。在临床应用方面，深度卷积网络提供了一种端到端的黑箱式识别方法，可以为临床提供如病灶大小、形态、边缘、有无钙化等结节良恶性判断征象，为临床医生带来更多可解释的辅助信息。此外，超声检查实时性高，这也对智能算法的部署及优化提出了挑战。未来，在AI 辅助甲状腺结节诊断方面，AI 算法的性能、实时性及可解释性等为日后医工结合的重要发展方向。

三、人工智能在胸部影像中的应用

（一）背景综述

高发的胸部疾病已严重威胁人类健康，因此提高胸部疾病的诊疗效率至关重要。AI 技术为胸部疾病的诊治带来了新思路，目前基于深度学习的计算机辅助诊断系统已广泛用于胸部疾病的早期筛查、诊断、治疗和管理，并取得了显著效果。

（二）实际案例

1.肺癌筛查

（1）肺结节检测：肺癌是目前世界上死亡率最高的癌症。肺癌的早期诊断主要依赖于CT扫描能准确发现"阳性"肺结节。由于待筛查人群数量巨大，真正的肺癌患者在人群中所占比例又很小，导致医生要进行大量的重复观察才能真正筛查出一名肺癌患者。AI的应用为减少影像科医生的重复筛查工作提供了可能。国内学者建立的基于AI技术的肺结节检测系统，检测灵敏度达99.1%，明显高于影像科医生（43.0%），但其总体假阳性率为每例4.9个[34]。针对此问题，国内另一项研究提出了一种结合深度可分离卷积和预激活的改进残差网络结构，其可通过检测LUNA肺结节分析数据集进行肺结节的检测，灵敏度为96.04%，FROC曲线下面积为83.23%[35]。

（2）肺结节的良恶性鉴别：肺结节的良恶性鉴别是最关键的一步，但是"同病异影"及"同影异病"的出现使得影像科医生难以根据传统的形态学特点对肺病灶做出准确评估。AI技术可以提取潜在的、超出人眼限制的抽象特征，辅助医生诊断。国内学者研究了两个基于卷积神经的三维双路径网络（3D Dual-Path Network），分别用于肺结节的探测及良恶性分类。当规定每次扫描的假阳性相同时，此模型的灵敏度显著高于3D Res18 Faster R-CNN和3D DPN26 Faster R-CNN模型（95.8% vs 83.4% vs 84.2%）；此外，其在结节良恶性分类方面的诊断准确率可达92.74%，高出经验丰富的医生1.5%（91.25%）[36]。另外，国内另一项研究比较了人工智能软件与中级影像科医生利用计算机辅助诊断（CAD）软件联合人工分析对肺结节良恶性判断的结果，发现AI软件对直径＜1cm的肺结节的诊断特异度较高，有利于影像科医生判断亚厘米级结节的良恶性[37]。

（3）肺腺癌的病理学分型：肺腺癌是肺癌最常见的亚型。不同病理分型的肺癌，预后存在显著差异。国内学者开发了基于3D卷积神经网络的自动分类模型，用于鉴别浸润前病变与浸润性腺癌，检测网络和分类网络经过前100次迭代后交替训练以优化其分类性能。深度学习模型的灵敏度、特异度、准确率及AUC分别可达88.5%、80.1%、84.0%和0.892，此外其AUC高于3位进行此任务的有经验的医生（0.892 vs 0.805 vs 0.839 vs 0.867）。

（4）基因学信息检测：肺腺癌表皮生长因子受体（Epidermal Growth Factor Receptor，EGFR）基因是目前已知的非黏液性肺腺癌的主要突变基因。国内学者的一项研究回顾性比较分析了基于CT图像的深度学习模型、临床模型及语义模型预测*EGFR*突变位置的效能，结果发现深度学习模型的预测能力（AUC：0.85，95%CI：0.83～0.88）显著高于其他模型[38]。

2.肺部感染性疾病

国内学者基于CT平扫影像组学模型鉴别结节/肿块型肺隐球菌病（Pulmonary Cryptococcosis，PC）与肺腺癌、肺结核。通过提取病灶纹理特征，分别在PC与肺腺癌、PC与肺结核鉴别模型中筛选。独立的测试集验证显示该模型鉴别PC与肺腺癌，以及PC与肺结核的AUC、灵敏度、特异度、准确率分别为0.96、100%、78%、89%及0.99、88%、89%、88%[39]。

3.肺气肿

国外学者研究探讨了通过深度学习方法进行的基于患者水平的肺气肿分级（Fleischner标准：无症状、极轻度、轻度、中度、混合、重度），是否能够预测肺损伤和死亡风险。该研究发现，深度学习算法评估的肺气肿越严重，死亡率越高（log-rank *P* ＜ 0.001）[40]。

（三）国内外对比与展望

目前，国内外很多公司都有基于 AI 的肺部疾病辅助分析和诊断产品。国外研究主要集中在以下 3 个方面：①肺结节检测；②肺结节的良恶性鉴别；③肺腺癌的病理学亚型分类。美国的 ClearRead CT 在 2016 年获 FDA 批准。除上述几方面外，国内 AI 医学影像公司还注重开发 AI 技术在其他肺部疾病的应用，相关肺结节及肺炎产品也都已经开展了临床测试，进入国家药监局的审评环节。

在国内，相关的行业标准、数据库、指南等均已在拟定和筹建中。可以预见，肺部疾病辅助系统将很快正式进入国内外各大医院，发挥临床作用。与此同时，相关技术也会更加聚焦于肺部疾病辅助系统优化医生的工作流程、假阴性和假阳性的风险控制、在医联体内的联动及云诊断等实际工作场景上，如"数字肺"可帮助医生快速精准定位和定性结节，肺动脉高压时提高预警，以及肺结核和硅肺智能诊断等。

四、人工智能辅助的影像学检查在新型冠状病毒肺炎中的应用

（一）背景综述

新型冠状病毒肺炎（COVID-19）自 2019 年 12 月以来几乎席卷世界各地。目前，该病诊断的金标准是逆转录酶聚合酶链反应（Reverse Transcriptase Polymerase Chain Reaction，RT-PCR）。当无法进行 RT-PCR 检测、RT-PCR 结果出现延迟，或首次 RT-PCR 结果为阴性但出现疑似 COVID-19 症状时，胸部影像学检查在一定程度上可作为疑似 COVID-19 患者的诊断手段。2020 年 6 月，世界卫生组织（WHO）发布了《COVID-19 胸部影像应用指南》（*Use of Chest Imaging in COVID-19*）[41]，其中快速医疗管理部分的胸部成像方法建议针对成人患者使用胸部 X 线、CT 和肺部超声检查，其中胸部 CT 的灵敏度相对较高。X 线和 CT 在新冠疫情防控中发挥了重要作用，AI 结合影像学在大规模筛查与检测环节，大幅度提升了疑似患者的确诊效率。而在确诊患者的临床诊疗中，AI 提供的多维度量化评估进一步降低了一线医务人员的工作压力。

AI 技术从无接触式 CT 扫描、影像病灶检测和诊断、病灶定量分析和随访 3 个方面展现出在疫情防控中不可或缺的重要作用。在影像学检查环节，基于 AI 的视频处理与检测技术可辅助技师完成自动化扫描流程，实现减少或避免技师与患者的物理接触；在病情诊断与治疗环节，基于 AI 的自动图像分析技术可提供客观、准确、快速的肺炎感染量化评估，从而提高医生的工作效率；基于 AI 的 CT 影像临床辅助决策系统有助于 COVID-19 的早期诊断、干预、监测和治疗，并建立纵向随访 [42, 43]。

（二）实际案例

1. 基于人工智能环境感知的无接触式影像扫描

在 COVID-19 影像学数据的采集过程中，传统方式要求医务人员在扫描间引导患者调整身体和姿态，但因与疑似患者近距离接触，增加了医务人员感染的风险。利用 AI 技术的环境感知辅助控制系统 [44]，可实现非接触式自动扫描，大幅度减少医患间的近距离接触，降低感染风险。通过影像设备及扫描间配备的摄像头，利用 AI 视觉感知技术，可从 2D 视频流中准确检测人体的关键解剖位置，包括颈部、肩膀、肘部、脚踝、手腕和膝盖等。无接触式影像扫描系统通过 3D 网格技术获

取准确的扫描参数和适当的扫描范围，对齐患者与扫描中心，提高成像质量，实现扫描流程自动化（图 9-12）。

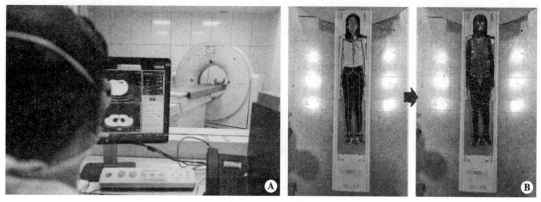

图 9-12 基于 AI 环境感知能力的智能无接触扫描系统
A. 基于 AI 技术的移动 CT 平台，可进行自动化、无接触影像采集；B. 基于 AI 技术的 3D 位姿估算和网格模型

2. 人工智能辅助影像诊断赋能 COVID-19 的诊疗

新冠疫情暴发以来，针对疑似患者的大规模筛查及对确诊患者的常规影像学检查，导致 CT 扫描量呈井喷式增长。AI 辅助影像诊断系统通过 AI 技术实现智能阅片，能够大大缩短阅片时间，减少影像科医生的工作负荷。智能阅片包括影像病灶的智能检测与分割、肺区与病灶的精准量化计算。采用深度神经分割模型对大量的肺部标注影像进行学习，然后利用迁移学习训练出新冠肺炎检测与分割模型。有研究对来自 11 家医院的 521 例 COVID-19 患者及 665 例非 COVID-19 患者的胸部 CT 进行验证[45]，模型的检测准确率为 96%，灵敏度为 95%，特异度为 96%。研究结果表明，AI 显著提高了影像科医生区分 COVID-19 与其他病因肺炎的能力，提高了诊断的准确率、灵敏度和特异度。另一项大样本量的研究[46]纳入了国内外 5 个地区的 4154 例患者，对 COVID-19 和其他肺炎患者的数据进行分类，比较了 AI 和影像科医生区分 COVID-19 与其他常见肺炎及正常对照的准确性，结果发现 AI 诊断的准确性总体上优于初级影像科低年资医生，与影像科中高年资医生相当。

全面客观地评估 COVID-19 患者病情严重程度，可帮助医生开展个性化诊疗及预后预测，而病情严重程度评估需要对肺部分区和感染区域精确分割。在一项研究中，研究人员基于经典的 U-Net 架构分割算法结合注意力机制提取，更精细地分割肺部结构和病变区域，结合定量肺损伤特征及临床参数建立了预后预测模型[46]，综合评分 ≥ 0.5 分的患者被认为是高危组（最终进展为需要进入重症监护室、机械通气或死亡），并能提供这一进展的预估时间。在另一项多中心研究[47]中，492 例 COVID-19 患者被分为早期组和晚期组，研究人员在两组患者中建立了两个独立的放射组学模型，提出了一种用于放射组学特征提取的肺体积自动分割方法，进而构建了一组特征性的放射学评分。最后，通过放射学评分、临床模型及竞争风险回归分数对患者累积不良结局概率及 28 天不良结局进行预测。然而，在分割病变区域的任务中，由于较小病灶的区域形状和纹理复杂，分割任务依然具有挑战性。

3. 人工智能辅助 COVID-19 患者的随访

COVID-19 患者的随访是相对繁琐和主观的过程，AI 软件可以帮助医生快速、定量随访影像变化，进而辅助医生准确评估患者病情变化，辅助诊疗方案优化。智能疗效随访功能可自动匹配治疗前后影像检查的肺炎病灶，便于医生同步查看和比较；可自动针对整肺、肺叶、肺段的炎症比例变化进行精确定量随访评估。CT 影像随访是医生监控 COVID-19 的有效手段，而智能随访功能使得这个工作更加高效、精准（图 9-13）。

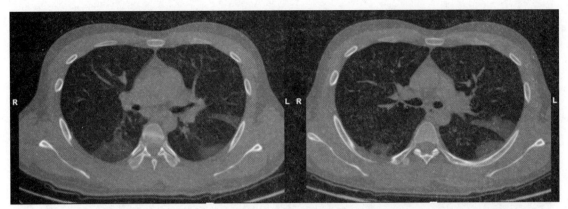

图 9-13　基于精准量化分析的新冠肺炎随访软件，可自动匹配治疗前后影像检查的肺炎病灶

（三）国内外对比与展望

在此次新冠肺炎疫情应对中，AI 在预警疫情暴发、监测疫情蔓延、跟踪疫情发展等方面起到了重要作用。目前，国内外研究集中于结合 AI 高精度的算法建立快速、准确的疾病预测模型。国内研究多侧重于 COVID-19 早期识别及建立疾病诊断模型，部分研究团队逐渐关注疾病预后模型（图9-14）；国外研究多侧重于建立疾病严重程度评估模型及早期识别预后模型。此外，在利用影像学识别及监测疾病过程中，国内临床医生多选择肺部 CT，CT 具有较高的灵敏度；国外医生多选择胸部 X 线，X 线辐射剂量相对较低，更易于连续监测疾病变化，并且移动式床旁 X 线照射可以极大限度地降低患者运输相关的交叉感染风险[41]。结合流行病学史、临床危险因素、实验室化验、放射组学及分子病理学特征的 AI 预测模型，可以辅助及时干预和合理利用医疗资源，并可实现预后预测，为 COVID-19 患者的筛查、综合评估及随访提供高效的管理及监测工具。在我国，新冠肺炎AI 辅助诊断系统已在华中科技大学同济医学院附属同济医院、华中科技大学同济医学院附属协和医院、武汉大学中南医院、火神山医院、雷神山医院等抗疫第一线医院部署。

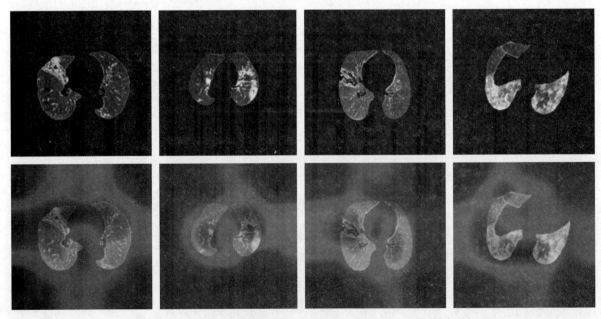

图 9-14　深度学习模型准确识别异常区域（采用 Grad-CAM 图表示）

五、人工智能在心血管影像中的应用

（一）背景综述

心血管疾病发病率及死亡率在世界范围内均处于首位，而心血管疾病中冠心病尤为高发。AI算法和方法论的最新发展加速了自动定量影像技术诊断疾病和个性化选择治疗策略的发展。目前，已经开发了许多用于图像检测、分割和分类的算法，可对心血管相关疾病的影像结果进行智能识别，极大地提升了临床工作效率，降低了错误率，可智能化给出诊断结果和风险预警，尤其是在冠状动脉疾病诊断、心功能评估、图像质量优化等方面，基于AI的临床应用得到了较为深入的发展。

（二）实际案例

1. 冠状动脉斑块及狭窄自动检出

基于血管内超声（IntraVascular UltraSound，IVUS）准确分割并定量测量斑块是指导冠状动脉支架手术的重要步骤。国内AI公司研发的基于深度学习的自动分割方法，在常见类别的IVUS图像中与手动结果表现出良好的一致性，且耗时短，有望用于导管室的IVUS实时分析[48]。另外，国内AI公司研发的冠状动脉CTA的AI辅助诊断技术可实现从图像自动后处理到斑块、狭窄自动检出，再到胶片打印的全流程覆盖。近期最新的研究显示，AI对患者冠脉狭窄诊断的灵敏度、特异度分别为94%和63%，该深度学习模型与医生诊断的AUC分别为0.87和0.89，没有显著性差异[49]。

2. 冠状动脉钙化积分自动评估

在心脏CT中，冠状动脉钙化（Coronary Artery Calcification，CAC）积分已经被认为是心血管事件与死亡的独立预测因素。人工CAC测量是一项耗时的工作，其准确性受到运动伪影、图像噪声及弥漫性或较大钙化点引起的晕状伪影的严重影响。而深度学习可以完全自动化这一任务，从而节省大量时间，提高准确性。国内近期的研究显示，利用深度学习得到的钙化积分与传统方式具有很高的一致性（Kappa值为0.77）[50]。

3. CT血流储备分数评估

利用冠脉CTA图像，基于AI算法对冠状动脉进行三维重建，然后利用计算流体力学技术求解出目标血管各位置的血流储备分数（Fractional Flow Reserve，FFR），可提供临床所需的定量检测结果，做到精准、无创、快速分析，适用于精准评估冠脉狭窄是否具有血流动力学意义（图9-15）。目前有多家公司正在研发这种计算方法的软件。国内某单中心研究结果显示，国内一项CT血流储备分数技术诊断心肌缺血的准确率为87.3%，灵敏度为97.14%，特异度为75%，而每位患者的平均计算时间仅需（120±13）秒，大大提高了工作效率[51]。与国外知名公司HeartFlow的FFR$_{CT}$软件相比，诊断的准确率相似，计算时间明显缩短，具有更高的临床可行性，但尚需更多的临床试验去证实。

4. 心肌特征的量化评估

心脏磁共振成像（Cardiac Magnetic Resonance Imaging，CMRI）常用晚期钆增强序列来量化心肌内或周围异常组织的范围，并可以用来检测和验证心肌梗死。国内的一项研究显示，利用深度学习技术可对非增强CMR的电影序列进行慢性心肌梗死的检测，其检测心肌梗死的准确性与钆延迟强化序列相似（AUC达到0.94），显示AI技术在心肌特征量化方面有助于减少钆造影剂的应用[52]。

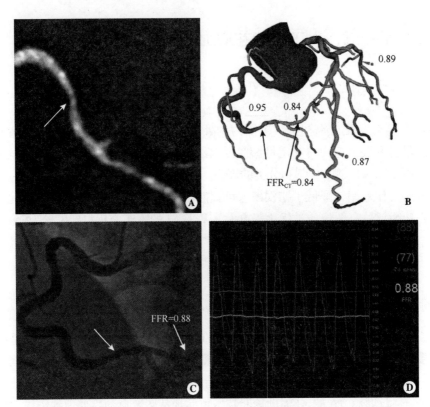

图 9-15 基于 AI 对冠脉 CTA 图像三维重建和 FFR 定量分析

A. 冠状动脉 CT 显示右冠状动脉远段非钙化斑块伴中度狭窄 60% ~ 70%；B. 基于冠状动脉 CT 建模仿真计算得到的 $FFR_{CT}=0.84$，显示不缺血；C. 冠脉造影确认右冠状动脉远段可见狭窄 70%；D. 压力导丝测得 FFR 为 0.88，显示不缺血

（三）国内外对比与展望

AI 技术在心血管领域的研究方兴未艾。目前，国外科研机构通过多项 AI 技术研究工作，初步实现了心脏房室分割、冠状动脉树提取、管腔狭窄检测等。当下的研究主要集中在两个方面：①心肌缺血功能分析，主要为 FFR_{CT} 和负荷心肌灌注；②冠状动脉斑块稳定性分析。国内已有一些研究团队尝试将深度学习技术应用于图像质量增强、血管分割、斑块诊断及慢性心肌梗死检测等。国内多家 AI 创业型公司在这一领域投入重要研发力量，例如创造性研发了 CCTA 自动重建及判读系统，目前已在多家医院进入临床应用；多家创业型公司研发了 FFR_{CT} 产品，其中科亚医疗的 FFR_{CT} 软件在 2020 年率先获得药监局 AI 医疗影像产品三类证，很多 AI 公司也在此领域取得了令人鼓舞的成绩。

未来，从技术层面来看，以卷积神经网络为代表的深度学习将进一步向小样本迁移学习方向发展，有望显著减少数据资源的数量。从应用层面来看，AI 在冠状动脉病变、心肌病变的诊断，血流动力学评估及预后预测等方面具有巨大潜力。在可以预见的将来，AI 会在优化诊断流程，提升医生的诊疗效率，实时获取心血管病变的精准诊断，以及疾病预后判断和危险分层方面发挥更大的作用，从而促使心血管疾病诊治的快速发展。

六、人工智能在乳腺影像中的应用

（一）背景综述

乳腺癌已成为全球范围内女性最常见的癌症和导致女性癌症死亡的第二大原因。在中国女性中，乳腺癌发病率位居恶性肿瘤第一位，占女性所有癌症新发病例的 15%。研究证实，乳腺癌筛查与降低乳腺癌发病率及病死率明显相关。由此可见，准确鉴别乳腺病变的良恶性、在易感人群中筛查早期乳腺癌及预后评估都具有重要临床意义，这也是目前 AI 技术在乳腺疾病应用研究领域的主要方向。

（二）实际案例

1. 乳腺肿块良恶性鉴别

国内 AI 团队在乳腺肿块良恶性鉴别方面的研究涉及乳腺 X 线、动态增强磁共振成像（DCE-MRI）和乳腺超声各领域，并且已有部分转化成果产出。国内团队的一项基于数字乳腺断层摄影（Digital Breast Tomosynthesis，DBT）的诺模图模型是无创辅助鉴别乳腺肿块良恶性的有效方法，在训练集和测试集上获得的 AUC 分别为 0.942 和 0.928[53]。国内某高校的一项基于卷积神经网络（CNN）、利用乳腺超声图像鉴别肿块良恶性的研究表明，转移学习方法优于传统的机器学习模型和 CNN3 模型，利用上述三者提取组合特征的模型获得了最好的性能，准确率为 89.44%，AUC 为 0.93。国内另一研究团队在一个独立、连续的临床数据集上利用 DCE-MRI 鉴别乳腺良恶性病变，结果表明经过训练的机器学习系统的灵敏度达到 99.5%，推荐的活检次数减少了 9.6%。国内一些公司的研究成果已经转化为临床成果，可在不改变现有超声设备和医院工作流程的基础上，利用神经网络架构搜索（NAS）算法对超声信号进行实时智能分析，实现实时病灶检出，对病灶进行自动分割及良恶性分析。

2. 乳腺癌分子亚型研究

乳腺癌的临床亚型与治疗方案选择密切相关，可直接影响治疗效果，AI 技术可以通过图像分析预测乳腺癌的分子亚型，为治疗方案选择提供技术支持。国内某医院团队开发和验证了一种可解释和可重复的机器学习模型方法，从临床信息、乳腺 X 线和 MRI 图像中预测乳腺癌的分子亚型[54]。国内某高校开发了一种基于深度学习的方法，可利用超声获得浸润性导管癌图像，结合免疫组织化学方法进行诊断，结果显示受体状态与亚型有很强的相关性（$P < 0.05$；AUC 为 0.760）[55]。这些研究结果可为临床的个性化精准治疗提供有利依据。

3. 乳腺癌淋巴结转移的临床评估

淋巴结转移存在与否，可直接影响临床治疗决策及乳腺癌的预后，AI 技术可为临床淋巴结阴性的乳腺癌患者提供腋窝淋巴结转移的早期预测。某高校的一项研究表明，深度学习模型能通过原发性乳腺癌患者的超声图像，有效预测临床阴性腋窝淋巴结转移[56]。AI 早期预测乳腺癌发展趋势，可为治疗争取更多的治疗时间，延长生存时间，提高生活质量。

（三）国内外对比与展望

我国 AI 研究起步虽然较晚，但在乳腺影像应用方面发展较快。目前国内 AI 企业研发并已应用于临床的乳腺相关辅助诊断系统，多数集中在乳腺钼靶方面。国内乳腺相关 AI 产品的检出率和准确性可以与国际产品媲美；国际上针对乳腺 AI 的研究相对国内更加深入，如 Google 研究团队收集了一个来自英国的乳腺钼靶数据集（共 25 856 名女性）和一个来自美国的乳腺钼靶数据集（共 3097 名女性），研发了一个用于识别乳腺钼靶中乳腺肿块的新型 AI 系统，结果显示该 AI 系统的表现超过了影像专家，同时可适用于全球不同地区[57]。

未来，AI 在乳腺影像中的应用可以为医疗资源匮乏的地区提供切实可行的解决方案，弥补初学者经验和技能的不足，从而可辅助医生做出准确诊断，提高其乳腺癌早期筛查诊治的能力。

七、人工智能在腹部影像中的应用

（一）背景综述

腹部疾病种类繁多，相关疾病的筛查诊断效率亟需提高。近年来，得益于 AI 技术的快速发展，AI 在腹部器官的定位、分割，以及疾病的筛查、精准诊断、个体化治疗和预后监测等方面都得到了较为广泛的应用。目前，基于深度学习的图像采集、定位与分割算法已取得较高的精度，对病灶的智能化识别极大地提高了腹部疾病的诊断效率和准确率。

（二）实际案例

1. 人工智能在肝脏疾病中的应用

深度学习可与超声、CT、MRI 和核医学等结合，广泛应用于肝脏疾病的诊断（表 9-1）。

表 9-1　深度学习在肝脏疾病中的应用

深度学习在肝脏影像检查技术中的应用	临床应用
超声	检测、评估脂肪肝并进行风险分层
	检测和区分不同的局灶性肝脏病灶
	检测肝硬化
	鉴别肝脏肿瘤
CT	检测肝脏肿瘤
	预测肝转移的主要来源
MRI	评估慢性肝病
	预测治疗反应
PET/CT	检测转移性肝脏恶性肿瘤

微血管侵犯（MVI）是肝细胞肝癌（HCC）治疗后复发和转移的独立危险因素，准确预测 MVI 对患者预后评估及后续治疗方案的选择至关重要。国内学者结合临床与影像数据，对 HCC 患者的增强 CT 图像进行特征提取，构建了一种计算机辅助诊断模型，实现了对 MVI 精确、高效地预测，AUC 达到 0.889[58]。

另一项研究对肝脏增强 CT 的动脉期、门脉期、延迟期影像分别进行特征提取，并比较它们预测 MVI 的效度，结果显示门脉期影像特征预测能力最佳，AUC 为 0.793；联合门脉期影像特征与年龄、肿瘤最大径、甲胎蛋白、乙肝抗原 4 个临床特征构建预测模型，评估其预测精度及临床效用，C 指数（C-index）和净获益率分别为 0.820、0.357，表示其能有效预测 MVI 的发生，将为指导临床个体化治疗发挥重要的作用[59]。

门静脉高压（PH）是肝硬化失代偿期的重要预警因素之一。目前门静脉压力梯度检测是诊断 PH 的金标准，但其有创且对操作者要求较高，难以广泛开展。国内团队基于 CT 与 MRI 图像分别构建了一种卷积神经网络模型，并验证诊断效度，AUC 分别为 0.933、0.940。研究表明，AI 为 PH 诊断提供了一种无创且高效、准确的检测方式[60]。

2. 人工智能在肾脏肿瘤中的应用

基于大量的影像学和组织病理学等医学数据，AI可使肾脏疾病的诊疗更为精准。肾脏肿瘤的良恶性鉴别对于治疗方案的选择至关重要，病理活检是金标准，但有创，且对接受穿刺术者及病理科医生要求较高。国内有团队基于肾脏肿瘤MRI T_2加权及T_1增强图像构建了一种深度学习模型，结果显示其识别肾脏肿瘤良恶性的准确率、灵敏度及特异度分别为70%、92%及41%，均高于影像科医生和最优化的诊断模型。

肾脏恶性肿瘤的分级对指导临床医生选择个体化治疗方案及患者的预后起着关键的作用。高级别者需行根治性肾脏切除术，并需进行严密的术后监测治疗，复发风险较低级别者高，预后差。国内研究者还对低分期肾癌的病理学分级进行了研究，结果显示深度学习模型预测Fuhrman和WHO/ISUP分级的准确率分别为88%、83%。另一项研究基于从增强CT图像中提取的影像特征及人工神经网络，构建出5种机器学习预测模型，并比较5种模型评估肾透明细胞癌WHO/ISUP分级的准确性，研究结果显示合并传统图像特征与皮质期纹理特征构建的预测模型能准确地对肾透明细胞癌病理学分级，准确率为94.06%±1.14%[61]。

3. 人工智能在结直肠癌中的应用

结直肠癌是消化道常见的恶性肿瘤，预后较差，发病率及病死率呈上升趋势，早期诊断及治疗对该病患者的预后至关重要。AI技术与临床资料、影像学资料等相结合，在其诊断、分期、疗效评估及预后预测等方面发挥着重要的作用。

结直肠腺癌（CRAC）的组织学分级对评估患者预后有重要意义。高级别者术后复发风险高，预后较差。患者治疗前多常规进行结直肠镜活检取材，为肿瘤诊断和组织学分级提供依据，但此法有创，且组织取材的偏差、肿瘤的异质性等易导致分级偏差。国内学者基于CRAC患者的增强CT图像，进行特征提取并构建组学标签来区分CRAC的组织学分级，并设置了独立验证组对此性能进行验证，结果显示影像组学标签能在术前准确区分高级别和低级别CRAC，AUC为0.735。该研究还对结肠癌组和直肠癌组进行了分层分析，表示影像组学标签在两组均具有术前评估组织学分级的能力，AUC依次为0.725、0.895[62]。

高分辨率MRI是评估结直肠癌肝转移、淋巴结转移、壁外血管侵犯、环周切缘侵犯等的重要方式，精准评估对患者治疗方案的选择及预后非常重要，但判读结果易受影像科医生的主观影响，并且图像量大时，诊断准确性与效率势必降低。国内有研究者应用AI分别识别MRI图像中直肠癌壁外血管侵犯及环周切缘侵犯阳性区（图9-16、图9-17），结果显示AI对前者识别灵敏度和特异度分别为97.3%、89.5%，AUC为0.98，对后者识别的灵敏度和特异度分别为83.8%、95.6%，AUC为0.95，且图像判读时间仅为影像专家的1/50，诊断效率显著提高。

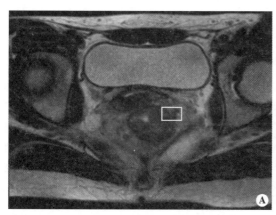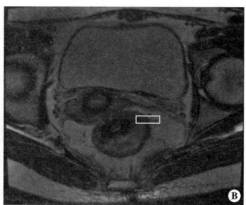

图 9-16　影像科医生标识的壁外血管侵犯阳性和阴性图像

A.壁外血管侵犯阳性；B.壁外血管侵犯阴性

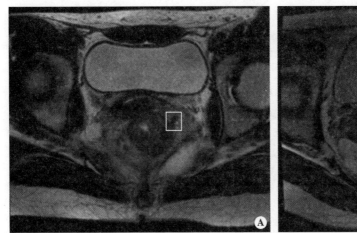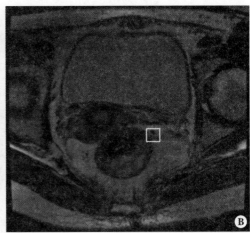

图 9-17　AI 影像辅助诊断平台识别的壁外血管侵犯阳性和阴性图像

A. 壁外血管侵犯阳性；B. 壁外血管侵犯阴性

部分直肠癌患者结直肠肿瘤原发病灶切除术后间隔大于 6 个月出现的肝转移灶称为异时性肝转移（MLM）。MLM 的早期预测对于患者的个体化治疗及预后有重要意义。国内团队通过对 MR 平扫及增强序列图像进行特征提取，并采用不同机器学习算法，构建了基于直肠癌原发灶的影像组学预测模型，旨在治疗前预测 MLM。结果显示，采用线性回归（LR）算法，并结合 T_2WI 和增强静脉期（VP）特征构建出的预测模型效果最佳，准确率、灵敏度、特异度及 AUC 分别为 80%、83%、76% 及 0.87。

肿瘤形成远处转移时，肿瘤细胞通常经血管和淋巴管播散到远处，因此淋巴脉管浸润（LVI）常被视为淋巴结转移的早期表现，警示着不良预后。术前病理组织活检是诊断淋巴脉管浸润的金标准，但因肿瘤大小不一及其异质性易产生取样误差，容易漏诊。国内学者通过对 T_2WI、DWI、增强 CT 图像进行特征提取，基于直肠癌病灶分别构建出 T_2WI/DWI/CT 单模及合并三者影像特征的多模影像组学预测模型，研究表明多模预测模型能更准确地对直肠癌 LVI 进行预测，灵敏度、特异度及 AUC 分别为 92.9%、80.0% 及 0.876。

新辅助放化疗是目前治疗局部进展期直肠癌的重要手段，它能使患者获得病理完全缓解（pCR）、降级（TRG）及降期（T downstaging），从而增加手术机会，改善预后。目前，CT 或 MRI 影像学检查结果是判断新辅助放化疗效果的重要依据。国内学者基于扩散峰度成像及 T_2 加权成像构建了一种深度学习模型，用于预测局部进展期直肠癌新辅助治疗反应。该模型预测 pCR、TRG 及降期的 AUC 分别为 0.99、0.70 及 0.79，同时，结果显示在该模型的辅助下，影像科医生预测治疗反应的错误率可大大降低。

4. 人工智能在膀胱癌中的应用

膀胱癌是泌尿系统最常见的恶性肿瘤，早期诊断及准确分期对其治疗方案的选择及预后评估至关重要。目前最主要的诊断方法为膀胱镜及病理组织活检。机器学习算法结合 MRI 数据，可识别并分割病变组织和正常膀胱组织；利用 CT 尿路造影数据，采用线性判别分析、神经网络等算法进行深度学习，可以辅助诊断和评估膀胱癌分期。精确的膀胱影像分割对于膀胱癌的智能诊断十分重要，有研究表明，相较于先前的 DCNN-LS，基于 U-Net 的深度学习算法能更为准确和自动化地对 CT 尿路造影图像中的膀胱影像进行分割。

随着膀胱癌的治疗趋向于个体化、精细化，治疗前准确的分期分级对患者治疗方式的选择及预后有重要价值。国内团队基于 CT 尿路造影图像进行特征提取，开发了一种膀胱癌病理分级预测模型，并对该模型进行训练验证，结果显示该模型有较高的诊断效率，能准确地区分膀胱癌级别高低，

AUC 为 0.860。

5. 人工智能在前列腺癌中的应用

前列腺癌是男性群体最常见的癌症之一，目前 AI 在识别、分割前列腺癌和正常组织，以及诊断、分期和预后预测等方面均有较大实用价值。

前列腺穿刺活检 Gleason 分级系统是诊断前列腺癌的常用标准，对前列腺癌患者治疗方案的选择至关重要。但由于活检组织有限，术前病理 Gleason 评分往往低于手术标本评分，导致术前无法准确评估前列腺癌的危险程度，致使患者得不到充分的治疗。国内的一项研究表明，基于多参数磁共振提取的影像特征能有效对 Gleason 评分升级进行预测。该研究基于对 T_2 平扫、表观扩散系数（ADC）、动态对比增强（DCE）序列图像进行特征提取与筛选，构建出预测 Gleason 评分升级的影像组学模型，结果显示合并 T_2WI、ADC 及 DCE 特征的模型表现要优于单一 T_2WI、ADC 及 DCE 模型 [模型 AUC 为 0.868 > ADC（0.759）> DCE（0.726）> T_2WI（0.700）]。该研究还进一步对影像组学标签、临床分期、活检到手术间隔时间联合进行多元逻辑回归分析，建立了一个联合模型，结果显示该模型对 Gleason 评分升级的预测要优于临床模型与组学模型，AUC 为 0.910。

盆腔淋巴结清扫是前列腺癌根治切除术的重要环节，对前列腺癌的分期有重要意义，研究表明扩大淋巴结清扫可清除微转移灶，降低复发转移率，但手术操作时间长且并发症的发生风险增加，因此准确评估患者行该术式的必要性十分重要。国内学者结合临床、病理活检、MR 图像特征，采用不同机器学习方法构建出机器学习辅助决策支持模型（ML-based models），并与纪念斯隆 - 凯特琳癌症中心（MSKCC）标准对比，发现 3 种算法（逻辑回归、支持向量机、随机森林算法）筛选需行扩大淋巴结清扫术患者的 AUC 均大于 0.86。

（三）国内外对比与展望

如今 AI 技术的发展日新月异，其在医学应用领域的研究也方兴日盛，但同时我们也应该认识到 AI 技术现有的不足并加以改进。目前，国内 AI 研究多数以单中心、小样本为主，结果的可靠性尚需进一步验证；而且这些研究多为回顾性分析，是否能真正应用于临床，还需要更多的前瞻性研究。目前，国内 AI 商业化产品多采用单一影像或病理数据，可对疾病进行影像识别和病理诊断，但无法综合医疗数据对患者的整体情况进行衡量，与临床决策、疗效评价和预后预测相关的 AI 产品缺乏。

未来，AI 在腹部影像领域可进行的研究还有很多，如多维数据（包含临床、影像、病理数据）的深度挖掘，揭示腹部疾病的发病机制并寻找与机制相关的特异性影像指标；从定性分析转向定量分析等。相信随着 AI 的不断发展与进步，以及医疗数据平台的日益完善，AI 会克服现有的不足，为影像科医生提供更高效、更准确的诊断帮助，从而更好地服务于临床。

八、人工智能在骨肌系统影像中的应用

（一）背景综述

在影像诊断工作中，骨肌系统疾病种类多，患者数量大，且对影像学检查依赖程度较高。AI 在骨关节影像摄片，关键影像征象识别、判读和诊断等方面也取得了一定的进展，例如在骨龄检测方面甚至可以与影像科医生媲美；在骨折的识别和定位方面准确率也不低于医生；在骨关节炎、骨质疏松、骨折和软骨性疾病方面，AI 也崭露头角。

（二）实际案例

1. 人工智能与骨龄测量

骨龄可以反映儿童的真实成长和发育状况，在评估生长和内分泌疾病中起着至关重要的作用。采用卷积神经网络（CNN）模型优化的 Tanner and Whitehouse 3 人工智能（TW3-AI）骨龄评估（BAA）系统的准确性优于人工阅片[63]，骨龄预测模型的准确率可以达到96.67%。如果在深度 CNN 基础上结合人口和性别信息，可以进一步提升骨龄预测准确率[59]。在产品研发方面，某公司在 2019 年发布的骨龄领域首个软硬件一体化 AI 医疗解决方案，具有超低辐射、智能摄片、智能阅片、AI 生长发育测评等多项功能，仅需 5 ～ 10 分钟即可完成"拍片—阅片—报告"全流程（图 9-18）。

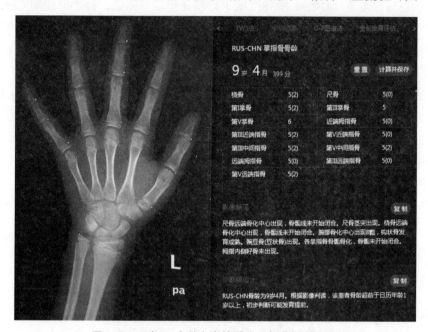

图 9-18　7 岁 11 个月女童接受人工智能骨龄预测

中华 05 法（RUS-CHN）掌指骨骨龄预测表明骨龄为 9 岁 4 月，初步判断可能发育提前。该软件还提供了 TW3 法、G-P 图谱法等预测规则

2. 人工智能与骨折

AI 除了可以基于 X 线平片检出四肢骨折、CT 图像检出胸腰椎压缩性骨折外，在自动检测肋骨骨折方面也取得了进展，并使诊断灵敏度（86.35%）和精确度（91.15%）显著提高，可以帮助医生提高诊断效率（图 9-19），缩短诊断时间并减少工作量[65]。国内某大学联合某公司的研究显示，AI 辅助 CT 检测肋骨骨折的准确率甚至可以达到 95.29%，灵敏度 95.77%，特异度 92.86%，阳性预测值 98.55%。

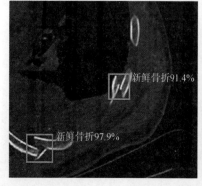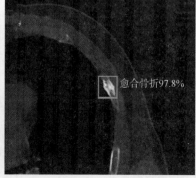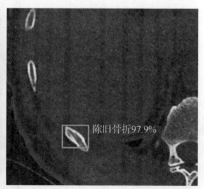

图 9-19　人工智能（CNN 模型）可自动检测和诊断不同的肋骨骨折

3. 人工智能与骨质疏松

目前，已有多种用于骨质疏松风险评估的 AI 工具，但决定骨质疏松 AI 技术开发成败的关键是要有涵盖不同种族、性别或年龄的高质量、多中心大规模骨质疏松生物样本库供机器学习及再学习。通过联合优化亚洲人骨质疏松自我评估工具（OSTA）和 ANN 的共同评价可改善股骨颈骨质疏松症的风险识别，而无需使用可能无法客观量化的其他指标[66]，这将有助于促进对骨质疏松的风险评估和筛查的重新评估。

4. 人工智能与骨关节炎

国内专家使用二元分类器（正常与异常）进行研究，结果表明 CNN 能够在 X 线片上自动检测髋骨关节骨性关节炎，其性能可与具有 10 年经验的影像科医生媲美。该研究使用预训练的 CNN 模型并在 420 张 X 线照片上对最终模型进行微调，与主要医生的参考标准相比，研究报告的灵敏度为 95%，特异度为 90.7%，准确率为 92.85%（图 9-20）[67]。

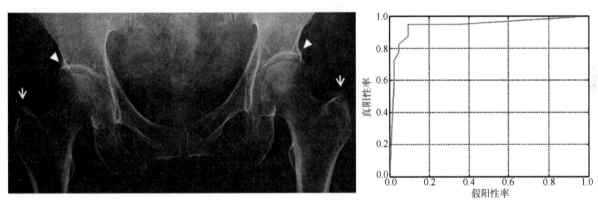

图 9-20　CNN 模型的骨性关节炎预测 AUC 为 0.94

（三）国内外对比与展望

虽然相对于其他领域，AI 在骨肌系统影像中的应用研究还相对较少，但研究人员已经开发了自动的计算机工具，用于骨肌系统征象的自动检测和特征提取，目前已进展到第三代技术（基于深度学习）。近年，国内与国外在骨骼系统 AI 研发领域基本处于同一起跑线，在多种骨肌系统疾病成像上，双能 X 线吸收测定法（DXA）、平片、CT 和 MRI 等各有优势。其中，AI 开展较多的是儿童骨龄的预测和骨质疏松的研究及应用。在骨龄的 AI 预测方法学上，国外研究先于国内采用 CNN、机器学习等技术，在预测标准上常用 Greulich and Pyle（G-P）图谱法进行骨龄预测；国内则采用了更为适合当代中国儿童的新骨龄标准《中国青少年儿童手腕骨成熟度级评价方法》（简称中华 -05 法）进行骨龄判断，同时结合人口和性别信息以提升骨龄预测准确率[66]。骨折也是 AI 研究和应用的热点之一，国内外在四肢骨和脊柱 AI 诊断研究中均有所进展，继 2018 年 FDA 批准 AI 腕关节骨折检测系统 OsteoDetect 上市后，国内也有骨折 AI 产品进入医院试用。在骨质疏松、骨关节炎等疾病方面，国内建立了更适合国人的多中心大规模生物样本库，从而更好地为临床服务。此外，在骨肌系统疾病的病灶分割、特征提取、病灶识别准确率等问题上，国内外均有较多的尝试并取得了一定进展。

临床上，超过 70% 骨肌系统疾病的诊断都依赖于医学影像，因而 AI 在骨肌系统影像领域的发展前景十分可观，目前国内外在这一领域的研究和应用已取得一定进展，但多是对于简单病灶或征象的识别，是否能达到"辅助诊断"水平，如何对复杂疾病进行综合分析和诊断仍是进一步研究的重点。AI 实现骨肌系统影像诊断的道路尚远，还需要不断探索和突破。未来可开发更先进、更精确的计算机学习模型，同时可进一步收集并使用前瞻性数据构建骨肌系统疾病的扩展预测模型。

九、人工智能在眼底图、脑电图、皮肤、病理等其他影像中的应用

（一）眼底图人工智能

眼底图 AI 在医学 AI 领域的发展处于领先地位，近几年不断有新的研究成果发表于 *Lancet*、*Nature*、*JAMA* 等顶级学术期刊，糖网筛查 AI 设备成为全球首个 FDA 批准的人工智能医疗设备。目前在我国，眼底图 AI 产品已得到业内人士的广泛认可，并且已经展开了大范围的应用和验证。2020 年 8 月，两款糖网病变眼底图辅助诊断软件同时获得国家药监局医疗 AI 三类证。在产品形态上，主要有单病种眼底 AI 产品、多病种眼底 AI 产品及全眼底覆盖的 AI 产品（表 9-2）。

表 9-2　不同产品形态的眼底图 AI 概况

	单病种眼底 AI	多病种眼底 AI	全眼底 AI
应用领域	针对某一疾病的筛查，常见于糖网病变	覆盖多种眼底疾病的筛查	覆盖 40 余种常见眼底疾病和部分不常见但重要的眼底疾病，用于筛查和健康管理
应用场景	内分泌科、眼科	基层眼科、跨科室（内分泌科、心内科、肾内科等）应用	眼科、内分泌科、体检中心
临床价值	主要应用于内分泌科室，可辅助医生对糖尿病患者并发症进行早发现、早转诊及后续的早治疗，在眼科应用作用单一，较受限	如果能覆盖常见的 10 余种眼底疾病，即可满足 90% 以上人群的眼病筛查需求	健康管理，眼健康的大范围筛查，是多病种眼底 AI 产品的自然延伸和最终形态，具备极高的临床应用价值
国内外应用现状和代表公司	2016 年，Google 科研团队在 *JAMA* 上首次发文提出通过神经网络算法监测糖网病变，准确率高达 90%，随后通过不断的技术迭代，灵敏度和特异度分别提升至 97% 和 92%，识别准确率在业内排名第一，并公开了严密的参考标准，但并未通过 FDA 认证； 2018 年 4 月，美国 FDA 批准人工智能医疗设备 IDx-DR 用于成人糖尿病患者 DR 筛查，是首个获批的 DR 筛查 AI 设备； 2020 年 8 月，我国国家药监局首次批准深圳硅基智能科技有限公司创新产品"糖尿病视网膜病变眼底图像辅助诊断软件"及上海鹰瞳医疗科技有限公司创新产品"糖尿病视网膜病变眼底图像辅助诊断软件"三类证注册	2020 年 5 月，Google 旗下的 DeepMind 团队在 *Nature Medicine* 上发文指出，基于深度学习技术可以预测湿性年龄相关性黄斑变性患者的进展并进行风险分层	Google 旗下的 DeepMind 公司联合伦敦 Moorfields 眼科医院合作推出的 AI 眼底筛查技术，可诊断超过 50 余种眼底疾病；目前真正拥有全眼底 AI 技术的公司非常少，极少数 AI 公司正在着手该领域的工作
主要挑战	单一病种解决问题单一，但临床应用情况复杂，可能很难发挥更大的作用	研发难度相比单病种 AI 产品大大增加，需要足够的数据样本量、高准确率的标注结果和建模技巧等	研发难度极高，需要百万级的训练样本、覆盖 40 多种常见疾病的影像、覆盖多种眼底拍摄的不同设备类型、精确标注、建模技巧和工程实践能力

放眼全球，随着 AI 技术的发展和 AI 产品商业化步伐的推进，目前已经有部分国家开始投放人工智能糖网自助筛查系统，不仅非眼科专业的医生可以自主操作，糖尿病患者也可以自助完成糖网筛查，大大减轻了眼科医生的工作负荷，其主要组成及诊断流程见图 9-21。

聚焦国内，截至 2019 年 6 月，中国糖网筛防工程自启动以来，利用 3 年时间已在全国 28 个省（区）市、400 余家医疗机构内完成了 68 万例糖网的筛查，而这 68 万例筛查均通过人工智能技术进行辅助支持，人工智能的准确率达到了 89%。2019 年 8 月，《中华实验眼科杂志》发布了《基

于眼底照相的糖尿病视网膜病变人工智能筛查系统应用指南》[68]，该指南围绕硬件设备要求、数据采集规范、数据库建立标准、算法评价、AI临床应用要求及流程等方面提供了规范和建议。同时，指南英文版在国际同步发布，不到3周的时间展示数已超过7万余篇次，*Science*、*PNAS*、*BMJ*等142个国际著名科技期刊也都链接了该指南。2020年8月，国家药监局首次同时批准两家AI公司的创新产品"糖尿病视网膜病变眼底图像辅助诊断软件"三类证注册。

　　现如今的糖网筛查仍仅受限于在单一病种的应用，未来覆盖全眼底的AI产品将具有非常重要的临床应用价值，尤其是在内分泌科室可以发挥重要的作用。此外，医疗服务环节众多且临床应用情况复杂，人工智能完全可以在更多的环节发挥更大的作用，例如全眼底疾病的筛查、眼部疾病的风险分层和进展预测等，从而辅助医生对疾病发展和治疗进行更有效的追踪和随访管理，辅助全民进行健康管理。

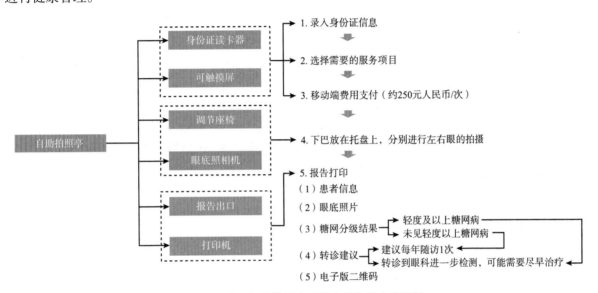

图9-21　人工智能糖网自动筛查系统组成及流程

（二）脑电图人工智能

　　目前，基于时域分析可以实现脑电图中棘波、尖波和慢波等异常波的自动识别和定位，但是由于脑电信号幅度微弱，干扰多，一些异常电活动不具备典型放电特征等，诊断困难且费时费力，导致诊断效率及精确度低下。而AI技术可以在一定程度上弥补这些不足，主要应用于：①儿童癫痫的检出、类型判别和发作预测，目前AI在癫痫患者影像自动成像分析、术前计划及药物反应预测、术后结果预测方面也有应用；②重性抑郁症患者的辅助诊断，通过在静息状态和声音刺激下收集脑电图信号、提取线性和非线性特征等来构建机器学习模型[69]；③对人类情绪的识别和分类，未来可能可以应用于评估驾驶员警惕性。

（三）皮肤人工智能

　　皮肤是人体最大的器官，皮肤病种类非常繁杂（超过4000种），皮肤科医生确诊往往难度大，即使是有经验的医生，仅靠肉眼观察做出的诊断，准确率也仅有60%～70%。随着皮肤CT、皮肤镜和皮肤高频超声等皮肤影像学方法的应用，多维度的信息提高了诊断的准确率。目前AI在皮肤影像中的应用主要有如下三大类。①标准化影像上的单病种皮肤癌诊断：国外技术较为成熟，应用时间较长，领先于国内，但是单病种皮肤AI产品在临床工作中的应用非常有限；②非标准化医用端数字影像上的多病种诊断：主要应用于基层和非皮肤专科医生的首诊辅助诊断及转诊；③患者移动端影像上的全病种自查：潜力巨大，可远程问诊，但是用户自主拍摄质量不可控，研发困难主要在于病种的覆盖面、多模态信息整合和图像质控等。

AI 在皮肤科疾病，如银屑病、荨麻疹、痤疮等常见多发病诊疗中的优势非常明显，而医生的诊断、处方、健康宣教等很多重复性的工作在未来可能会被 AI 替代。然而，AI 的局限性也很明显，皮肤科疾病病种繁多，鉴别标准和诊断标准不太统一，且皮肤病中罕见病的病例非常少，标本量无法满足机器训练所需，因此不太容易训练 AI 模型以进行疾病识别诊断，这也是 AI 诊断皮肤病的瓶颈问题之一。

（四）病理人工智能

病理作为疾病诊断的金标准，临床需求量巨大，但是目前我国注册病理医生却不足 2 万人，以每百张床位配备 1 ～ 2 名病理医生的标准计算，其缺口高达 10 万人。AI 和病理的结合，无疑会大幅度减轻病理医生的工作负荷，并有望在一定程度上缓解病理医生匮乏所带来的医疗压力。目前在病理 AI 方面，主要有以下几个重要的应用方向：

（1）基于细胞学涂片的 AI 分析：主要用于宫颈癌筛查。宫颈癌是目前为数不多的可以通过早发现治愈的癌症之一，因此早期筛查发现宫颈癌前病变是防治宫颈癌的关键环节。传统显微镜下的液基薄层宫颈细胞涂片（TCT）阅片，平均每例要耗时 6 分钟左右。而 AI 技术作为宫颈癌的"初筛员"，可以大幅度减少医生需要读取的玻片视野，使病理医生无需再"大海捞针"式地寻找病变细胞，并且 AI 识别 1 例仅需要 30 余秒，可以显著提升阅片效率和检出率，这无疑会大大减轻病理医生的工作负荷，同时提高细胞学的质控水平。

（2）基于免疫组化染色切片的 AI 分析：主要应用于乳腺癌雌激素受体（ER）、孕激素受体（PR）、Ki67 等阳性细胞百分比或染色强度分级，以及免疫治疗 PD-L1 肿瘤比例评分、肿瘤免疫微环境定量分析、结直肠癌预后预测研究等。2020 年 2 月发表在 *Lancet* 上的一项研究[70]通过深度学习技术直接分析常规 H&E 染色切片，开发了一种可以用于结直肠癌切除术后患者预后预测的生物标志物，研究表明该生物标志物可以对 Ⅱ 期和 Ⅲ 期结直肠癌患者进行风险分层，且与肿瘤分期和淋巴结分期达成了较好的一致性，进而可避免低风险患者的过度治疗并可辅助临床制定更个性化的治疗方案。2020 年 6 月，我国学者发表了一项基于 H&E 组织学图像的影像组学研究[71]（图 9-22），该研究入组了 151 例接受新辅助化疗的局部进展期结直肠癌患者，并基于手动勾画的病理感兴趣区域提取高维影像组学特征，进行特征降维和模型构建，结果表明构建的病理学标志物可以用来预测新辅助化疗疗效，从而辅助临床制订个性化治疗方案并改善患者预后。

（3）基于血液涂片的 AI 分析：主要用于对血细胞进行分类。在显微镜下，除了对血涂片的细胞计数进行分析之外，形态学检查也十分必要，但是目前的全自动血细胞分析仪不能从根本上解决血细胞形态学的问题。近年来的研究表明，基于深度学习技术，不仅可以输出细胞形态学分析结果，还可以对血细胞进行分类。2019 年，发表于 *Nature Machine Intelligence* 上的一项国外研究发现，在对急性髓细胞性白血病（AML）患者的血样进行分类时，深度学习算法表现非常出色，分类性能可达到细胞学专家水平[72]。

（4）基于骨髓涂片的 AI 分析：主要用于白血病的早期筛查和诊断。骨髓涂片检查是血液系统疾病的重要诊断方法之一，日常诊断需人工完成 30 多种细胞的识别和计数，检验工作量大，耗时长、效率低，且识别结果受医生的主观因素影响。深度学习能对高倍视野下骨髓涂片中单个骨髓细胞进行智能分割，并能自主学习和提取各类骨髓细胞特征，客观地进行不同种类及各个种类不同时期细胞的精准分类和计数，显著提高诊断效率，促进白血病的早期筛查和诊断，并能获得不同时期的骨髓细胞变化趋势，指导白血病患者诊疗方案的选择。

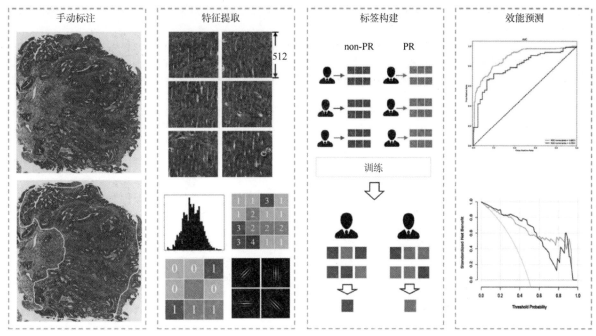

图 9-22 基于病理 H&E 染色切片的影像组学研究，可用于预测局部进展期结直肠癌患者新辅助化疗疗效流程

　　综上，病理 AI 具有重要的临床应用前景，同时也存在如下局限性和挑战：①数据获取难度大、门槛高，公开数据集少之又少。②数据质量不统一、参差不齐，病理切片的染色质量受多方面因素（如标本前处理效果、设备及试剂品牌和质量、病理技术人员水平、操作规范程度等）的影响，不同医院的切片质量相差极大，这对 AI 算法的鲁棒性是个巨大挑战。③病理图像的标注难度大，病理诊断复杂性高、主观性强，对医生的专业知识和经验要求极高；病理医生匮乏，目前仍无法满足标注需求。整体而言，病理 AI 相较于影像 AI 而言，发展相对滞后，但是影像主要基于黑白、密度、纹理、大小和边缘，而病理多色且可到达细胞水平，对输出的结论精度要求也更高，因此有细胞病理专家认为病理 AI "更难、更精、更缺、更慢"，其发展仍然任重且道远。

（郭春杰　史景云　廖伟华　侯　阳　杨　琪　何　刊　李　震　曾献军　郭　妍　刘晓鸣）

参 考 文 献

[1] Wang Y，Lu X，Zhang Y，et al. Precise pulmonary scanning and reducing medical radiation exposure by developing a clinically applicable intelligent CT system：Toward improving patient care. EBioMedicine，2020，54：102724.

[2] Fan S，Bian Y，Chen H，et al. Unsupervised cerebrovascular segmentation of TOF-MRA images based on deep neural network and hidden markov random field model. Frontiers in Neuroinformatics，2020，13：77.

[3] Humphries SM，Notary AM，Centeno JP，et al. Deep learning enables automatic classification of emphysema pattern at CT. Radiology，2020，294（2）：434-444.

[4] Braman NM，Eiesami M，Prasanna P，et al. Intratumoral and peritumoral radiomics for the pretreatment prediction of pathological complete response to neoadjuvant chemo- therapy based on breast DCE-MRI. Breast Cancer Res，2017，19（1）：57.

[5] 吴晓芬，王培军 . 我国放射影像质量控制管理现状及发展趋势探讨 . 中国医疗设备，2019，34（1）：156-158.

[6] 金征宇 . 前景与挑战：当医学影像遇见人工智能 . 协和医学杂志，2018，9（1）：2-4.

[7] Karanam S，Li R，Yang F，et al，Towards contactless patient positioning. IEEE Transactions on Medical Imaging，2020，39（8）：2701-2710.

[8] Lee D，Choi S，Kim HJ. High quality imaging from sparsely sampled computed tomography data with deep learning and wavelet transform in various domains. Med Phys，2019，46（1）：104-115.

[9] Reeves AP，Xie Y，Liu S. Automated image quality assessment for chest CT scans. Med Phys，2018，45（2）：561-578.

[10] Yan Y，Bao X，Bai Y，et al. 3-D imaging and stereotactic radiosurgery. IEEE Eng Med Biol Mag，1997，16（4）：47-52.

[11] Lu F，Wu F，Hu P，et al. Automatic 3D liver location and segmentation via convolutional neural network and graph cut. Int J Comput Assist Radiol Surg，2017，12（2）：171-182.

[12] Zhu W，Huang Y，Zeng L，et al. AnatomyNet：Deep learning for fast and fully automated whole-volume segmentation of head and neck anatomy. Med Phys，2019，46（2）：576-589.

[13] Gibson E，Giganti F，Hu Y，et al. Automatic multi-organ segmentation on abdominal CT with dense V-networks. IEEE Trans Med Imaging，2018，37（8）：1822-1834.

[14] Han MF，Zhang Y，Zhou QQ，et al. Large-scale evaluation of V-net for organ segmentation in image guided radiation therapy. SPIE Medical Imaging，2019.

[15] 刘珮君，王怡宁，于敏，等. 人工智能图像优化算法对提高低剂量扫描大体型患者冠状动脉图像质量的价值. 放射学实践，2019，34（7）：760-766.

[16] 王明，王怡宁，于敏，等. AI 成像优化联合迭代算法在"双低"主动脉 CTA 的初步应用. 放射学实践，2018，33（10）：1009-1016.

[17] Tezcan KC，Baumgartner CF，LuechingerR，et al. MR image reconstruction using deep density priors. IEEE Transactions on Medical Imaging，2019，38（7）：1633-1642.

[18] Han L，Ju GL，Mei L，et al. Multitask DNN for liver imaging enhancement//ISMRM Workshop on Machine Learning Part Ⅱ．2018.

[19] Ran MS，Hu JR，Chen Y，et al. Denoising of 3D magnetic resonance images using a residual encoder-decoder Wasserstein generative adversarial network. Medical Image Analysis，2019，55.

[20] 曹敏，郭小超，张来运，等. 医学影像结构式报告的现状和展望. 放射学实践，2016，31（12）：1130-1132.

[21] 杜婧，王霄英. ACR 影像报告及数据系统介绍. 放射学实践，2016，31（4）：331-335.

[22] 秦岫波，王蕊，高歌，等. 前列腺多参数 MRI 报告进展：基于第 2 版前列腺影像报告和数据系统的结构式报告的构建. 肿瘤影像学，2016，25（2）：111-116.

[23] Liu Y，Liu Q，Han C，et al. The implementation of natural language processing to extract index lesions from breast magnetic resonance imaging reports. BMC Med Inform Decis Mak，2019，19（1）：288.

[24] Zhu L，Gao G，Liu Y，et al，Feasibility of integrating computer-aided diagnosis with structured reports of prostate multiparametric MRI. Clin Imaging，2020，60（1）：123-130.

[25] Fan S，Bian Y，Chen H，et al. Unsupervised cerebrovascular segmentation of TOF-MRA images based on deep neural network and hidden markov random field model. Frontiers in Neuroinformattics，2020，13：77.

[26] Duan Y，Shan W，Liu L，et al. Primary categorizing and masking cerebral small vessel disease based on "Deep Learning System". Frontiers in Neuroinformatics，2020，14：17.

[27] Zhao L，Luo Y，Lew D，et al. Risk estimation before progression to mild congnitive impairment and Alzheimer's disease：An AD resemblance atrophy index. Aging（Albany NY），2019，11（16）：6217.

[28] Sun J，Lai Z，Ma J，et al. Quantitative evaluation of iron content in idiopathic rapid eye movement sleep behavior disorder. Movement Disorders，2020，35（3）：478-485.

[29] Guo C Niu K，Luo Y，et al. A comprehensive study on reproducibility of automatic white matter hyperintensities quantification. Frontiers in Neuroscience，2019，13：679.

[30] Shu Z，Xu Y，Shao Y，et al. Radiomics from magnetic resonance imaging may be used to predict the progression of white matter hyperintensities and identify associated risk factors. European Radiology，2020，30：3046-3058.

[31] Liu X，Li Y，Li S，et al. IDH mutation-specific radiomic signature in lower-grade gliomas. Aging，2019，11（2）：673-696.

[32] 健康界. 国内首张 AI 影像辅助诊断软件三类证颁发，MR 脑肿瘤冲出重围. https：//www.cn-healthcare.com/articlewm/20200616/content-1122295.html. 2020-06-16.

[33] Li X，Zhang S，Zhang Q，et al，Diagnosis of thyroid cancer using deep convolutional neural network models applied to sonographic images：A retrospective，multicohort，diagnostic study. The Lancet Oncology，2019，20（2）：193-201.

[34] 李欣菱，郭芳芳，周振，等. 基于深度学习的人工智能肺部 CT 肺结节检测效能评估. 中国肺癌杂志，2019，22（6）：336-340.

[35] 石陆魁，马红祺，张朝宗，等. 基于改进残差结构的肺结节检测方法. 计算机应用，2020，40（7）：2110-2116.

[36] Zhu WT，Liu CC，Fan W，et al. DeepLung：Deep 3D dual path nets for automated pulmonary nodule detection and classification. IEEE Winter Conference on Applications of Computer Vision，2018，1：673-681.

[37] 王芳敏. AI "啄医生"对肺结节良恶性鉴别的价值研究. 泸州：西南医科大学，2019.

[38] Wang S，Shi JY，Ye ZX，et al. Predicting EGFR mutation status in lungadenocarcinoma on computed tomography image using deep learning. European Respiratory Journal，2019，53（3）：11.

[39] 樊梦思，赵红，曹悍波，等. 基于 CT 平扫影像组学模型鉴别结节 / 肿块型肺隐球菌病及肺腺癌与肺结核. 中国医学影像技术，2020，853-857.

[40] Humphries SM，Notary AM，Centeno JP，et al. Deep learning enable automatic classfication of emphyseam pattern at CT. Radiology，2019，294（2）：1910.

[41] Akl EA，Blazic I，Yaacoub S，et al. Use of chest imaging in the diagnosis and management of COVID-19：A WHO rapid advice guide. Radiology，2020：203173.

[42] Huang P，Liu T，Huang L，et al. Use of chest CT in combination with negative RT-PCR assay for the 2019 novel coronavirus but high clinical suspicion. Radiology，2020，295（1）：22-23.

[43] Xie X，Zhong Z，Zhao W，et al. Chest CT for typical 2019-nCoV pneumonia：Relationship to negative RT-PCR testing. Radiology，2020，296（2）：200343.

[44] Karanam S，Li R，Yang F，et al. Towards Contactless Patient Positioning. IEEE Transactions on Medical Imaging，2020，39（8）：.2701-2710.

[45] Bai HX，Wang R，Xiong Z，et al. AI augmentation of radiologist performance in distinguishing COVID-19 from pneumonia of other etiology on chest CT. Radiology，2020，296（3）：201491.

[46] Zhang K，Liu X，Shen J，et al. Clinically applicable AI system for accurate diagnosis，quantitative measurements，and prognosis of COVID-19 pneumonia using computed tomography. Cell，2020，181（6）.

[47] Wu Q，Wang S，Li L，et al. Radiomics analysis of computed tomography helps predict poor prognostic outcome in COVID-19. Theranostics，2020，10（16）：7231-7244.

[48] Yang J，Li J，Dai N，et al. Deep learning-based fully automated segmentation of IVUS for quantitative measurement. J Am Coll Cardiol，2019，74（13 Supplement）：B349.

[49] Chen M，Wang X，Hao G，et al. Diagnostic performance of deep learning-based vascular extraction and stenosis detection technique for coronary artery disease. Br J Radiol，2020，93（1113）.

[50] Wang W，Wang H，Chen Q，et al. Coronary artery calcium score quantification using a deep-learning algorithm. Clin Radiol，2020，75（3）：237.e11-237.e16.

[51] Wang ZQ，Zhou YJ，Zhao YX，et al. Diagnostic accuracy of a deep learning approach to calculate FFR from coronary CT angiography. J Geriatr Cardiol，2019，16：42-48.

[52] Zhang N，Yang G，Gao Z，et al. Deep learning for diagnosis of chronic myocardial infarction on nonenhanced cardiac cine MRI. Radiology，2019，291：606-617.

[53] 姜文研，牛淑娴，张梦瑶，等 . 乳腺 DBT 影像组学对乳腺肿块良恶性的鉴别研究 . 中国临床医学影像杂志，2020，31（6）：398-402.

[54] Wu MX，Zhong XL，Peng QZ，et al. Prediction of molecular subtypes of breast cancer using BI-RADS features based on a "white box" machine learning approach in a multi-modal imaging setting. European Journal of Radiology，2019，114：175-184.

[55] Ting X，Lei L，Kai L，et al. Comparison of transferred deep neural networks in ultrasonic breast masses discrimination. BioMed Research International，2018，2018：4605191.

[56] Zhou LQ，Wu XL，Huang SY，et al. Lymph node metastasis prediction from primary breast cancer US images using deep learning. Radiology，2019，294（1）：190372.

[57] Mckinney SM，Sieniek M，Godbole V，et al. International evaluation of an AI system for breast cancer screening. Nature，2020，577（7788）：89-94.

[58] Xu X，Zhang HL，Liu QP，et al. Radiomic analysis of contrast-enhanced CT predicts microvascular invasion and outcome in hepatocellular carcinoma. J Hepatol，2019，70：1133-1144.

[59] Ma XH，Wei JW，Gu DS，et al. Preoperative radiomics nomogram for microvascular invasion prediction in hepatocellular carcinoma using contrast-enhanced CT. Eur Radiol，2019，29：3595-3605.

[60] Liu YN，Ning ZY，Ormeci N，et al. Deep convolutional neural network-aided detection of portal hypertension in patients with cirrhosis. Clin Gastroenterol Hepatol，2020，18（13）：2998-3007.e5.

[61] He XP，Wei Y，Zhang HM，et al. Grading of clear cell renal cell carcinomas by using machine learning based on artificial neural networks and radiomic signatures extracted from multidetector computed tomography images. Acad Radiol，2020，27：157-168.

[62] Huang XM，Cheng ZX，Huang YQ，et al. CT-based radiomics signature to discriminate high-grade from low-grade colorectal adenocarcinoma. Acad Radiol，2018，25：1285-1297.

[63] Zhou XL，Wang EG，Lin Q，et al. Diagnostic performance of convolutional neural network-based Tanner-Whitehouse 3 bone age assessment system. Quantitative Imaging in Medicine and Surgery，2020，10（3）：657-667.

[64] 刘鸣谦，兰钧，陈旭，等 . 基于多维度特征融合的深度学习骨龄评估模型 . 第二军医大学学报，2018，39（8）：909-916.

[65] Zhou Q，Wang J，Tang W，et al. Automatic detection and classification of rib Fractures on thoracic CT using convolutional neural network：Accuracy and feasibility. Korean J Radiol，2020，21（7）：869-879.

[66] Meng J，Sun N，Chen Y，et al. Artificial neural network optimizes self-examination of osteoporosis risk in women. Journal of International Medical Research，2019，47（7）：3088-3098.

[67] Xue Y，Zhang R，Deng Y，et al. A preliminary examination of the diagnostic value of deep learning in hip osteoarthritis. PLoS One，2017，12：e0178992.

[68] 中国医药教育协会智能医学专委会智能眼科学组，国家重点研发计划"眼科多模态成像及人工智能诊疗系统的研发和应用"项目组 . 基于眼底照相的糖尿病视网膜病变人工智能筛查系统应用指南 . 中华实验眼科杂志，2018，8：593-598.

[69] 袁钦湄，王星，帅建伟，等 . 基于人工智能技术的抑郁症研究进展 . 中国临床心理学杂志，2020，28（1）：82-86.

[70] Ole-Johan Skrede，Sepp De Raedt，Andreas Kleppe，et al. Deep learning for prediction of colorectal cancer outcome：A discovery and validation study. Lancet，2020，395（10221）：350-360.

[71] Fang Zhang，Su Yao，Zhi Li，et al. Predicting treatment response to neoadjuvant chemoradiotherapy in local advanced rectal cancer by biopsy digital pathology image features. Clinical and Translational Medicine，2020：1-6.

[72] Christian Matek，Simone Schwarz，Karsten Spiekermann，et al. Human-level recognition of blast cells in acute myeloid leukaemia with convolutional neural networks. Nature Machine Intelligence，2019，1（11）：538-544.

第十章

医学影像人工智能产业化现状

第一节　产业化现状

（一）国家产业扶持政策

1. 扶持政策逐步深化

2016 年末，国务院印发了《"十三五"国家战略性新兴产业发展规划》，其中多次提及医学影像，明确规划发展高品质医学影像设备，支持企业、医疗机构、研究机构等联合建设第三方影像中心。

2017 年 1 月，国家发展和改革委员会把医学影像设备及服务列入《战略性新兴产业重点产品和服务指导目录》，同年 7 月，国务院发布《新一代人工智能发展规划》，其中提到研发人机协同临床智能诊疗方案，实现智能影像识别、病理分型和智能多学科会诊。

2018 年，政府工作报告中提出要发展壮大新动能；做大做强新兴产业集群，实施大数据发展行动，加强新一代人工智能研发应用，在医疗、养老、教育、文化、体育等多领域推进"互联网 +"；发展智能产业，拓展智能生活。

2018 年 11 月，工业和信息化部启动了人工智能产业创新重点任务揭榜工作，将医疗影像辅助诊断产品作为攻关方向之一。

2019 年，政府工作报告中对人工智能的描述也由"加快人工智能等技术研发和转化""加强新一代人工智能研发应用"变为"深化大数据、人工智能等研发应用"，对人工智能产业的重视程度日益加深。

2. 针对新冠肺炎疫情的医学影像人工智能落地扶持政策

2020 年 2 月 3 日，国家卫健委办公室发布了《关于加强信息化支撑新型冠状病毒感染的肺炎疫情防控工作的通知》，要求充分发挥信息化在辅助疫情研判、创新诊疗模式、提升服务效率等方面的支撑作用。

2 月 4 日，工信部发布了《充分发挥人工智能赋能效用，协力抗击新型冠状病毒感染的肺炎疫情倡议书》，倡议进一步发挥人工智能赋能效用，明确提出将辅助诊断等相关产品攻关和应用作为优先工作。

2 月 14 日，习近平总书记主持召开中央全面深化改革委员会第十二次会议并发表重要讲话，鼓励运用大数据、人工智能、云计算等数字技术，在疫情监测分析、病毒溯源、防控救治、资源调配等方面更好发挥支撑作用。

3. "新基建"政策出台，医学影像人工智能是重要组成部分

2020 年，政府工作报告首提"新基建"，鼓励 5G、人工智能新技术、新业态发展；上海、北京等各省市相继出台了各项政策促进人工智能产业的发展，医学影像 AI 发展是其重要组成部分。

（二）医学影像产业分布及成熟度

基于临床需求的医学影像 AI 产品已经覆盖检查前、检查中、检查后的多个临床场景。检查前，利用 AI 技术制订智能化的扫描方案、智能的放射剂量评估；检查中，基于 AI 进行病灶辅助诊断、快速检出、定量评估，基于 AI 进行放疗靶区和受累器官自动勾画；检查后，AI 则应用于智能随访对比、病灶的影像组学分析、病灶的预后预测等。

从疾病涉及部位、器官或系统来看，AI 已经应用于胸部、心血管、腹部、乳腺、骨关节（骨龄、骨折）及神经系统，部分 AI 企业已开展多任务 AI 研发。肺结节、眼底疾病、心血管、骨龄、骨折、神经影像相关 AI 产品成熟度较高，企业涉足较多，审批进展相对较快。其中，心血管、颅内肿瘤相关 AI 产品获得国家药监局三类证；心血管、眼底疾病相关 AI 产品进入国家医疗器械创新审批通道。

（三）产业审批现状

1. 产学研用联合共同探索审批规范

我国针对人工智能医疗器械的审批规范进展迅速。2019 年 7 月，由国家药监局医疗器械技术审评中心联合国家计算机网络与信息安全管理中心、中国信息通信研究院、中国生物医学工程学会、中国生物技术发展中心、中国人民解放军总医院、清华大学等 14 家单位共同发起，成立了人工智能医疗器械创新合作平台，致力于推动我国人工智能医疗器械科学评价体系建立。

同年 12 月，平台组织在海南博鳌召开工作会议。其间，平台新增了医疗数据应用技术研究组、医学人工智能名词术语规范化两个全新工作组；并通过了修订《人工智能医疗器械创新合作平台标准操作规范》，讨论通过了《人工智能医疗器械创新合作平台成员单位管理办法》《人工智能医疗器械创新合作平台登记单位管理办法》；推进了技术法规与标准化研究、数据库建设、临床评价、网络安全等各方面的审批体系建设。

2. 行业首张第三类医疗器械审批证已问世

2019 年，有 21 项（涉及 15 个产品）AI 类产品申请创新医疗器械，其中，仅糖尿病视网膜病变人工智能自动筛查、冠脉 CT 造影图像血管狭窄分析软件等 3 项进入医疗器械三类证创新通道。

2020 年 1 月 15 日，冠脉血流储备分数计算软件获批上市，成为我国首个获批第三类医疗器械审批证的 AI 医疗产品。6 月 12 日，颅内肿瘤磁共振影像辅助诊断软件通过了第三类医疗器械审批。

3. 针对新冠肺炎医学影像产品的审批要点迅速出台

新冠肺炎疫情突发后，医学影像 AI 行业行动迅速，各厂商研发并推出了针对新冠肺炎的医学影像 AI 产品；2020 年 3 月 5 日，国家药监局医疗器械技术审评中心印发《肺炎 CT 影像辅助分诊与评估软件审评要点（试行）》，对于疫情期间的 AI 产品做了审批说明。

（四）市场空间与商业模式

医学影像检查需求迅速增加与具有相应资格的影像科医生少、培训周期长的矛盾，使得影像 AI 市场规模持续扩大。根据 Data Bridge Market Research 的数据[①]，预计到 2026 年医学影像 AI 市场规模将达到 26 亿美元，2019 ～ 2026 年的复合年增长率达 36.89%。

---

① Data Bridge Market Research 发布的 *Artificial Intelligence in Medical Imaging Market Report 2019*。

2019 年 12 月以来，以医疗 AI 为代表的"新基建"领域，成为保经济、惠民生的"明星"产业，势必推动医学影像市场规模的进一步扩大；三类证审批已经取得突破，各医疗产品也相继开始商业化落地。但是，AI 企业与医院的合作模式仍以联合研发、试用为主，医疗 AI 尚未进入医保收费目录，付费主体仍不明确，成熟的商业模式尚未建立，营收能力还相对较弱。

（五）资本融资情况

近两年，在资本热度普遍降低的背景下，医疗健康领域仍保持活跃。动脉网知识库数据显示，截至 2019 年 8 月，全球医疗 AI 融资总金额为 139.58 亿（仅包括"已披露"的融资金额），大部分集中于 B 轮和 C 轮。2020 年，由于新冠肺炎疫情的影响，资本对于医疗科技领域更加关注，融资事件虽减少，但单个案例融资金额相对较高（表 10-1）。

表 10-1　2020 年国内已披露融资案例（根据公开数据整理）

公司	金额（单位：人民币）	轮次	时间	资本方
数坤科技	5.9 亿元	B2	2020 年 12 月	红杉资本中国基金领投，中再保险、中金浦成跟投，老股东华盖资本、五源资本、创世伙伴 CCV、启明创投、远毅资本继续跟投
	2 亿元	B+	2020 年 8 月	启明创投领投，中科创达朗玛峰创投、浦发硅谷银行联合投资
	2 亿元	B1	2020 年 6 月	中银国际领投，建银国际管理的建兴医疗基金联合投资，老股东创世伙伴资本和华盖资本跟投
深睿医疗	亿元	C+	2020 年 12 月	中关村龙门投资领投，上海联新资本、君联资本等跟投
科亚医疗	3 亿元 +	D	2020 年 12 月	中金资本、上海人工智能产业基金、高足资产、约印医疗基金等联合投资
	2 亿元 +	C	2020 年 11 月	IDG 资本领投，源码资本、天士力等联合投资，原有股东雅惠资本继续跟投
汇医慧影	亿元	C+	2020 年 8 月	国药君柏、首钢基金、坤健信泰联合投资，老股东达泰资本、鼎辉投资和蓝弛创投跟投
迪英加科技	亿元	B	2020 年 6 月	领投方中金资本旗下中金锋泰基金以及跟投方君联资本，将门创投
江丰生物	亿元	B	2020 年 4 月	英特尔资本领投，新干线投资和银杏谷资本跟投
长木谷	千万元	A	2020 年 4 月	中关村发展集团启航投资领投，联想之星、以太投资，万辉资本跟投
视见科技	千万元	A 轮追加	2020 年 4 月	知名跨国产业集团投资，此前的投资机构联想创投，招商局创投继续注资
医准智能	亿元	B	2020 年 3 月	三美投资管理的万孚生物产业基金领投，小苗朗程、老股东汉能创投，青松基金跟投
深至科技	千万元	A	2020 年 3 月	舜懿资本独家投资

注：具体金额有的企业未披露。

第二节　医学影像人工智能公司

表 10-2 对 22 家 AI 公司的核心业务和成熟产品等进行了介绍。

表 10-2　医学影像 AI 公司简介

公司	核心业务	成熟产品	获证情况
GE 医疗	基于 AI 技术的图像重建、图像质量优化（如配准、降噪、去除伪影、降低辐射剂量等）；基于 AI 技术自动勾画放疗靶区和受累器官；AI 在头颈部影像中的应用；	**1. 气胸的辅助优先级排序：** Critical Care Suite（CCS），其优势在于，可以在短短几秒内快速提示气胸（诊断灵敏度大幅度提高），精准进行自动检测，AUC 达到 0.99，并提升诊断治疗优先级别 **2. 智赢新冠 LK2.0：** 该软件基于胸部 CT 影像，针对新冠肺炎提供智能化定量化分析。其主要功能包括图像预处理、肺叶自动分割、肺部炎症区域自动分割、肺	CCS 获 FDA 批准

公司	核心业务	成熟产品	获证情况
GE 医疗	AI 在神经影像中的应用（脑卒中、脑肿瘤）； AI 在心血管影像中的应用； AI 在胸部影像中的应用； AI 在乳腺影像中的应用； AI 在腹部影像中的应用； AI 在泌尿系统影像中的应用	气管/血管自动分割、新冠肺炎辅助鉴别诊断和影像组学分析。其优势在于： （1）能够针对不同设备和扫描参数，提供图像预处理功能，确保数点标准化和规范化； （2）快速自动完成肺叶、肺气/血管、肺炎区域的分割，提高效率和重复性； （3）快速准确实现疑似病例早期筛查（AUC 达 0.97），特别是 CT 图像无形态学改变时的早期和轻症等的诊断； （4）提供影像组学特征提取与可视化，挖掘影像数据的潜在价值，实现个性化科研模型训练	
		3. 智能 CT 冠状动脉图像定量分析平台：该软件以冠脉病变为中心，基于示踪动力学原理（tracer kinetic，TK），结合人工智能技术和血流动力学方法，针对冠状动脉 CT 造影（CCTA）提供： （1）多中心图像预处理； （2）心肌和冠脉自动分割及分段； （3）冠脉自动狭窄分析； （4）冠脉血流储备分数（FFR）计算； （5）基于斑块和钙化分数分析； （6）心肌与冠脉影像组学分析	智能 CT 冠状动脉图像定量分析平台进入 NMPA 重大创新审核阶段
		4. X 线对比增强乳腺能谱成像定量分析平台：该软件提供 X 线对比增强能谱乳腺影像基因组学定量化分析的关键环节和前沿功能。实现的功能主要包括调入数据、数据预处理，智能病灶检测、病灶分类、病灶分割、病灶自动外扩、纹理特征提取及高级数据分析等；	
		5. 智能精准定量化肝脏图像分析平台：该软件采用最新的人工智能技术，提供 MR 和 CT 肝脏图像定量化分析的关键环节和前沿功能。该软件基于 MR 和 CT 模态可实现的功能包括： （1）数据预处理； （2）自动脏器（肝脏、脾脏、胰腺、肾脏）分割、肝分段； （3）肝病灶提取； （4）肝血管分割； （5）组学分析	
		6. 智能定量化脑胶质瘤影像基因组学分析平台（GK）：该产品以脑胶质瘤疾病为中心，结合最先进的人工智能技术和图像识别方法，针对头部核磁多序列图像，实现脑胶质瘤影像基因组学的主要处理流程，其主要功能包括： （1）数据预处理； （2）自动分割病灶、自动分类病灶（水肿、增强、非增强、坏死）； （3）自动脑解剖结构分区； （4）影像组学分析	
		7. 肿瘤免疫治疗疗效评估（EK）：主要功能如下。 （1）图像预处理（采样和配置）； （2）支持自动病灶标注； （3）支持 RECIST、iRECIST 标准软件自动评估疗免疫治疗疗效	

续表

公司	核心业务	成熟产品	获证情况
西门子医疗	基于 AI 技术优化图像质量（如配准、降噪、去除伪影、降低辐射剂量等）； AI 在神经影像中的应用； AI 在心血管影像中的应用； AI 在胸部影像中的应用；	**1. AI-Rad Companion Chest CT 产品系列**：基于 CT 胸部影像，高效完成疾病筛查、定位病灶、定量标注等一整套医学影像识别流程，能全面覆盖肺部、主动脉、脊椎等多个部位的常见异常辅助判别工作； **2. AI-Rad Companion Brain MR 产品**：基于脑核磁影像的自动分割和体积分析，为相关神经退化性疾病的异常判断提供支持	AI-Rad Companion Chest CT 产品系列已经获得欧盟 CE 和美国 FDA 认证 AI-Rad Companion Brain MR 产品已获得 FDA 认证
飞利浦健康科技	AI 在神经影像中的应用； AI 在胸部影像中的应用； AI 在腹部影像中的应用； AI 在心血管超声中的应用	**1. ISAI 平台**：①搭载了用于 AI 算法集成和集中化工作流程管理的全套应用程序，打破传统应用场景间的界限，利用灵活、可扩展的方式，将 AI 技术无缝嵌入到医院或影像科的基础设施架构和各类工作流程中，如患者管理、扫描协议与重建优化、影像阅读、患者诊断等；②平台还可以支持医疗机构基于自身流程数据的 AI 应用程序的模型训练，进一步优化患者相关的各个步骤，从而最大程度地发挥这些应用程序的技术和性能优势，同时确保它们能够与现有工作流程无缝衔接 **2. EPIQ CVx 心血管超声产品**：CVx 搭载 3D Auto RV 三维自动右室定量技术，将 TOMTEC RV 分析软件和人工智能有效结合，以动态右室模型为基础，自动识别实时三维超声影像并且能够进行自动对齐和定位并建模，减少繁琐的操作步骤，从而减少由于过多操作而带来的误差，可以一键快速获取高重复性的右心室功能参数，极大地克服了临床对于解剖结构复杂的右心评估的局限性	人工智能 3D Auto RV of CVx 产品：NMPA 三类证
联影智能	医学影像 AI 质控技术（如自动识别机架 / 床，保证患者正确体位，快速自动评估图像扫描质量等）； 基于 AI 技术自动勾画放疗靶区和受累器官； 基于 AI 技术优化图像质量（如配准、降噪、去除伪影、降低辐射剂量等）； AI 在头颈部影像中的应用； AI 在神经影像中的应用； AI 在骨龄、骨折影像中的应用； AI 在心血管影像中的应用； AI 在胸部影像中的应用； AI 在乳腺影像中的应用	**1. 联影智能「一站式临床解决方案」** （1）uAI Portal 联影智能诊疗平台：该平台搭载 20 余款 AI 应用，覆盖中枢神经、心胸、乳腺、肌骨、淋巴等，包含胸部多疾病诊断、神经影像分析、妇幼健康管理等多个解决方案，同时可跨模态使用，智能优化影像科诊疗全流程； （2）uAI Discover-Lung 肺结节智能筛查与随访系统：该系统可智能精准定位肺结节，自动计算结节大小、密度等量化参数，并通过智能算为医生提供结节恶性程度的定量参考，辅助医生精准高效诊断； （3）uAI Discover-Rib 骨伤智能鉴定系统：该系统可实现精准定位肋骨、秒级检出骨折、直观提示病灶，支持多种骨折类型的检出及分类，对肋骨骨折的综合敏感度达 98% 以上； （4）uAI Discover-Pneumonia 肺炎智能分析系统：该系统对新冠病毒感染病灶勾画重合率接近 90%，全肺感染百分比量化误差小于 1%，可将 5 至 10 分钟的 CT 阅片时间缩短至 1 分钟以内； （5）uAI Discover-ICH 颅内出血智能分析系统：该系统可对颅内出血患者的 CT 影像进行定性定量分析与随访评估，支持多种出血类型检出、定量分析，准确识别轻微中线移位； （6）uAI Discover-Brain 脑结构智能分析系统：该系统可全自动完成 106 个脑区的分割、定位、量化评估，辅助医生完成大脑子结构勾画，量化形态学特征，评估脑萎缩风险	（1）肺部影像处理软件：NMPA 二类证 （2）胸部 CT 影像处理软件：NMPA 二类证 （3）头部磁共振影像处理软件：NMPA 二类证 （4）X 射线影像处理软件：NMPA 二类证 （5）腹部磁共振影像处理软件：NMPA 二类证 （6）骨关节磁共振影像处理软件：NMPA 二类证 （7）放射治疗轮廓勾画软件：NMPA 三类证 （8）骨折 CT 影像辅助检测软件：NMPA 三类证

续表

公司	核心业务	成熟产品	获证情况
联影智能		（7）uAI Discover-CTA 冠脉 CTA 智能分析系统：该系统可快速、精准地重建冠脉，将冠脉进行 18 段分段，对病灶进行辅助检出，自动生成归档序列，并自动实现胶片排版； （8）uAI Discover-BoneAge 儿童生长发育智能评估系统：该系统可实现骨龄片精准智能判读，秒级生成精准骨龄结果，自动生成多维度图文报告，有效辅助儿童内分泌诊断； （9）uAI Discover-Breast 乳腺智能筛查系统：该系统可实现腺体自动分型、钙化精准检测、肿块快速检出、病灶精准定位等功能，辅助医生阅片诊断； （10）uAI OneFlow-Xray X 线影像全流程智能优化解决方案：该方案可优化 X 线影像全工作流程，实现智能排片质控、智能危急预警、智能辅助约片、智能报告质控，提升诊疗效率 **2. 联影智能「一站式科研解决方案」：** uAI Research Portal 联影智能科研平台，该平台集通用影像处理、独创 AI 引擎、统计模型、组学分析等功能于一身，可一站式完成数据处理、统计分析、模型训练、AI 应用定制开发 **3. 联影智能「一站式智能扫描解决方案」：** 通过 ACS 智能光梭成像技术、AIFI AI 降噪保真成像技术、DELTA 技术、HYPER DLR 技术、uAI Vision 天眼、智能器官和靶区勾画系统赋能多模态影像设备，实现智能化扫描	
佳能医疗	医学影像 AI 质控技术（如自动识别机架 / 床，保证患者正确体位，快速自动评估图像扫描质量等）； 基于 AI 技术优化图像质量（如配准、降噪、去除伪影、降低辐射剂量等）； 结构化报告（自然语言处理、知识管理等）； AI 在头颈部影像中的应用； AI 在神经影像中的应用； AI 在骨龄、骨折影像中的应用； AI 在儿科、皮肤影像中的应用； AI 在心血管影像中的应用； AI 在胸部影像中的应用； AI 在腹部影像中的应用； AI 在双下肢血管（下肢动脉、深静脉）MR 中的应用； AI 在骨关节 MR 中的应用	**1. AI-^SURE Subtraction system（AI 柔性成像平台）：** 通过 AI 感知扫描技术保证多期扫描轨迹完全一致，以解决机械误差问题；通过头、颈、心、肺、腹、骨、血管等七大部位解剖学模型构建专用柔性配准算法，解决器官的柔性变形问题 **2. DLR-AiCE（基于深度学习人工智能技术的图像重建引擎）@CT:** 该算法以高质量的全模型阈迭代（MBIR）图像作为训练目标，应用深度学习人工智能算法，实现低剂量扫描下的高清原始数据重建 **3. DLR-AiCE@MR:** ① DLR-AiCE 可应用于中枢神经系统和功能成像、骨关节成像及高分辨的无对比剂冠状动脉成像等，融合到多种序列中，利用离散余弦变换（DCT）筛选出高频成分噪声阈值进行精准打击，并使用大量高质量的图像数据进行训练，具有深度学习的神经网络，可以降低噪声并增强信号，显示精细解剖，有助于早期疾病的诊断，快速传递鲜明、清晰、有辨识度的图像。② DLR-AiCE 可进行类 7T 成像。DLR-AiCE 技术结合佳能医疗最新的 3T 磁共振系统，可从分辨率和对比度上提高 3T MRI 的图像质量，获得类 7T 的 MR 图像效果。与普通的 3T 图像相比，拥有超高的信噪比和图像对比度，对白质、灰质、脑脊液和颅骨的分割具有更高的准确率。未来，该技术有望取代一些高场强 MRI 研究 **4. Cardioline+:** 应用于心脏冠脉成像。搭载了 Cardioline 3D 智能导航定位系统，结合人工智能和深度学习，不	（1）AI-^SURE Subtraction system：FDA、CE、NMPA 二类证 （2）Aquilion ONE GENESIS：NMPA 三类证 （3）Aquilion Lightning：NMPA 三类证 （4）DLR-AiCE@CT：FDA 三类证 （5）DLR-AiCE@MR：FDA 三类证 （6）Cardioline+：FDA 三类证 （7）Vantage Titan 3T：FDA 三类证 （8）无对比剂智能 FBI：FDA 三类证 （9）Vantage Titan 3T：FDA 三类证 （10）Vantage Elan：FDA 三类证

续表

公司	核心业务	成熟产品	获证情况
佳能医疗		需要手动寻找切面，仅需 12 秒的屏气扫描即可实现心脏立体化 15 个切面的成像。检查时间节省 50% 以上，简化操作流程，准确率更高，大大提高了心脏扫描的成功率 5. **无对比剂智能 FBI（Fresh Blood Imaging）**：可应用于双下肢动脉成像、双下肢深静脉成像。相比传统的手动获取心脏的收缩期及舒张期的 FBI 技术，智能 FBI 结合心电门控，通过 DelayTrackerTM 技术智能追踪心率的变化，可精确到毫秒级，自动获取收缩期、舒张期的时间	
东软医疗	基于 AI 的智能化成像工作流（如自动识别机架/床，保证患者正确体位，快速自动评估图像扫描质量等）； 基于 AI 技术优化图像质量（如降噪、去除伪影、降低辐射剂量等）； 结构化报告（自然语言处理、知识管理等）； AI 在神经影像中的应用； AI 在胸部影像中的应用	1. **缺血性卒中分析软件**：利用 CT 或 MR 灌注图像自动计算缺血半暗带和核心梗死区；利用平扫 CT 自动量化评估早期缺血改变 2. **CT 低剂量**：利用人工智能技术在不影响诊断信息的前提下，将 CT 剂量降到正常剂量的 30% ～ 40% 3. **MR 快速成像**：在不降低图像质量的前提下，将磁共振的常规成像速度提升 2 ～ 3 倍 4. **扫描流程自动化**：实现 CT 和 MR 摆位和视野选择的自动化	（1）乳腺疾病辅助检测软件：NMPA 三类证 （2）肺结节辅助检测：欧盟 CE 认证 （3）脑卒中应用：NMPA 二类证 （4）高级影像后处理软件：NMPA 二类证
推想科技	AI 在神经影像中的应用； AI 在胸部影像中的应用； AI 在骨龄、骨折影像中的应用； AI 在乳腺影像中的应用； AI 在多模态科研中的应用	1. **InferRead 全系列解决方案**：融合临床工作流程，覆盖了脑部、胸部、骨骼、乳腺等多部位医学影像的识别与重建，对肺结节、肺炎、肺结核、卒中、心脏钙化、骨折、乳腺疾病、儿童生长发育等进行辅助诊断，并可以提供智能化报告和疗效评估、随访等临床功能，形成基于人工智能的医学影像系列解决方案 2. **InferScholar AI 学者科研平台**：集合了业内先进的深度学习算法和高维度的影像组学技术，集硬件、软件及服务为一体，是医院的一站式 AI 科研平台，赋能医院开展全院级、全病种的 AI 医学研究 3. **InferMatrix AI 产品与算法集成平台**：为医院提供全院级的 AI 集成平台。其统一的 DICOM 数据转发平台和高效的配置管理平台为医院信息化部门提供产品集成，集成不同厂家产品的数据流和工作流等，并解决 AI 算法的验证难、应用转化率低、算法分享难等问题，极大提升算法转化效率、降低管理成本，为医疗机构提供标准统一的 AI 管理及应用服务	（1）肺结节 CT 影像辅助检测软件：NMPA 三类证，FDA 认证 （2）诊断图像处理软件：NMPA 二类证 （3）肺炎 AI 产品：日本 PMDA 认证 （4）计算机辅助诊断软件：CE 认证
数坤科技	AI 在头颈部影像中的应用； AI 在神经影像中的应用； AI 在心血管影像中的应用； AI 在胸部影像中的应用	1. **数坤数字心 CoronaryDoc 冠心病智能辅助诊断系统**：成熟的心血管疾病的 AI 诊断产品。1 分钟可完成冠脉 18 段血管的图像处理，自动检测血管狭窄、斑块、心肌桥等高风险病灶，实现了后处理、辅助诊断报告和结果输出的自动化及智能化 2. **CACScoreDoc 钙化积分 CT 智能评估系统**：智能识别胸部 CT 的冠脉血管钙化，自动根据不同冠脉血管进行彩色标记，并将患者总的钙化积分值和每支血管的钙化积分值以结构化报告呈现。兼顾门控和非门控 3. **CT-FFR 智能评估系统（FFRDoc）**：在独有的冠脉分割、重建和狭窄诊断算法的基础上，结合血流动力学模型模拟冠脉管腔内复杂血流情况与压力变化，配合心肌重建的参数变化，快速获取冠状动脉树 18 分段任意位置的模拟 FFR 值	（1）冠脉 CT 造影图像血管狭窄辅助分诊软件：NMPA 三类证 （2）CoronaryGo：NMPA 二类证 （3）CerebralGo：NMPA 二类证 （4）LungGo：NMPA 二类证 （5）PneumoniaGo：NMPA 二类证

续表

公司	核心业务	成熟产品	获证情况
数坤科技		**4. 冠脉腔内浓度梯度智能评估系统（EasyTAG）**：实现快速全自动多维度的 TAG 计算并产生数据图文结构化报告 **5. FAI 智能评估系统（EasyFAI）**：实现冠脉血管周围脂肪组织全自动识别和 FAI 计算，自动捕获 FAI 梯度及 CT 直方图分布等新参数，输出结构化报告 **6. 主动脉智能辅助诊断系统（AortaDoc）**：实现主动脉 B 型夹层的三维自动分割和图像后处理，自动输出各解剖部位的直径、体积、面积等形态学参数的量化测量值，为术前规划提供精准的形态学参数和术后转归评估 **7. 数坤数字脑 CerebralDoc 头颈辅助诊断系统**：AI 智能快速完成头颈部 CT 血管图像处理，自动检测狭窄、斑块、动脉瘤等血管异常和高风险病灶 **8. CareStroke 卒中智能辅助诊断系统**：利用 AI 技术促进卒中影像单元的智能化升级，覆盖平扫 CT、CTP 及 CTA 的多模影像全流程，满足指南对影像进行到出报告＜20 分钟的时间要求 **9. 数坤数字胸 LungDoc 肺部 CT 智能辅助诊断系统**：通过胸部 CT 平扫数据，快速检出全肺小结节并进行量化分析，实现结节分类、测量、性质判别，自动随访分析，精准辅助医生诊断 **10. PneumoniaDoc 新冠肺炎人工智能辅助诊断系统**：通过胸部 CT 平扫数据，10 秒内快速识别炎症区域。灵敏度、准确率高，可定量测量分析病灶及变化情况，快速大量处理多个病例 **11. 肺气肿 CT 智能评估系统（EmphysemaDoc）**：利用 AI 技术可以为传统的肺气肿 CT 检查流提供更为精准，且自动化的定量评估，节省大量的阅片时间，对早期肺气肿病灶具有更精准的量化分析	
安德医智（Biomind）	AI 在头颈部影像中的应用； AI 在胸部影像中的应用； AI 在临床治疗决策中的应用	**1. BioMind 天医智 CT/MR 影像人工智能辅助诊断系统**：兼容 CT、MR 的医学影像 AI 产品，实现全身多部位、多病种、多模态数据秒级同步分析诊断的产品 **2. BioMind 脑血管病临床诊疗辅助决策系统**：国内唯一针对急性缺血性脑卒中二级预防规范化诊疗的 AI 辅助决策系统。确保患者在正确的时间、正确的环节得到正确的医疗处置 **3. BioMind 传染性肺炎影像人工智能辅助诊断及预警系统**：利用 CT 影像的 AI 辅助诊断对肺炎进行精确分类，帮助临床制订精准治疗方案，及时发现并预警各种传染性肺炎的发生	颅内肿瘤磁共振影像辅助诊断软件：NMPA 三类证，已获得欧盟 CE、新加坡 HAS、菲律宾 FDA、阿拉伯联合酋长国 FDA、马来西亚 MDA 等 10 余个注册认证，美国 FDA 申请已得到受理
科亚医疗	AI 在心血管影像中的应用； AI 在胸部影像中的应用； AI 在头颈部影像中的应用	**1. 冠脉血流储备分数计算软件"深脉分数®"**：国家药监局评价该产品采用无创技术，可以减少不必要的冠脉造影检查，避免不必要的介入手术，能够降低费用，缓解患者痛苦，并可用于早期诊断。国内尚无同品种产品注册上市，国际仅有一款同品种产品在美国上市 **2. 出血性脑卒中人工智能影像诊断系统"CuraRad-ICH"**：该产品是 FDA 审批通过的首个由我国原创技术开发的人工智能影像诊断系统。该产品是专注对卒中进行快速脑部出血预警的 AI 影像分析处理软件	（1）冠脉血流储备分数计算软件：NMPA 三类证 （2）冠脉血流储备分数计算软件：欧盟 CE 认证 （3）出血性脑卒中人工智能影像诊断系统"CuraRad-ICH"：美国 FDA 认证

续表

公司	核心业务	成熟产品	获证情况
科亚医疗		可以通过深度学习技术准确、快速地筛查急性脑出血病例，并直接无缝接入医院医学影像存储与传输系统（PACS），自动升高脑出血病例的优先级，提示影像科医生优先完成病患的诊断评估，从而有效缩短卒中患者的诊断治疗时间 **3. 肺炎筛查智能分诊系统"CuraRad"**：该系统是国际上首个使用"人工智能＋医疗影像"、基于 CT 肺炎征象分诊的影像产品，主要应用于在胸部 CT 图像中检测 COVID-19 相关的肺炎征象，实现快速预警功能，并且辅助医生对肺炎进行诊断评估。通过与 PACS 和工作列表应用程序的有效集成来改善临床工作流程，帮助缓解积压的病毒检测问题，提高患者检出及收诊效率	
深睿医疗	AI 在头颈部影像中的应用； AI 在神经影像中的应用； AI 在骨龄、骨折影像中的应用； AI 在心血管影像中的应用； AI 在胸部影像中的应用； AI 在乳腺影像中的应用	**深睿医疗 Dr. Wise® 人工智能医学辅助诊断系统** （1）Dr. Wise® 胸部 CT AI 医学辅助诊断系统：该系统应用 AI 技术，可实现胸部 CT 影像的肺窗、骨窗和纵隔窗的一站式自动分析，针对肺结节、肺炎、其他肺部疾病征象，骨质病变和纵隔病变等病灶，完成定位检出、定量与定性分析、随访和结构化报告等功能 （2）Dr. Wise® 胸部平片 AI 医学辅助诊断系统：该系统应用 AI 对胸部平片进行质控评估，并且自动检出胸部常见异常病变影像征象 （3）Dr. Wise® 乳腺 X 线 AI 医学辅助诊断系统：该系统应用 AI 自动检出钙化、肿块、非对称影、结构扭曲等病灶，并且生成结构化报告 （4）Dr. Wise® 儿童生长发育 AI 评估系统：该系统采用 TW3 标准和中华 5 标准，针对儿童骨龄影像，应用 AI 进行骨龄评估 （5）Dr. Wise® 脑卒中 AI 医学辅助诊断系统：该系统应用 AI 检出头部 CT 影像中脑出血病灶，并计算出血体积 （6）Dr. Wise® 平片骨折 AI 医学辅助诊断系统：该系统应用 AI 检出骨折病灶，并自动生成结构化图文报告 （7）Dr. Wise® 冠脉 CTA AI 医学辅助诊断系统：该系统应用 AI 技术，快速自动完成冠脉 CTA 工作的全流程，包括影像重组、参数测量、病灶分析、胶片打印与结构化报告等工作，还可自动识别影像中的冠状动脉钙化病变，完成钙化积分的计算；模拟冠脉内血流与压力，自动完成冠脉血流储备分数（FFR）的分析 （8）Dr. Wise® 头颈 CTA AI 医学辅助诊断系统：该系统应用 AI 技术实现头颈 CTA 影像后处理工作流程的一站式自动快速处理，生成符合临床要求的 3D/2D 重组影像，实现自动去骨，血管斑块、管腔狭窄及颅内动脉瘤的智能分析，自动完成胶片排版，生成结构化报告 （9）Dr. Wise® Cloud 智能影像云平台：该平台提供影像云服务，包括影像云存储，调阅，AI 处理，并为患者提供云胶片和电子报告 （10）Dr. Wise® 多模态科研平台：该平台针对医疗文本多模态数据，提供包括基础统计、机器学习和深度学习等多样的数据处理及研究方法，适用于不同医学领域的科学研究 （11）Dr. Wise® 智能多模态专病数据平台：该平台可融合院内外医疗数据，实现多模态数据的一体化存储与管理，为专病科研数据建设、AI 建模和科研服务等提供全流程解决方案	（1）肺结节 CT 影像辅助检测软件：NMPA 三类证 （2）DW-Diag Analyzer：NMPA 二类证 （3）DW-Cloud RIS：NMPA 二类证

续表

公司	核心业务	成熟产品	获证情况
汇医慧影	AI 在胸部影像中的应用； AI 在乳腺影像中的应用； AI 在骨龄、骨折影像中的应用； AI 在心血管影像中的应用； AI 在腹部影像中的应用 AI 在医疗科研中的应用	**1. 骨折人工智能诊断产品：**针对 DR 影像，自动检测骨折区域，减少微小骨折及隐匿骨折的漏诊 **2. 肺结节人工智能诊断产品：**针对 CT 肺部检查影像，自动检测肺结节，自动测量结节直径、体积和密度，自动分类结节性质，包括实性、部分实性、磨玻璃与钙化，自动判断结节良恶性及危险程度，自动提供结节所在肺叶肺段的位置信息，一键生成报告并根据国际指南提供影像结论，提供多次检查自动对比功能 **3. 肺炎人工智能诊断产品：**针对 CT 肺部检查影像，自动检测肺炎病灶并进行精准分割测量，自动提供病灶性质分类，提供病灶体积和肺占比信息，自动判断疑似新冠肺炎概率，自动进行随访对比，自动提供结构化报告 **4. 肺结核人工智能诊断产品：**针对 DR 胸部检查影像，自动检测肺结核病灶区 **5. B 型主动脉夹层人工智能诊断产品：**针对 B 型主动脉夹层 CTA 影像，自动进行主动脉真腔、假腔分割，自动测量真腔、假腔的直径和体积变化曲线，自动检测破口位置信息，自动分割主动脉弓上分支和内脏动脉，自动测量破口距离关键解剖位置的具体，自动提供介入手术方案中的支架型号选择和位置信息，自动提供随访建议 **6. 主动脉瘤人工智能诊断产品：**针对主动脉瘤 CTA 影像，自动进行主动脉腔及钙化斑块分割，自动测量瘤颈长度及瘤体角度，自动分割内脏动脉，自动输出主动脉容积曲线 **7. 肝癌人工智能诊断产品：**针对 CT 肝部增强影像，自动进行肝脏和肝肿瘤分割，根据 ACR 标准提供结构化报告系统 **8. 乳腺癌人工智能诊断产品：**针对乳腺钼靶影像，自动检测病灶区，自动提供乳腺密度分类，自动分割肿块并提供体积测量，自动提供病灶良恶性，根据 ACR 标准提供结构化报告系统 **9. Dr. Turing@ 前列腺癌人工智能诊断产品：**针对前列腺癌磁共振影像，自动检测病灶区，自动提供病灶良恶性，根据 ACR 标准提供结构化报告系统 **10. RadCloud@ 大数据人工智能科研平台：**针对医学影像，提供数据管理、数据标注、放射组学特征提取、机器学习和深度学习模型训练等功能	（1）慧影 PACS：NMPA 二类证 （2）骨折人工智能诊断产品、胸片人工智能诊断产品、CT 胸部人工智能诊断产品：欧盟 CE 认证
依图医疗	AI 在胸部影像中的应用 AI 在骨龄、骨折影像中的应用	**1. care.ai® 胸部 CT 智能 4D 影像系统** **2. care.ai® 儿童生长发育智能测评一站式解决方案** **3. care.ai® 智能门诊解决方案** **4. care.ai® 医学大数据智能解决方案等** 产品特性： （1）全栈式 AI 能力，在计算机视觉、自然文本处理、自然语音识别、知识图谱等多个核心领域拥有世界级水平； （2）全量数据价值挖掘，依托先进、全面的 AI 技术覆盖全生命多周期多维度多模态健康数据，服务制药、医疗、保险、健康管理等行业； （3）自主芯片安全可控，全球首款深度学习云端定制国产芯片，算法与芯片深度融合，小功耗，大算力	

公司	核心业务	成熟产品	获证情况
杏脉科技	AI 在胸部影像中的应用； AI 在心血管影像中的应用	**1. 肺部 CT 多病变影像辅助诊断软件**：实现肺部多病变、多模态影像智能检测，AI 对肺结节（CT）、肋骨骨折（CT）、肺炎（DR）、肺结核（DR）等进行智能检出，提高对不同大小、不同分类病变检出的灵敏度和准确率；产品对肺结节的智能分割，提供对不同形态肺结节判断的定量定性的依据 **2. 冠脉 FFR 无创智能评估软件**：提供心脏 CTA 影像处理与智能分割功能，支持心脏形态智能分析，提供全方位的心脏形态观察与结构分析，识别斑块、钙化等形态信息；提供整个冠脉血管树的 FFR 智能测算与随访对比，支持快速生理功能评价，个性化评估冠脉狭窄风险 **3. 人工智能显微镜一体机**：集成了全自动显微镜与人工智能分析软件，实现了"数字采集、图像存储诊断分析、报告书写"等病理诊断流程的无缝融合，集中细胞病理、组织病理、免疫组化、分子病理的多模态智能辅诊应用，提供宫颈癌、乳腺癌、甲状腺癌、肺癌 [气管镜快速现场评价（ROSE）] 等重大疾病的筛查、诊断、术中快速评价等全场景病理服务，AI 提供病变识别、区域定位、自动计数、良恶性预测等高效分析	医学影像传输和处理系统软件：NMPA 二类证
医准智能	AI 在胸部影像中的应用； AI 在乳腺影像中的应用； AI 在胸部 DR 中的应用； AI 在超声影像中的应用； AI 在膝关节 MR 中的应用	**1. 胸部 CT 智能分析系统**：胸部 CT 全病种解决方案。包括肺结节、肺炎、肋骨骨折、肺结核、胸腔积液、肺气肿、肺大疱、纵隔肿瘤等病种的检测分析 **2. 新冠肺炎专版**：可以自动识别肺炎区域，对肺炎区域进行标识，自动测量感染面积，计算感染面积占比，对肺炎尤其是新冠肺炎的概率进行预测 **3. 乳腺 X 线智能分析系统**：以 95% 的检出率和 94% 的良恶性准确率，覆盖乳腺全病种，助力医生提升乳腺 X 线的阅片质量 **4. 乳腺超声智能分析系统**：基于动态视频实时检测技术，随着医生探头的移动，AI 模型实时检测跟踪，锁定病灶并进行 BIRADS 分级，自动生成结构化报告 **5. 胸部 DR 智能分析系统**：胸部数字 X 线摄影（DR）全病种解决方案。包括肺结节、肺炎、肋骨骨折、肺结核、胸腔积液、肺气肿、肺大疱等的检测分析 **6. 膝关节磁共振智能分析系统**：可以支持基于磁共振影像的膝关节多个病种智能检测 **7. 达尔文智能科研平台**：集深度学习和影像组学平台于一体的达尔文智能科研平台，具备深度学习和影像组学双引擎，两大技术深度融合，相互辅助，助力医生高效自主完成 AI 医疗研究	（1）胸部 CT 影像处理软件：NMPA 二类证 （2）乳腺影像处理软件：NMPA 二类证
体素科技	AI 在儿科、皮肤影像中的应用； AI 在胸部影像中的应用； AI 在眼底和慢病健康中的应用	**1. 肺结节人工智能辅助诊断系统**：用于胸部 CT 筛查场景的多器官多病种辅助病灶检出，涵盖肺结节、条索影、斑片渗出、肺气肿、肺大疱等肺内病灶，以及脂肪肝、胆结石、肾结石、肝囊性病灶、肾囊性病灶等肺外病变 **2. 眼底照相智能辅助诊断系统**：用于糖尿病视网膜病变五分类国际分级及青光眼、老年黄斑变性、病理性近视等常见眼底疾病的诊断 **3. 皮肤智能测评产品"体素肤知汇"**：产品定位 C 端，旨在为广大民众提供准确、专业又便捷的皮肤健康管理和症状测评服务。最新版本的肤知汇已覆盖近 200 种常见皮肤问题，准确率行业领先，并具备了皮损类型识别、风险指数评估和处理方法推荐等强大功能	眼底照相智能辅助诊断产品：NMPA 二类证

公司	核心业务	成熟产品	获证情况
电子科大金盘	医学影像AI质控技术（如自动识别机架/床，保证患者正确体位，快速自动评估图像扫描质量等）； 基于AI技术优化图像质量（如配准、降噪、去除伪影、降低辐射剂量等）； AI在骨龄、骨折影像中的应用； AI在脊柱侧弯中的应用； AI在胸部影像中的应用； AI在乳腺影像中的应用	**基于5G的远程影像人工智能诊断云平台（新冠防控）：**平台以新型冠状病毒肺炎为检测重点，利用人工智能技术实现对确诊患者、疑似患者、潜伏期患者的快速准确初诊断 **脊柱AIS智能诊断系统：**利用人工智能深度神经网络，结合医学影像处理技术；智能识别X线脊椎全长片胸腰脊椎（$T_1 \sim T_{12}$，$L_1 \sim L_5$）关键点，智能计算Cobb角	无
青燕祥云	基于AI技术自动勾画放疗靶区和受累器官； 基于AI技术优化图像质量（如配准、降噪、去除伪影、降低辐射剂量等）； AI在骨龄、骨折影像中的应用； AI在胸部影像中的应用； AI在乳腺影像中的应用； AI在腹部影像中的应用	**1. 肺结节辅助诊断系统：**用于肺结节辅助筛查、肺结节位置/大小/密度测量、肺结节分类、肺结节影像组学特征测量、肺结节随访比对、肺结节恶性程度和肺结节倍增时间预测；根据筛查和随访比对结果信息，输出肺结节辅助诊断结构化报告和肺结节辅助随访结构化报告 **2. 肺部全疾病辅助诊断系统：**用于结节影、斑片影、纤维索条影、胸腔积液、空洞空腔等的辅助筛查，肺结节恶性程度预测 **3. 肝占位辅助诊断系统：**用于原发性肝癌、肝脏转移瘤、肝血管瘤、肝囊肿、肝脓肿、局灶性结节增生病变筛查 **4. 乳腺钼靶辅助诊断系统：**通过头尾位（CC位）和内外斜位（MLO位）对乳腺的左右乳进行肿块、钙化点病变筛查	医学影像处理系统：NMPA二类证
天明创新	AI在胸部影像中的应用	**1. 尘肺病DR影像筛查系统** **2. 尘肺病智能监测预警系统** **3. 尘肺病智能培训系统**	
视见科技（Imsight）	基于AI技术自动勾画放疗靶区和受累器官； AI在骨龄、骨折影像中的应用； AI在胸部影像中的应用； AI在细胞病理辅助诊断中的应用	**1. CT肺结节智能筛查系统：**针对胸部CT影像，可自动检测、定位病灶，结合临床指南生成结构化报告，直观展示结节参数，并具有全病种随访等功能，可实现患者数据管理，极大地提高医生阅片速度和质量 **2. CT肋骨骨折智能筛查系统：**可对胸部CT影像进行自动分析，快速定位疑似肋骨骨折点 **3. CT肺炎智能筛查系统：**基于胸部CT图像的病毒性肺炎的人工智能识别，通过深度学习肺部CT的影像特征，对病灶进行定位、分割、分布及关联等特征分析，并进行前后片随访对比 **4. 胸部DR多病种辅助筛查系统：**针对胸部DR/X线影像，可识别定位胸部位多达19种病种，如肺炎、肺结核、气胸、胸腔积液等，能够协助医生迅速筛查病种，标识病灶位置，自动生成结构化图文报告，广泛应用于医院和体检机构	CT肺结节智能筛查系统：NMPA二类证

续表

公司	核心业务	成熟产品	获证情况
视见科技（Imsight）		**5. 宫颈液基细胞学辅助筛查系统**：可自动分析宫颈液基细胞病理图像，根据宫颈细胞病理学描述性诊断（TBS）指南自动识别定位 15 类异常，对病变细胞进行分类，以及检出微生物感染。通过智能分析做出诊断，最终生成检测报告 **6. 宫颈癌靶区勾画系统**：基于海量头部医院勾画数据训练，利用人工智能算法快速准确地勾画肿瘤靶区和危及器官，并通过 DVJ-I 自动计算、器官配准来简化放疗流程	
健培科技	医学影像 AI 质控技术（如自动识别机架/床，保证患者正确体位，快速自动评估图像扫描质量等）； 结构化报告（自然语言处理、知识管理等）； AI 在头颈部影像中的应用； AI 在骨龄、骨折影像中的应用； AI 在胸部影像中的应用； AI 在乳腺影像中的应用； AI 在腹部影像中的应用	**1. 肺结节人工智能辅助诊断系统**：不仅能够满足单个医院的内部部署，还实现了省级平台的部署，在线诊断量超过 2 万人/天 **2. 肺炎 CT 影像分诊与评估系统**：不仅可以对病毒性肺炎和细菌性肺炎进行定性、定位和定量分析，还可以进行肺炎的随访分析 **3. 胸部 DR 辅助诊断系统**：可以分析肺部 30 多种疾病 **4. 儿童骨龄辅助诊断系统**：推出了骨龄检测仪，实现骨龄检测和身高预测，误差可以控制在 3 个月以内 **5. 脑卒中影像处理系统**：可以自动对缺血性脑卒中影像进行分析量化 **6. 全程影像 AI 质控系统**：实现了对肺部 CT 和 DR 影像从拍片到报告的全程质控	
深思考人工智能机器人科技（北京）有限公司	AI 在细胞病理辅助筛查中的应用	**宫颈癌细胞图像分析系统**：iDeepwise.AI CIAS 系统，支持阴阳分流及阳性可疑区域智能引导的全自动宫颈细胞 AI 辅助筛查系统，系统搭载自研的多模态深度语义理解引擎，并融合深度学习、可迁移增量学习及小样本学习等技术，可自适应膜式、沉降式多种制片方式，具备细胞图像切片数字化、宫颈细胞辅助阅片、自动生成阅片报告和远程云端复核四大功能，实现宫颈细胞筛查的全流程 产品特性： （1）多适配：支持多种耗材与制片方式，适配多种扫描设备； （2）高精度：经超 10 万例的分析验证，灵敏度高于 99.9%，特异度高于 80%； （3）高速度：1～3 分钟内可自动出具 AI 分析结果； （4）高通量：全自动化智能扫描分析 1000 例/天； （5）辅助分级：符合 TBS2014 诊断标准，支持非典型腺细胞的识别； （6）镜下回位：精准定位病变细胞，显微镜下实时浏览	

注：由中国医学影像人工智能产学研用创新联盟相关单位提供，排名不分先后。PMDA 为日本独立行政法人医药品医疗器械综合机构。

<h1 align="center">第三节　现状与展望</h1>

（一）产业化挑战

医学影像人工智能发展至今，已被医院、市场逐步接受，相关企业在产品、技术、落地等方面逐步深耕，产业化进展迅速，但仍存在一定的问题与挑战。

1. 行业标准有待进一步确立

虽然目前行业已经在专业术语、标准定义、专家共识、数据库建设、数据安全规范上有了积极进展，但仍存在评价指标定义不够规范、标准数据库建立不完备等问题。此外，对于软件的核心功能及辅助功能，缺乏统一的界定，难以形成一个标准的行业共识，也影响了后续产品标准化、规模化的发展。

2. 医工结合有待进一步深入

医学影像 AI 产品设计、研发、使用、迭代的每一环节都需要医生和工学团队共同参与，如此产品才能满足临床的需求，为临床真正使用。虽然目前我国医学影像 AI 已经摆脱"扎堆肺结节"的现状，但在产品需求及设计中，仍缺乏高效的医工结合渠道。

若要研发符合临床需求的 AI 产品，其需求最好由影像科医生、临床医生及 AI 产品研发人员共同参与制订，医生需在产品鲁棒性和稳定性测评、上市后监督、产品的迭代和算法改进，以及 AI 产品质量提升中持续发挥作用。

3. 产品的规模化落地有待突破

产品的规模化落地与产品的易用性紧密相关，许多产品具有好的算法和训练有效的模型，但却因为医院信息化和数字化水平不同，在嵌入临床场景时困难重重，产生了较高的落地成本，不利于医疗 AI 产业化。

（二）产业发展建议

1. 政策方面

AI 技术在缓解医疗资源短缺、分布不均衡，推动医疗均质化，提升医疗质量方面已被广泛认可。行业及政府需更加重视大数据、医疗新科技的重要作用，出台鼓励 AI 落地的政策；充分了解 AI 发展特点，制订符合 AI 医疗器械产品特点的审批上市流程；鼓励各地试点将 AI 相关医疗项目纳入医保收费项目，促进其临床应用及普及；鼓励地方政府牵头，以购买服务或按例收费等方式，推动 AI 影像辅助诊断产品深入基层医院，促进优质医疗资源下沉，缓解基层医疗资源不足，助力分级诊疗的影像数据互认。

2. 行业方面

医学影像 AI 产业的发展，涉及医学、数据、算法、计算机、硬件、伦理等多个领域，跨学科交融特点显著，加强行业协作才能建立多学科、多机构参与的标准数据库、专家共识和安全指南等规范性文件，指导 AI 行业的健康发展。应对医学生和医生开展教育，鼓励其以更加开放的心态、严谨的态度，投入到 AI 医学影像产业的发展中。

3. 企业方面

在具体的产品设计和研发中，企业应加强与医院、医生之间的紧密合作，考虑临床需求、应用落地等多方面因素，打造具有独特竞争优势的产品，减少此后规模化落地中的障碍。

除与三甲医院建立密切的合作之外，企业可拓展落地场景，挖掘基层医院、第三方影像中心、体检机构、保险机构、非公立医疗机构等不同主体的需求，发挥 AI 均质化的优势，促进产品多场景落地；在合作模式上，寻求设备厂商、大型药企、医学影像存储与传输系统（PACS）厂商的联合，灵活地开展落地合作。

第十一章

医学影像人工智能领域的教育需求

第一节　人工智能教育的对象和目的

医学影像人工智能（AI）是近年来随科技发展应运而生的崭新领域，其生产及使用过程涉及政用产学研多领域，而其上下游相关专业人员是实现医学影像 AI 产品研发、完善和最终落地的关键要素。在影像 AI 产品的全生命周期中，各领域人员需要彼此了解，准确把握技术关键和临床需求，通力合作，做出符合临床诊疗场景的影像 AI 产品，同时这也有助于医疗人员快捷高效地适应和使用影像 AI 产品，最终实现造福广大病患、提高影像诊疗质量的产品价值。针对医学影像 AI 上下游各领域专业人员的深度培训和教育将为实现上述目标提供有效途径。

AI 教育可为影像科医生和研发人员提供知识互补的机会。影像科医生拥有专业医学知识和应用诉求，但工科理论基础匮乏使其难以理解 AI 产品的技术原理、研发过程及调试结果；AI 研发人员普遍具有良好的理工科专业背景，但通常极少涉猎医学领域，尤其是医学影像领域。因此，多领域跨专业的交叉融合是创造高品质医学 AI 产品的重要必备前提，通过 AI 教育，可使技术研发人员具备必要的组织解剖、影像诊断和临床思维等相关医学知识，使影像科医生获得对大数据计算、处理方法的初步认知。此外，将 AI 产业化的企业也是连接技术研发与产业落地的枢纽，可辅助医疗及研发人员深入了解 AI 技术发展现状、医疗应用场景等，推动 AI 产品的落地进程和使用效果。

AI 教育可以促进影像 AI 产品的研发进程与生产效率。系统性的 AI 教育可以减少跨行业间的沟通成本，医学影像 AI 具有众多专业术语，如"病灶识别""病灶分割""病灶检测""工程特征""影像组学""分类任务""机器学习""特征降维"等，其中部分术语是 AI 领域直接衍生而来，部分术语则是 AI 应用于医学影像领域后独立创建而来，规范化使用术语不仅有利于帮助学者准确理解 AI 相关的专业知识，还可以促进医学、工程等跨领域人员的高效交流[1]。此外，对医学影像专业人员进行恰当的 AI 教育，也将有助于医疗人员充分发挥其优势，例如影像科医生可在医学 AI 产品研发过程中辅助工程师进行图像质量评估、病灶感兴趣区选取与勾画等工作，从而为进一步深入分析数据、建模与验证等提供高质量的前期准备，从而有效节约时间，加快影像 AI 产品的研发速度。

AI 教育还将有利于帮助普通大众与医疗人员对 AI 技术及 AI 产品建立客观的认识，避免盲目高估或消极低估两种极端。随着 AI 技术在医学领域应用的巨大发展与突破，关于 AI 代替医生的言论层出不穷，而 AI 教育则可以通过向医疗人员甚至普通大众普及 AI 技术发展的基本知识和本质目的，加深其对 AI 原理的理解，客观认识 AI 的优势和不足，从而避免其消极担忧和盲目乐观。加深对 AI 应用的认识将减轻医疗人员的工作负担，使其能将更多精力投入到复杂的工作中去。对公众开展 AI 科普教育可提高公众对新技术的认知，使其能理智对待 AI，同时，也有助于为 AI 新技术的落地争取公众的理解与支持。

（汤天宇）

第二节 人工智能建模过程中的继续教育

构建 AI 模型是设计、生产 AI 产品的初步环节，也是一切后续工作的基石，在医学影像领域，只有具备准确识别和评估病灶能力的 AI 模型才具有进入市场应用与销售的潜能。构建 AI 模型实质上是将临床问题转化为数据形式，并衍生出解决临床问题的智能化辅助工具，这一过程涉及临床医生发现并提出临床问题、技术研发人员转化临床问题并最终设计搭建数据处理框架，其中任一领域或环节的缺失与缺陷，都将极大地影响医学领域 AI 产品的生成质量与应用前景。因此，AI 建模过程中的继续教育，一方面应侧重于提高影像科医生日常工作中发现与总结问题的能力，尤其是与 AI 相关的临床问题；另一方面则应重视提高技术研发人员认识、理解与转化临床问题的能力，当然，研发人员自身的理工科知识基础与实战经验也是 AI 建模的必备要素之一。

一、重视临床经验总结，发现可智能分析的临床问题

理论来源于实践，实践又必将指导理论。影像科医生在日常的临床工作中，应不断训练自己总结临床经验和发现临床问题的能力，只有基于临床实战经验提出的临床问题，才有可能符合影像 AI 产品的市场需求，并在未来具有高度的市场价值。然而，尽管临床工作中不乏一些有临床意义和临床需求的问题，但最终生成的影像 AI 产品数量常常不成比例，这一现象极有可能归结于临床问题本质上是否符合或适合构建相关的医学 AI 模型，例如，构建 AI 模型通常需要大量优质数据的输入、训练与验证，对数据的质量与数量均要求较高，唯有满足输入要求的数据才有构建高质量 AI 模型的可能。因此，针对影像科医生的继续教育可帮助其加深认识，并理解 AI 模型的搭建原理和搭建步骤，提高其发现 AI 相关临床问题的能力，提高其与技术研发人员间的合作质量及深度，从而创造出兼具临床需求与实战可行性的影像 AI 产品。

二、强调医工深度交叉，培养技术人员的临床思维

当前，医学 AI 正改变着工程领域的教育理念和实践环境，对技术人员的教育培训也随之提出了新需求。未来，医学 AI 领域还将持续快速发展，因此应在该领域的教育培训中提前布局以适应发展趋势。"医工交叉"是培养既具有新型工科知识，又具有医学知识的复合型人才的重要方式。在新工科背景下，进一步提升"医工交叉"人才培养的成效，真正使新工科发展的成果运用到医学领域，实现新技术在医学领域的应用，是一件非常有意义的工作。"医工交叉"模式培养的技术人员，通过工程新方法和临床新思路的碰撞，可以激发新技术的突破及创新思维。

在构建 AI 模型过程中，对技术研发人员的教育应更加重视医工交叉，研发人员应跨越单纯通过代码网络改进模型的时期，通过不断建立临床思维，学习影像理论知识，了解医学影像数据的来源、内涵和意义，尤其是对某些疾病的特征性影像表现的解读，了解其临床意义，力争具备与影像科医生探讨临床产品转化可行性的能力。在临床问题的数字化形式转化过程中，掌握一定的临床与医学影像知识，还有利于研发人员把握问题要点，构建与临床需求高度一致的医学 AI 模型。此外，进行跨学科的深入了解，还有助于研发人员了解影像科医生的使用习惯，研发符合临床应用场景的 AI 模型，建立具备实际推广意义的医疗 AI 产品。

三、重视医学伦理规则，强化伦理观念

AI 模型的建立通常需要基于大量的患者资料，例如，Google 使用 11 年间两家医院 216 221 名成人患者的数据，预测住院患者的预后（NASDAQ：GOOG）[2]，这一庞大的数据量引起了对患者隐私相关问题的关注与质疑。信息安全是悬在医疗 AI 的"达摩克斯之剑"，在构建 AI 模型时，人工智能公司和医疗机构均需要慎重对待可能会遇到的信息安全相关的法律和技术问题，重视对相关领域人员医学伦理方面的规范化教育，强调伦理观念、生物数据安全、患者隐私保护与信息规范化管理，防止可能的信息泄漏，确保所有医学数据被正确、合法地应用。

（周佳莹）

第三节　人工智能产业化过程中的继续教育

尽管 AI 技术在医学影像领域已进行初步探索并收获一定的产业成果，但在临床应用与推广的过程中，多数 AI 产品仍然面临着众多亟待解决的问题，其中最为主要且更受关注的问题包括：①影像 AI 产品与医疗机构计算机系统衔接障碍，尚无法实现顺利落地使用；②影像 AI 产品操作便捷性欠佳，无法实现临床工作的高效进行；③影像 AI 产品缺乏临床价值，无法部分或完全满足临床需求，产品产出甚低。因此，医学影像 AI 产品在产业化的过程中，不仅需要产业相关人员进一步改进算法、丰富模型，提高产品实用性，同时还需要增进与影像科医生的沟通与反馈，力争使 AI 产品可以串联整个影像诊断评估流程，从而更好地发挥 AI 产品的临床价值。医学影像 AI 产品产业化过程中的继续教育，除了对产业相关人员进行临床医学、AI 工程及医学伦理等方面基本内容的教育外，更需加深其对 AI 产品固有与衍生属性（主要包括产品的泛化力、稳定性、易用性和高效性）重要性的认识，这些均为医学影像 AI 产品落地的关键因素。

一、注重产品泛化力和稳定性

AI 产品产业化过程中的继续教育应侧重加强研发人员对 AI 产品泛化能力和稳定性能的重视，只有具备足够的泛化能力和鲁棒性的产品才能最终应用于临床实践。AI 产品的泛化与稳定，一方面体现在不同成像系统之间的泛化与稳定，要求产品可以在不同数据系统下顺利安装与使用，并尽可能做到与不同医疗机构系统的无缝连接，进而实现图像与数据的高效甚至实时传输和分析；另一方面则体现在 AI 产品在不同数据集之间的泛化与稳定。医学影像相关 AI 模型的研发往往仅基于某一特定数据集，这一数据集又往往来自特定的人群，具有特定的扫描参数且依赖特定的标注，相比基于"大数据"的技术开发，医学影像数据数量级相对较小，专业程度更高，这将极易导致基于特定数据集训练的模型在相同或相近的数据环境中表现优异，但在差异较大的数据环境（如不同的扫描机器、参数）中则准确性堪忧。因此，在产品设计、开发和实现的过程中，研发人员应尽可能保证产品通过训练与测试不同数据环境，获得稳定性和泛化力，最终确保 AI 产品实现在不同医院、不同扫描机器等场景下的直接高效应用，实现 AI 产品的临床乃至商业价值。

二、坚持产品易用性

具有足够鲁棒性的产品仅仅是可以用于临床，而真正为临床医生所接纳并应用于临床则需要 AI 产品的易用性，故在 AI 产品市场化的过程中不可忽视研发人员对产品易用性的认识。虽然现有的已投入到临床研究的 AI 产品已经具有友好的操作界面，但部分产品仍无法融入到医生的诊断流程中 [3]。在 AI 技术刚兴起的数年内，产业相关人员大多处于"闭门造车"的模式，做出来的产品完全不符合临床使用习惯（例如，需要将 PACS 中的数据手动拷贝到服务器，经过复杂的处理流程后方能得到结果），这样的流程很难在临床推广，也必然导致很多产品"昙花一现"。在产品使用过程中，通过加强研发人员对产品易用性的认识，在产品设计与研发时加深与临床使用人员的沟通，重视临床使用人员的习惯，提高后续 AI 产品操作的易用性，才能真正实现 AI 产品与现有工作界面的深度整合。

（于　谦）

第四节　人工智能产品应用过程中的继续教育

影像 AI 产品落地应用是其全生命周期的最后一环，其中涉及的应用人员主要为影像科医生，对他们的教育应从认识和学习 AI 基本知识，了解 AI 在医学应用中的实例开始。目前以影像科医生为主要对象的各类 AI 领域继续教育项目正在如火如荼地展开，由影像 AI 公司或医疗机构主办的各类 AI 培训班，以及 AI 与专业医生之间的"人机大战"，使影像科医生得以快速认识 AI 并了解到它们的优劣势。

2016 年 3 月，Google 旗下的人工智能 AlphaGo 击败了人类职业围棋世界冠军，这引发了全球对人工智能的大讨论。这样的讨论很快也蔓延至医学影像领域，众多医院及 AI 公司开始组织影像科医生与 AI 之间的竞赛。这类竞赛客观上有效地对 AI 使用者——影像科医生进行了一次生动的教育。例如，2018 年 6 月在北京国家会议中心举行的全球首场神经影像诊断"人机大战"，由北京天坛医院高培毅教授训练的 AI 工具"BioMind 天医智"与 25 名神经影像领域顶尖专家、学者及优秀影像科医生组成的"人类战队"进行神经影像判读比赛。最后结果显示在脑肿瘤判断准确率上，AI 准确率达 87%，而人类的准确率为 66%；在脑血管疾病影像判读及血肿预测方面，AI 的准确率也显著高于人类。再如由江苏省医师协会放射医师分会等学术机构主办的 2018 年"医学 AI 助我行——肺结节 CT 读片百人大赛"及 2019 年"医学 AI 助我行——'夯实基础'胸部平片百人大赛"上，不同年资的影像科医生与深睿医疗 AI 工具 Dr.Wise 进行比赛，最后发现 AI 能够既快又好地完成诊断工作；同时，影像科医生在 AI 工具的辅助下，工作效率得到显著提高，诊断准确率也进一步提高。这些比赛通过对比专业影像科医生与 AI 对某种疾病的诊断准确率，使影像科医生更加直观地了解了 AI 工具的先进性，同时也能发现它们存在的局限性。通过比赛，影像科医生也学习到了如何使用 AI，AI 能够给出哪些结果，这些结果又该如何解读。通过进一步学习，医生们知道 AI 的有些结果是准确的，如病灶精确的三维尺寸、具体解剖部位、病灶密度、灰度值分布等情况，而有些结果还存在争议，仅能作为参考，如病灶的恶性概率等。

除了各类比赛，目前全国各地举办的 AI 学习班也为影像科医生提供了了解和掌握 AI 的机会。2019 年中华医学会放射学学术大会期间，中放继续教育工作委员会和大数据与人工智能工作委员会联合举办了一场"中放人工智能继续教育实战特训班"，以实战的形式，让学员动手操作 AI 软件，亲自去建模及验证，这种新颖的培训方式立即吸引了大量影像科医生，学员们学习热情高涨，并对培训效果给予了高度评价。因培训班成效显著，目前中放继续教育工作委员会已将该培训班进一步做成系列项目，2020 年 8 月在南京成功举办了第二场培训，惠及了更多的影像科医生。

（黄　珊）

第五节　医学影像人工智能领域的教育需求现况与展望

目前，医学领域 AI 教育正处于起步阶段，教育者的职责和教学内容、受教育者的范围和定位，以及教育的最终目标均处于探索和尝试阶段。目前影像科医生已经对 AI 有了基本的认知，AI 虽对传统影像诊断模式提出挑战，但不会取代传统模式已成为目前的共识[4,5]，然而对 AI 应用的焦虑仍存在，影响着部分医学生对医学影像专业的选择[6]。因此，医学影像领域的 AI 教育仍面临很多需求与挑战。

目前，单一学科的教育教学体系完备，传统以基础医学与临床医学为主要框架的学科结构，并未给予 AI 知识模块应有的地位，这导致充分掌握"医工交叉"的综合型人才极度匮乏。基于跨专业、跨学科背景的优质师资队伍与充沛的教育资源尚未打造完全，一定程度上限制了医学 AI 教育的质量与成效。因此，相关高校、医院乃至企业应充分认识这一专业设置的局限性，打破单一学科的教学团队与培养模式，调整学科设置，通过以学科的贯通、衔接及整合为核心的教育教学新模式，为进一步培养兼具理工科技术与医学基础知识的复合型人才做准备。虽然目前部分高校已开始着手建立"智能医学工程"专业，但由于经验不足，在学科设置、各学科之间衔接等方面仍存在诸多问题，未来还需在实践的过程中不断探索医学 AI 领域的人才培养和继续教育新模式。

针对目前医学影像 AI 教育的现状，笔者认为需要从以下几方面开展工作：

（1）构建医工多学科标准化框架，解释和标准化医学及工程术语，实现不同学科在同一框架下的高效交流，为实现基于 AI 技术的数字化影像医疗的临床应用与科学研究提供更多潜能。

（2）构建跨学科的教育新体系，在不同学科领域构建对 AI 共同的认知框架，以清晰的方式描述机遇和挑战，避免过度炒作或焦虑。

（3）AI 教育资源的统筹规划，培养创新人才团队，为医学影像 AI 领域的科研及临床应用寻找新方向。

（4）多学科达成医疗伦理和法律共识，慎重对待医学影像资源，实现更加开放的医疗信息获取渠道，同时防止对影像数据的滥用。

总之，构建具有先进性、持续化且高度学科交叉的医学影像 AI 教育体系对该领域的技术研究及应用推广将起到不可估量的促进作用，且对我国医疗领域 AI 的发展具有深远意义。

（王远成）

参 考 文 献

[1] Tang A，Tam R，Cadrin-Chênevert A，et al. Canadian association of radiologists white paper on artificial intelligence in radiology. Can Assoc Radiol J，2018，69（2）：120-135.

[2] Poplin R，Varadarajan AV，Blumer K，et al. Prediction of cardiovascular risk factors from retinal fundus photographs via deep learning. Nat Biomed Eng，2018，2（3）：158-164.

[3] Shortliffe EH，Sepúlveda MJ. Clinical decision support in the era of artificial intelligence. JAMA，2018，320（21）：2199.

[4] van Hoek J，Huber A，Leichtle A，et al. A survey on the future of radiology among radiologists，medical students and surgeons：Students and surgeons tend to be more skeptical about artificial intelligence and radiologists may fear that other disciplines take over. Eur J Radiol，2019，121：108742.

[5] Pinto dos Santos D，Giese D，Brodehl S，et al. Medical students' attitude towards artificial intelligence：A multicentre survey. Eur Radiol，2019，29（4）：1640-1646.

[6] Gong B，Nugent JP，Guest W，et al. Influence of artificial intelligence on Canadian medical students' preference for radiology specialty：Anational survey study. Acad Radiol，2019，26（4）：566-577.

第十二章

医学影像人工智能领域的伦理与安全

第一节　数据伦理与安全

一、现代数据概念和内涵

（一）现代数据的概念

数据是指来自某个领域的原始观测值，原始数据是一组事实的集合，如单词、数字、测量值或文本说明等，来源于拉丁文"datum"，其含义为被给予的东西。数据是无处不在的，在医学影像领域也是如此，MR、CT 等影像设备实体等都会产生大量的数据。

（二）数据价值

数据已经被公认为一种重要资源。从技术角度上，数据科学在飞速创新和迭代优化；从产业角度上，新的商业模式不断涌现；从政策角度上，数据被定性为新型生产资料。数据成为当今驱动人类社会不断向前发展的重要动力。

2017 年 5 月，英国 *The Economist* 杂志发表封面文章 "*Regulating the data economy：The world's most valuable resource*"，自此传媒领域和学术界不断宣传"数据是未来的石油"的观点。2018 年 5 月 25 日，欧盟《通用数据保护条例》（*General Data Protection Regulation*，GDPR）生效，这是世界上第一个尝试对数据这一"新大陆"做出系统性阐释和规范的法律文本，堪称世界上第一部"数据宪法"，它的诞生宣告了人类"数据时代"的正式开启。

2020 年 3 月 30 日，中共中央国务院在《关于构建更加完善的要素市场化配置体制机制的意见》中，将数据与土地、劳动力、资本、技术要素并列作为新型生产要素，同时还提出要全面加快培育数据要素市场，推进政府数据开放共享，提升社会数据资源价值，加强数据资源整合和安全保护。这份文件将数据价值和发展提到了一个前所未有的战略新高度。

在医学影像领域，数据是医学影像人工智能实现疾病分级、诊断和预测的重要基础。数据本身不仅能够产生巨大价值，更重要的是能够赋能几乎服务过程中的每个应用场景，提升其效率，进而创造出服务新模式。正因为数据对赋能服务的重要性，在影像人工智能创业科技公司星罗棋布的同时，传统医疗信息化（Healthcare Information Technology，HIT）公司紧随其后，"数据中台""互联网 +"都纷纷把自己包装成"数据公司"。诸多影像设备企业也正在加速数字化转型，基于数据推出了更多的优质服务和产品。

二、数据伦理和所有权

（一）数据伦理概念

医学影像 AI 软件正发展迅速，在医生日常工作中日渐普及。与依靠专家知识来识别影像特征的"专家系统"软件不同，机器学习方法是基于自动学习后识别影像特征。但是，目前只有通过访问患者的大量医学数据，才能准确实现个体疾病分级、诊断、预测、治疗及康复。我们必须重视人工智能开发和实施过程中对道德和法律的挑战。

（二）人工智能产品伦理准则

目前针对人工智能产品最为完整的伦理规范是欧盟委员会于 2019 年 4 月发布的《可信赖 AI 的伦理准则》（*Ethics Guidelines for Trustworthy AI*），准则提出了欧盟可信赖 AI 的框架，从基础条件、可信赖 AI 基础和可信赖 AI 实现 3 个方面分析全生命周期框架[1]。

（1）在全生命周期中需要满足 3 项条件：合法性、合伦理性及鲁棒性，这是实现可信赖的基本，准则的目标是定义可信赖 AI，加快推进产业化发展。

（2）4 条伦理准则：尊重人的自主性、预防伤害、公平性和可解释性，这是构建可信赖 AI 的基础。

（3）7 个关键要素达到可信赖的要求：分别是人的能动性和监督、技术鲁棒性和安全性、隐私和数据管理、透明性和多样性、非歧视性和公平性、社会和环境福祉、问责[2]。

依据伦理准则设计 AI 影像产品可以减轻公众对 AI 的恐惧，实质上是为了促进 AI 发展而采取的措施。

（三）数据所有权

数据"属于"谁？数据的数字化属性使其不能按照实物的"所有权"概念进行划分，数据的产生者主要享有数据产权但不能简单独享使用权。目前我国对数据所有权和控制权缺乏明确系统的规定，仅散见于不同的法律法规中。

医疗数据所有权归属的难点在于个人数据所有权主体的确定。

首先，确立个人数据所有权的归属。在数据的产生阶段，产生原始数据的个人应对数据享有绝对的所有权，因为此时的数据价值是依赖于产生数据的原始个人而存在的，故所有权应属于原始个人。因此，企业在未经数据主体同意的情况下，泄露数据或滥用数据进行交易，不仅对个人隐私构成一定威胁，也不利于数据交易市场的和谐发展。

其次，在持有医疗数据的主体知情同意将其个人数据提供给医疗机构、企业等主体用作特定目的后，这些经过采集、储存的数据就由个人数据变成商业数据中的"原生数据"；数据经过开发或被分析后产生了可为商业利用的新数据，即在原生数据的基础上产生了新的价值，这些新数据变成商业数据中的"衍生数据"，那么该数据持有者则对这些数据享有所有权。从国外的保护现状来看，主要有两种：一种是欧盟的法律规制立法模式，其注重的是统一各个成员国的立法，确立一个统一的法律标准。如在 Directive 95/46/EC（网址：https://ec.europa.eu/eip/ageing/standards/ict-and-communication/data/directive-9546ec_en）中规定了个人数据保护中的各种基本原则及数据主体的权利。另一种是美国的行业自律模式，具体来说是建议不同的行业自行制订有关数据收集和使用中的一些规则和指引，并且由行业内自行地遵循，接受其约束，进而规范不同行业在商业经营活动中收集和使用数据的行为。而目前，由于我国专门针对个人信息数据进行保护的《个人信息保护法》尚在制订中，现阶段我国现行的法律框架中还没有统一的针对数据保护的规范，更多的是分布于不同的法律法规中的零散规定，如《中华人民共和国民法总则》第111条和127条的规定就说明了国家层面对大数据产业发展的重视。此外，随着商业秘密的内涵界定不断得到扩充和泛化，并且企业数据中确实有一部分会涉及商业秘密等问题，也有主张依据《中华人民共和国反不正当竞争法》以商业秘密的形式对数据进行保护。

三、隐 私 保 护

数据中包含着重要的隐私问题。数据的利用不是零和博弈，每个人都能够成为数据利用过程中的受益者，当然也可能成为受害者。保护公民隐私是备受争议的欧盟GDPR的根本着眼点，但过分放大数据中的隐私因素，可能会产生严重的现实后果，束缚数字经济的发展。目前全球已有近90个国家和地区制定了个人信息保护的法律，隐私保护专项立法已成为国际惯例[3]。

不泄露用户隐私数据是数据利用的底线，从技术手段有效解决隐私保护问题是目前AI医学影像领域的关键。我们需要立足于实际的数据环境，在数据运行的整个生命周期构建全方位的保护系统。从数据发布、数据存储、数据挖掘、数据使用4个生命周期来协同保护。

（1）匿名数据发布：医学影像数据与传统的针对隐私保护进行的数据发布手段相比，是非结构化和动态的，即同一用户的数据类型多样，总量巨大，需要在数据发布时高效、可靠地去掉关键的用户隐私的内容。数据的匿名发布技术，传统的包括l-diversity匿名、k-匿名等，联邦学习与微分隐私也是近年热门的新技术，可以实现对发布数据的匿名保护。

（2）加密数据存储：影像数据存储一般为云存储平台，数据的存储管理者、拥有者和使用者可以实现分离，虽然云存储有着更完整的数据安全保护，但是数据仍面临被不可信第三方偷窃或者篡改的风险。加密方法是解决该风险的传统有效手段。动态加密技术、混合加密技术和国家密码局认定的国产SM1、SM2、SM3、SM4密码算法等，是针对数据存储时防止隐私泄露可以采用的方法。

（3）隐藏数据挖掘：在医学影像领域，由于数据存在多样性和动态性等特点，在经过匿名等处理和人工智能的数据挖掘后，低风险的隐私数据可能关联成高风险隐私数据，使得有可能分析出用户的关键隐私信息。总而言之，针对数据挖掘的隐私保护技术，就是在尽可能提高数据可用性的前提下，防范利用数据发掘方法引发的隐私泄露。目前的主要技术包括基于数据失真和加密的方法，如数据变量、隐藏、随机扰动等技术。

（4）授权数据使用：在医学影像领域，必须确保最小访问权限原则，保证合适的数据及属性能够在合适的时间和地点，供合适的用户访问和利用。为了解决数据访问和使用时的隐私泄露问题，现有的技术主要包括区块链、时空融合的角色访问控制、密文策略属性集的加密等。

医生在诊断、治疗的每一个环节都会涉及患者的隐私。患者前往医院就医时，医生需要询问其很多问题，诸如年龄、性别、身高体重、生活习惯、某些过往经历，甚至还会涉及其婚姻家庭生活……而这些大多可以看作隐私。以往，医院假定，患者只要踏进医院接受诊断和治疗，就视作其默认同意医院内部分享自己的这些隐私，甚至出于诊断或科学研究的目的，还可以分享给其他医疗机构或科研机构。总之，医院唯一需要规避的就是泄露患者信息，如贩卖给商业机构。而今天人们在使用互联网平台时，无时无刻不在向它们交出这些涉及隐私的数据。如果互联网平台不能获得传统上医院被默认获得的这种涉及客户隐私的数据，它就不可能很好地提供服务。隐私不仅仅是一个伦理问题，也是商业过程中的博弈。美国各州、地方和联邦各级的法律旨在将隐私权作为法规管理的强制性内容，数百项涉及隐私、信息安全和数据泄露的法案已经通过或正在等待通过。其中，最全面的为《加州消费者隐私法》(California Consumer Privacy Act)。《健康保险可携带性和责任法案》(Health Insurance Portability and Accountability Act) 则主要针对个人隐私信息保护，规定公司对个人可识别健康信息的使用、传输必须得到授权。欧盟通过的 GDPR 目的在于将个人数据的采集、使用权交还给用户本人。

我国尚未颁布专门的隐私权法，相关法律规定分散在数部法典中，没有形成完整的法律保护体系。我国现行法规中，对"隐私权"的含义没有明确规定，尚未建立对隐私权的专项法律保护。针对隐私权的保护分散在宪法和民法有关人身权和财产权的规定中[4]。《中华人民共和国宪法修正案》中公民的人格尊严、人身权、通信自由受法律保护：除因国家安全或者追查刑事犯罪的需要，由公安机关或者检察机关依照法律规定的程序对通信进行检查外，任何组织或者个人不得以任何理由侵犯公民的通信自由和通信秘密。《中华人民共和国民法通则》对于人身权有明确规定：公民享有姓名权，有权使用和依照规定改变自己的姓名，禁止他人干涉、盗用、假冒；公民享有肖像权，未经本人同意，不得以营利为目的使用公民的肖像；公民、法人享有名誉权，公民的人格尊严受法律保护，禁止用侮辱、毁谤等方式损害公民、法人的名誉等。《中华人民共和国民法通则（2009 修正）》未提及隐私权保护。2017 年发布的《中华人民共和国民法总则》提出：自然人享有生命权、身体权、健康权、姓名权、肖像权、名誉权、荣誉权、隐私权、婚姻自主权等权利。法人、非法人组织享有名称权、名誉权、荣誉权等权利。

美国是世界上最早提出并通过法规对隐私权予以保护的国家，1974 年通过《隐私法案》（*Privacy Act*），1986 年颁布《电子通讯隐私法案》（*Electronic Communications Privacy Act*），1988 年又制定了《电脑匹配与隐私权法》（*Computer Matching and Privacy Protection Act of 1988*）及《网上儿童隐私权保护法》（*Children's Online Privacy Protection Act*）。欧盟《通用数据保护条例》在 2018 年 5 月 25 日全面实施。目前我国还没有详尽的法律依据及归责原则来明确规定"隐私权"，故在司法实践中遇到侵犯隐私权的案件往往有两类认定方法：一类是将侵犯隐私权的行为，认定为侵犯"名誉权"；另一类违反社会公共利益、社会公德的被认定为侵害"隐私利益"[5]。将于 2021 年施行的《中华人民共和国民法典》第六章"隐私权和个人信息保护"，进一步明确了自然人享有隐私权，任何组织或者个人不得以刺探、侵扰、泄露、公开等方式侵害他人的隐私权等。

数据隐私保护，任重而道远。目前已经有医学影像领域的人工智能技术企业通过由英国标准协会颁发的 ISO/IEC 27701：2019 隐私信息管理体系国际认证，该认证是由国际标准化组织（ISO）与国际电工委员会（IEC）联合发布的全球首个隐私信息管理的标准。相信社会各界对隐私信息的重视程度会不断增加，相关管理要求会进一步提高，无论新技术未来能否解决人工智能和机器学习中固有的一些隐私问题，它们仍均处于初级阶段，还存在缺陷。

四、数据安全

目前国内数据安全保护的主要执行标准是《信息安全技术网络安全等级保护基本要求》（GB/T 22239-2019）。随着十几年来云计算、互联网等新型技术的发展，新网络安全等级保护基本要求标准也逐步形成。

（1）影像云存储保障数据安全。云存储是目前主要的影像数据存储方式之一，其优势在于面向非结构化数据的对象存储服务，具有使用简单、高稳定、高安全等特点，可提供可靠的海量存储空间、高效便捷的文件协作，便于业务扩容，完全可以满足人工智能背景下的数据的处理、存储、备份与容灾需求。

（2）5G 支撑影像高速传输。5G 为增强的安全需求提供了标准化的解决方案和更强大的安全机制，如服务化体系结构、隐私保护、身份验证和授权。例如，为了防止攻击者利用空中界面明文传输网络中加密的用户身份识别信息，非法跟踪用户的位置和信息。

（3）容灾备份机制。常见的容灾模式可分为同城容灾、异地容灾、双活数据中心、两地三中心等。传统的单数据中心已不足以保护数据的安全。当单数据中心存储故障后，可能会导致业务长时间中断，甚至数据丢失。通过容灾备份机制，可以规避区域性灾难对数据的破坏。

尽快完善数据安全相关法律法规同样重要，《中华人民共和国数据安全法（草案）》《信息安全技术数据出境安全评估指南》等已正式发布并公开征求意见。我国在数据安全方面整体上重点关注的是与发展利益的动态化平衡，与《国家安全法》《网络安全法》等基本法律形成法律体系，未来还需逐步立法明确重要数据的判断标准、数据交易的规则等内容。

五、数 据 利 用

做好患者隐私保护和数据安全使用，是实现数据开放共享的前提。面对数据安全风险，根据《网络安全法》《人类遗传资源管理暂行办法》《国家健康医疗大数据标准、安全和服务管理办法（试行）》等法规，建设"以患者为中心"的个人医疗信息风险评估和防护体系，从数据处理、物理存储和访问控制等方面进行多层次数据安全控制，保证患者信息受保护和数据使用的可控。

（1）在数据前处理环节，需要患者知情授权（或经过审批豁免知情），采用严格的技术处理手段对数据进行清洗，确保数据的脱敏和患者信息的隔绝。

（2）数据存储采取物理隔绝、分层控制措施，构建数据集内部的数据安全访问控制机制。

（3）通过身份验证、角色控制、分级权限、数据分层管理，数据分类分级授权等多种访问控制手段及区块链、数据加密等数据传输访问技术。

1998年6月10日，国务院办公厅发布并施行《人类遗传资源管理暂行办法》。在暂行办法实施近21年后的2019年5月28日，国务院再次发布《人类遗传资源管理条例》，并于2019年7月1日正式实施。新条例的实施对我国生物技术研究与发展起到非常大的推动作用，本条例界定了我国人类遗传资源管理的范围和边界，明确了人类遗传资源责任主管部门，划定了涉及人类遗传资源活动的五条红线，树立了发展的鲜明导向。在数据管理利用方面，条例明确了国家人类遗传资源保藏基础平台和数据库应当依照国家有关规定向有关科研机构、高等学校、医疗机构、企业开放；在国际合作管理方面，要求保证中方单位及其研究人员在合作期间全过程、实质性地参与研究，研究过程中的所有记录以及数据信息等完全向中方单位开放并向中方单位提供备份；鼓励相关单位有效合理利用人类遗传资源开展科学研究活动，并大力支持科研成果的转化应用。

（吴晓芬　王　磊　王　伟）

第二节　实践应用伦理与安全

AI与医学影像的结合充分利用了AI在图像领域的技术优势，AI赋能医学影像可提升诊断效率和准确性，其应用已经在业内掀起了热潮，但是医学影像AI实践过程中的伦理和安全问题一直是业界关注的焦点。

一、实践应用的安全问题

相对于传统信息系统软件，医学影像AI在安全方面既要关注传统的信息安全，还要关注AI作为新兴技术所面临的更高要求的安全需求。

（1）一般性网络安全威胁应对有规可循。医学影像 AI 运行过程中会遇到网络安全威胁，如注入攻击漏洞、失效的身份认证和会话管理等。2019 年，全球有 590 个 PACS 服务器暴露于公网，4 亿张医学放射图像泄露，这起事件为医学影像 AI 的研究、应用敲响了网络安全防范的警钟。在医学影像 AI 产品的研发和应用过程中，要求严格遵守《网络安全法》《基本医疗卫生与健康促进法》《信息安全技术个人信息安全规范》等法律法规，参照信息安全等级保护相应的要求，加强对网络威胁的防范。

（2）AI 产品已启用专用的安全防护策略。当前医学影像 AI 对数据具有高度依赖性，意味着产品的安全特性极大受制于数据，从数据加密、对抗性输入、数据污染等角度构建防御策略，防范从数据角度产生的安全攻击开始逐渐引起重视。当前医学影像 AI 产品的核心算法大多基于公开算法框架模型构建，如 Tensorflow、Caffe、Pytorch 等，这些公开算法框架模型可能存在的安全漏洞也是考虑因素之一，而主要应对策略是关注框架更新，及时做好补丁。另外，还会通过加密、服务化等方式防止模型窃取风险。随着 AI 技术的快速发展，难免涌现出很多传统医疗信息系统未被关注的风险点，因此其专用安全防护方法、技术及规范，正伴随医学影像 AI 应用深度和广度的推进，不断完善[6]。

医疗安全方面，医学影像 AI 产品同样存在误诊、漏诊、损害患者健康的可能，目前已有相应的应对措施，主要体现在：

（1）数据、算法偏见所产生的安全风险已引起重视。医学影像 AI 是通过学习大量已诊断的数据样本，对新影像数据进行预测和分析，这个过程中可能存在样本所附带的医生的主观诊断意愿、算法设计者的偏好，这些不易被察觉的偏好会在算法中被复制和放大，导致 AI 技术在对新影像数据分析决策时产生偏倚，从而影响诊断的准确性，造成安全风险[7]。常见的应对策略是选择足够数量的代表性样本和研究者以规避偏见，在设计过程中注重模型的泛化能力，数据使用时加强对数据集的审计。

（2）实践中注意防范过于依赖 AI 技术而可能出现的过度滥用风险。医学影像 AI 依托深度学习技术利用医学影像领域海量数据训练模型，辅助医生高效诊断，但过度依赖 AI 技术可能使初级医生忽略患者的反馈及临床表现，并且在实践中利用 AI 进行影像识别可能产生过高的假阳性，这可能导致过度诊断、过度治疗，增加受检者焦虑。一些对 AI 作用夸大的宣传，使人们对当前仍处于弱人工智能阶段的 AI 产生过高的期望，可能会弱化医生作为诊断主体的地位，进而引发医学影像 AI 诊断的医疗安全问题[8]。

二、实践应用的伦理问题

AI 与医学影像结合使人类受益的同时，也涌现出一些新的伦理挑战，实践应用过程中也在不断地探索和完善。

（1）医生是最终决策和审核者，AI 不能作为独立主体直接应用于患者是当前共识，分段责任追溯机制已初步建立。目前，AI 在医学影像领域的实际应用中大体遵循医生作为责任主体及 AI 技术可追溯的原则。医生作为责任主体体现在 AI 只是作为辅助工具协助医生诊断，并不能完全代替医生，AI 不能给出最终决策，所有最终结论都需要医生的审核，医生必须对患者负责。因医学影像 AI 有其独有的特性，主要体现在软件开发者在产品生命周期内可改变其功能，这可能会带来新的风险。因此，在医疗 AI 产品的开发和使用阶段需要分级定责，对两阶段的责任划定均应从产生损害风险防范的基本原则出发，结合具体情况综合判断。现阶段可追溯性的确立仍在不断探索和完善中，需要配套完善的制度、法律法规和管理规范，将 AI 技术行为和决策全程处于监管之下，对事后故障进行全面的追踪调查，才能够有效监管医学影像 AI 应用全过程。

（2）医疗影像 AI 应用于临床的准入标准仍在探索完善中，需要尽快建立其准确性、灵敏性、特异性等指标的标准体系。由于医疗的严谨性，我国尚无针对人工智能产品的认证标准[9]，常依据医疗器械的认证流程，认证二类或三类医疗器械。当前获得三类人工智能医疗器械证书的产品仍屈指可数。目前，AI算法的准确性和适应性是限制其临床应用的瓶颈，企业与监管部门也在对测试数据集的整理、灵敏性及特异性指标的评估、安全性及有效性的评估等方面进行沟通探索。产品准入审查中的核心问题，包括难以准确评估风险、建立恰当类型数据库和确保数据安全，以及算法更新导致软件迭代等问题，还有待技术的突破、规范化体系的完善及临床验证的积累来解决。

（3）医学影像AI产品应用的公平性逐渐引起关注。现有医疗服务分布不均衡，虽然医学影像AI能够缓解医疗服务供需矛盾，但其是否会沦为只适用于小众群体的先进医疗手段，仍被广泛关注。借助AI创新模型的研发，医生可采用最新成果，选取最佳治疗方案来服务患者。但AI的成本相对较高，不是所有群体都能承担该类服务的费用，导致智能服务的可及性并不公平，不利于整体医疗发展。此外，医学影像数据是典型的高价值数据，较一般的数据更容易形成垄断，容易产生某一疾病诊断领域的"数据寡头"，这无疑会对市场的公平性造成挑战[10]。在当前鼓励AI快速发展的时期，公平暂时让位于效率，但长远来看，设计良性机制保障医学影像AI应用公平性将逐步提到日程。

（4）开始探索和应用对模型结果进行解释的技术和方法，但还需增强医疗决策结论的透明性和可解释性。AI进行决策应遵循人类社会的规则是业内的共识，因此决策的透明性和可解释性决定了AI能否得到公众的信任。透明性是减少信息不对称的有效手段，可解释性是透明性的一种形式，其目的在于能够描述、监督和再现AI在医学影像中做出的决策。当前医学影像AI技术大多采用黑箱的工作方式，实践中使用的深度神经网络具有庞大的参数量，对其背后的逻辑进行解释是困难的，对于医学影像AI系统在实践过程中产生的异常情况，研发人员还很难对其原因进行解释，同时也难以准确把握和预测医学影像AI系统运行的行为边界[11]。虽然学术界和产业界试图采用可视化方法、可解释模型局部近似法、基于特征编码等方法，尝试从不同的角度对AI技术的输出结果进行解释，但这些方法存在一定的局限性，针对医学影像AI系统透明性差和可解释性弱的问题，仍需进行深入研究和探讨并提出更有效的方法。

（5）伦理审查主要沿用医学科研伦理审查机制，基于产品全生命周期监管的伦理审查尚不完整。医学影像AI产学研转化链具有跨行业、跨机构、多学科交叉合作的特点。一般伦理审查采用谁发起谁承担的形式，但医院无论是作为发起方还是仅作为提供数据的参与方，都应进行必要的、与研究风险相称的伦理审查。医院一般沿用医学科研伦理审查机制对医学影像AI项目进行伦理审查，由医院相关科室立项，提交伦理审查材料至伦理委员会申请伦理审查，实施过程中，若主要内容发生变更，需向伦理委员会提交修正案审查申请；如发生方案违背、严重不良事件（SAE）等，需及时向伦理委员会报告；伦理委员会对项目进展情况进行监督检查、过程管理及结题管理。现实甚至可能存在医院未对AI研发进行伦理审查而直接开展的情况[12]。当前，亟需对医学影像AI产品研发、生产、流通、使用全生命周期进行全过程监管，对可能涉及的伦理问题提出规范要求。

（丁　偕　吴晓芬）

第三节　现状与展望

一、国外现状

（一）数据安全的挑战和措施

目前，各个国家都认识到了人工智能应用中数据层面的共享和使用对行业发展的影响，针对数据的伦理和安全问题，各个国家均逐渐开始构建各自的法律法规，在促进数据驱动的算法在医疗行业更好发展的同时，保障相关的安全。

数据的所有权、二次使用权是一个复杂的问题，在保护个人隐私的同时，不能限制 AI、大数据等相关行业的发展。对此，加拿大政府提出了通过不同级别的知情同意书来推动大规模数据集的构建和分享[13]。法国政府则发布了 *French Computerized Data and Freedom Act*，用于保证在不与患者直接沟通的情况下，数据传输、数据应用，尤其是涉及患者、个人或者医疗健康数据的情况下相关的数据安全[14]。

（二）医疗产品安全性评估和审评

随着技术的成熟，AI 相关的医疗器械的审批速度加快，并建立了相关的新审批流程。针对机器学习的医疗软件，美国 FDA 打破了传统医疗审批政策的限制，提供了包括 510（k）notification、De Novo 和 Premarket Approval 的申请路径。无论是辅助诊断，还是仅利用深度学习算法对图像进行增强、重建与输出，在 FDA 的规定下，大概率可以通过 510（k）方式进行获批（Ⅱ类医疗器械），不少国内 AI 公司也通过这条路径顺利保证了产品商业化的推进。

（三）人工智能产品设计中的伦理和标准

在人工智能产品设计层面，要在整个产品生命周期考虑更多伦理方面的问题，使 AI 模型更适合临床应用。例如，通过将医生加入决策流程，减少可避免的疏忽和错误。同时，在 AI 产品失灵的情况下，提供可能的备份计划来减少可能的损失和伤害。在设计过程中，工程师团队通过加深与需求提供方的合作，来保证模型面临的潜在道德问题的可解释性。在产品设计层面，欧盟发布了 Trustworthy AI 的伦理准则，IEEE 也发布了一系列商业设计过程中的伦理标准。

二、国内现状

我国在数据安全相关法律方面也开始了进一步的探索，针对数据安全、影像数据的安全和规范，以及产品的安全性展开了进一步的讨论和研究。

（一）数据安全的挑战和措施

医疗数据是重要的战略资源，医学数据的开放可以进一步促进和加快医疗 AI 的发展，通过数据进一步的整合和复用，可以加快提升临床科研、全民健康管理、传染病监控等各个方面的水平。2020 年 5 月 28 日，第十三届全国人民代表大会第三次会议表决通过了《中华人民共和国民法典》，首次对个人数据的有效利用和合理保护，不同类型和层级的数据流通提供了基础规则，为后续的个人信息保护和共享提供了依据。

数据的使用权授权、医疗数据分层的共享是医疗数据安全的重要措施，目前，上海申康医院发展中心主导的"医联工程"是我国范围最大的互联网医院临床共享系统，中南大学主导的"湘雅临床大数据系统建设项目"是最新的数据共享平台[15]。针对不同层级的医疗数据（包括诊断编码、用药指南），不关注患者隐私信息的人群研究、区域研究和队列研究，可以通过分层级的管理体系实现不同层级的共享。

（二）影像数据质量规范

在数据共享领域，医疗影像数据的使用依然存在争议。在进一步扩大数据分享和使用范围的过程中，要保护个人信息和医疗数据的安全，保证患者的隐私，提供高质量的医疗服务，避免医疗事故的发生。

当前大数据与 AI 技术的发展仍处于起步阶段，一个成熟的 AI 产品模型与应用体系的建立离不开临床数据的积累和不断地训练、优化。当前高质量的医学影像数据安全与其背后的潜在价值也越来越受到医院的重视，由于这些数据来之不易，以及当下科研成果以医院为单位的中心化思想，许多病例数据多的医院在没有对等回报的情况下不愿意与其他数据少的医院进行合作共享，导致每个医院针对同一类疾病但不同型号设备、不同扫描序列与扫描的方式很难形成一定的共识，而由于 AI 对高质量数据的依赖，当下环境阻滞了 AI 的进一步规范化发展。

当前大多数医学影像数据质量还未能完全达到深度学习要求，不同场景的数据量和质量差别巨大，同时需要大量的影像科医生对数据进行专业标注，不同的图像来源、标注结果、数据典型性都会影响深度学习的结果[16]。

（三）医疗产品安全性评估和审评

在产品层面，除了数据安全、算法安全以外，在日常应用中，软件安全是 AI 相关新应用的重要评估方向。2019 年 7 月，国家药监局医疗器械技术审评中心正式发布《深度学习辅助决策医疗器械软件审批要点》，从适用范围、审批关注要点、软件更新、相关技术考量、注册申报资料说明 5 个部分进一步明确了产品审批细节，明确了产品临床评价可采用基于现有历史数据的回顾性研究。其中，针对软件安全，特别是软件更新方面，强调了软件版本命名规则应涵盖算法驱动型和数据驱动型软件更新，并列举了重大软件更新的全部典型情况。轻微的数据驱动型软件更新可通过质量管理体系控制，无需申请注册变更。同时软件还需满足软件类医疗器械对于网络安全的评估标准和要求。

三、展　望

2020 年，医疗 AI 产品审批的"零突破"，推动医疗 AI 行业进入市场价值认证阶段，行业的商业化进程也将提速，新的市场竞争格局也将随之出现。新冠肺炎也可能成为我国医疗 AI 行业发展的催化剂与加速器，未来或将从政策落地、技术进步、商业模式完善、数据安全保障等方面全面影响医疗 AI 行业的发展。

目前，相关伦理问题还存在争议，例如，个人信息和医疗信息的泄露，医疗事故的责任方界定，人工智能相关临床试验中患者的知情权，以及历史医疗数据的使用过程中患者的知情同意。只有解决了相关医学伦理问题，AI 才能更大程度地发挥其价值。

在系统、全面测试 AI 应用的过程中，通过由国家引导、组织的样本数据库，采用真实世界的数据，满足深度学习对于多中心、多模态等的要求，同时通过各种统计学方法，服务于 AI 产品测评，引导纳入构建统一规划的测评平台，构建系统测试 AI 的新格局。

针对数据安全的技术问题，通过发展新的相关技术（例如区块链的加密技术），构建规范的数据传输、共享标准，保证整体 AI 社区的发展，保证数据贡献者的数据安全。从临床应用角度来说，AI 产品也需要达到一定技术要求，以保证其应用的安全性，例如，灵敏性和特异性都需要达到 90% 以上，以减少相关的误诊和漏诊。

医学影像及其上下游产业正积极拥抱深度学习带来的变革，有些产品已经在临床测试并进行相关论证，然而，需要通过国家的相应政策引导整个产业的规范和可持续发展，需要进一步完善伦理、隐私安全等规则，全面突破及解决临床问题。

（刘鸣谦　吴晓芬）

参 考 文 献

[1] 陶翔，张毅菁，任晓波 . 全球视野下的人工智能：趋势、影响和挑战 . 竞争情报，2019，15（3）：2-11.

[2] 杨望 . 欧盟发布网络安全政策发展框架建议应对 AI 安全和隐私 . 中国教育网络，2019，000（006）：5.

[3] 潘敏 . 大数据时代我国个人信息保护立法 . 河北企业，2018，000（008）：167-168.

[4] 茅珠芳 . 论隐私权与相关权利的冲突及解决 . 金华：浙江师范大学，2008.

[5] 刘娟 . 试论公民隐私权的法律保护问题 . 世界家苑，2013，4：23-25.

[6] 季冰，刘伶俐 . 人工智能在医学影像领域的应用与挑战 . 中国医学伦理学，2019，8：125-128.

[7] 陈敏，董星宇 . 医疗人工智能发展存在的问题及对策 . 医学与社会，2019，32：80-82.

[8] 陈蕾，段伟文，李鸿浩，等 . 医疗人工智能技术研发与应用的伦理挑战和对策——以我国大型公立医院为例的思考 . 电子科学技术，2019：70-78.

[9] 周吉银，李红英，杨阳 . 人工智能医疗器械的伦理审查要点 . 医学与哲学，2020，41（6）：35-39，56.

[10] 刘荣 . 智能医学中的安全问题 . 中华腔镜外科杂志（电子版），2018，11：4-7.

[11] 林龙滔，马盛丹 . 医院信息化网络安全与防御措施研究 . 电脑编程技巧与维护，2019，12：171-172.

[12] 中华医学会核医学分会分子影像人工智能工作委员会 . 分子影像人工智能专家共识（2019 版）. 中华核医学与分子影像杂志，2019，39：748-751.

[13] SFR-IA Group，CERF，French Radiology Community. Artificial intelligence and medical imaging 2018：French Radiology Community white paper. Diagnostic and Interventional Imaging，2018，99（11）：727-742.

[14] Jacob LJ，Marleine A，Rebecca B，et al. Canadian Association of Radiologists white paper on ethical and legal issues related to artificial intelligence in radiology. Canadian Association of Radiologists Journal，2019，70（2）：107-118.

[15] 于广军，杨佳泓，郑宁，等 . 上海市级医院临床信息共享项目（医联工程）的建设方案与实施策略 . 中国医院，2010，10：9-11.

[16] 中国医学影像 AI 产学研用创新联盟 . 中国医学影像 AI 白皮书 . 2019：68-70.